大規模災害に備えよ！

病院・介護施設の BCP・災害対応事例集

医療経営情報研究所 編

はじめに

「地震大国日本」。この言葉を証明するように、近年、東北地方や熊本地方、鳥取地方を大規模地震が襲った。地震だけではない。気候変動によってもたらされる猛暑や洪水。今後、わが国はこれらの予想を超える災害対応に力を注がなければならない。

大規模災害が発生した場合、医療機関の対応が命運を握るといっても過言ではない。救命・救助活動、火災対策、治安対策……。警察や消防、自衛隊などとともに、医療機関には救命活動が求められるためである。

覚えているだろうか。東日本大震災で病院に残ったスタッフの「患者をおいて逃げることはできない」という一言。まさに、医療に携わるすべての人の心に刻まれているのではないだろうか。医療機関は通常の診療時も災害時も、最後の砦としての使命をもつ。そのためにも、いつ・いかなるときに大災害が発生したとしても、慌てず冷静に行動するために、普段からの備えは欠かせない。

実際には多くの医療機関で災害対応マニュアルなどを作成し、訓練を重ねていると思われる。加えて重要なのは、災害時の対応だけでなく、いかに業務を中断させないか、もしくは中断したとしても短期間で事業を再開できるように、事前に計画（BCP）を立てておくことである。

本書「大規模災害に備えよ！　病院・介護施設のBCP・災害対応事例集」は、防災計画やBCPの作成ノウハウのほか、実際の災害時での対応事例をまとめた。また、病院ですぐに活用できるマニュアル類も掲載した。

本書が防災計画やBCP作成のお役に立てば幸いである。

（本書に掲載した事例は、熊本地震を経験した谷田病院事務部長の藤井将志氏に新たにご執筆いただいたほか、医療経営情報研究所発行の定期刊行誌『病院羅針盤』（前『医療アドミニストレーター』）、『医事業務』、『看護のチカラ』、『介護人材Q&A』の各誌に掲載した内容に、各ご執筆者にその後の状況など一部加筆・修正していただき、再構成しました。また、マニュアル類においては、ひたちなか総合病院、新須磨病院に最新版をご提供いただきました）

CONTENTS

第1章　解説編

病院の防災計画・事業継続計画（BCP）……………………………………………………… 3
　～緊急事態に備えて、今、何をやるべきか～
　　　　　　　　　　　　　株式会社インターリスク総研　特別研究員　本田　茂樹

第2章　事例編

1　いざというときに生かせる"BCP"

仁寿会BCP　～省察しつつ成長していくための1つのツール～ ……………………… 60
　　　　　社会医療法人仁寿会　理事長　加藤　節司／事務局事務統括部管理課　主任　上田　裕一
BCP/BCMSの策定と実効性の担保 ………………………………………………………… 73
　～さまざまなリスクに対し、適時見直しを～
　　　　　　　　　　　　　（株）日立製作所　ひたちなか総合病院　院長　永井　庸次
BCP策定とプロジェクトチームの発足 …………………………………………………… 85
　　　　　社会福祉法人聖隷福祉事業団　総合病院聖隷浜松病院　経営企画室　室長　冨本　有史

2　いざというときに生かせる"災害対策"

的確な意思決定のために、事前に何を知っておくべきか ………………………………… 94
　　　　　　　　　　　　　特定医療法人谷田会　谷田病院　事務部長　藤井　将志
対応策は、普段の備えしかない ……………………………………………………………… 102
　　　　　　　　　　　　　医療法人社団慈恵会　新須磨病院　理事長・院長　澤田　勝寛
今、事務ができる防災　～新しい視点からの避難誘導～ ………………………………… 112
　　　　　　　　　　　　　医療法人社団健育会　竹川病院　経理　島川　真一
災害体験から得た教訓は、迅速なリーダーの意思決定　人も機械も限界があること …… 121
　　　　　医療法人生愛会　附属介護老人保健施設　生愛会ナーシングケアセンター
　　　　　　　　　　　　　　　　　　　　　　　　　　　　　　理事長　本間　達也
利用者の「安全確保」で手一杯の状況下、予想もしていなかった事態に ………………… 130
　　　　　社会福祉法人東松島福祉会　特別養護老人ホーム　やまと赤井の里　施設長　土井　孝博

3 いざというときに生かせる"実動訓練"

小規模病院における災害対策と実動訓練………………………………………… 142
　　　　　　　　　　　　医療法人社団友愛会　岩砂病院・岩砂マタニティ
　　　　　　　　　　　　医療技術部部長兼リハビリテーション科　科長　田中　利典

安心・安全を目指した災害時対策………………………………………………… 154
　　　　　　　　　　　　独立行政法人国立病院機構　浜田医療センター　副看護師長　當田　晶子
　　　　　　　　　　　　脳神経外科部長　救命救急センター長　加川　隆登

災害に強い病院を目指し、災害シミュレーションに取り組む…………………… 165
　　　　　　　　　　　　医療法人　埼玉成恵会病院　看護部　救急師長　塩谷　健、他

4 "DMAT"の活動から得られた教訓

平成28年熊本地震での飯塚病院DMAT活動とその教訓………………………… 176
　　　　　　　　　　　　飯塚病院DMAT　鮎川　勝彦、他

事務職員からみた大規模災害対応………………………………………………… 184
　　　　　　　　　　　　社会福祉法人恩賜財団　福井県済生会病院　健診課・地域医療連携室　課長　梶山　浩之

災害時医療支援におけるカルテはどうなっているのか／電子カルテBCP（事業継続計画）… 193
　　　　　　　　　　　　山形市立病院済生館　呼吸器内科　岩渕　勝好

災害医療コーディネートでは避難所マネジメントが重要………………………… 206
　　　　　　　　　　　　JA愛知厚生連　安城更生病院　医事課長　秀野　功典

熊本地震におけるPCAT先遣隊の活動と教訓…………………………………… 214
　　　　　　　　　　　　医療法人博愛会　頴田病院／株式会社麻生　飯塚病院　総合診療科　吉田　伸

第3章　マニュアル編

大規模地震対応　事業継続計画書（ひたちなか総合病院）……………………… 223
新型インフルエンザ対応　事業継続計画書（ひたちなか総合病院）…………… 252
防災マニュアル（新須磨病院）…………………………………………………… 280
防災マニュアル（500床規模病院）……………………………………………… 303
大震災に備え携帯する初動アクションカード・実働アクションカード（JA愛知厚生連
安城更生病院）……………………………………………………………………… 321
地震・津波対応マニュアル（特別養護老人ホーム　やもと赤井の里）………… 327

第1章
解説編

第1章

病院の防災計画・事業継続計画（BCP）
~緊急事態に備えて、今、何をやるべきか~

株式会社インターリスク総研　特別研究員　本田　茂樹

はじめに

　2011年3月に発生した東日本大震災から5年半が経過しました。わが国は、強い地震動や巨大な津波による被害を受けましたが、病院もその例外ではなく、建物・設備への被害、また電気・ガスなどライフラインの途絶に加え、職員の欠勤により医療サービスを縮小、あるいは中止せざるを得なかったところも多くありました。

　また今年2016年4月には、熊本でも震度7を記録する地震が発生しましたが、一部の病院では病棟の安全性が確保できないために入院患者を転院、あるいは退院させる事態も起きました。

　「災害は忘れたころにやってくる」と言われますが、地震や津波などの自然災害が、いつ、どこで発生するかを正確に予測すること、そしてその発生を抑えることはできません。その一方で、医療機関は地震や風水害などの自然災害に加え、火災や新型インフルエンザなど、さまざまな緊急事態を乗り越え、患者に医療サービスを提供し続ける必要があります。

　私たちが今やるべきことは、過去の教訓を生かし、緊急事態が発生したときの被害を最小限にするとともに、被災後も患者に医療サービスを提供できるように、平常時から準備をしておくことではないでしょうか。

　しかし、大地震などの災害が発生したときに、病院が医療サービスの提供を続けることの難しさは、自らも被災しているにもかかわらず、対応するべき患者の数が平常時より増え、その状態が続くことにあります。

　これまで病院は被災時にも、関係者の高い職業意識と献身的な努力により医療サービスの提供を行っていますが、首都直下地震や南海トラフ巨大地震の発生、そしてその被害の大きさが懸念される今こそ、病院には災害に強く、質の高い医療提供体制の構築が求められています。

　本稿では、自然災害などの緊急事態に備えて、医療機関が今やるべきことを考えます。

1. 防災計画と事業継続計画（BCP）

1）防災計画と事業継続計画（BCP）とは何か

　病院における防災計画への取り組みは、1995年に発生した阪神・淡路大震災が1つの契機となっています。

　阪神・淡路大震災の翌年である1996年、当時の厚生省が「災害時における初期救急医療体制の充実強化について」を各都道府県に示し、災害時における医療確保の基本的な考え方として、病院が被災現場において速やかに医療救護を実践することを求めており、それ以降、災害拠点病院を中心に多くの病院で防災計画の策定が進みました。

　しかし、2011年の東日本大震災では、建物や設備に被害がない場合でも、電気・ガス・水道などのインフラの途絶、あるいは物流の寸断による医薬品・医療資器材の不足が起こり、医療サービスの提供ができない病院が多数ありました。

　防災計画は文字どおり、災害を防ぐ、そして災害による被害を軽減するための計画であり、地震などの災害から患者や病院職員の命を守り、建物や設備の被害を軽減することが主たる目的です。しかし、防災計画だけでは、病院が人的被害・物的被害、そして物流・エネルギー供給の被害を受けるなか、しかも患者が殺到する状況において、医療サービスを提供し続けるためには十分な備えとは言えません。

　そこで登場するのが、「事業継続計画（Business Continuity Plan）」（以下、BCP）です。病院におけるBCPは、事故や災害などが発生しても医療サービスの提供が中断しないよう、また中断してしまった場合に、目標とする時間内にサービス提供を再開するための計画です。

2）防災計画とBCPの関係

　防災計画とBCPの関係について、いくつかの観点から比較して、両者の相違を理解しておきましょう。

（1）目　的

　防災計画とBCPは密接な関係にありますが、両者の目的、つまり目指すところが異なります。

　防災計画は前述のとおり、地震などの災害から患者・職員の生命、そして病院の建物・医療機器などの財産を守ることが目的です。

　一方、BCPは身体・生命の安全確保に加え、優先的に継続・復旧すべき診療科目を継続、または早期復旧することが目的です。つまり、地震などの緊急事態を想定して、限られた経営資源でいかに医療サービスを提供し続けるか、また一部の診療機能しか提供できない場合は、どの診療科目から再開させ、いつまでに平常時の水準に回復させるかを決めておき、その段取りや体制を計画に落とし込んだものがBCPです。

（2）考慮すべき事象

① 防災計画の場合

　病院を取り巻く自然災害リスクは、地震、津波、台風、そして大雪など多岐にわたりますが、防災計画では、病院が立地する地域で発生する災害ごとに対策を立てることが一般的です。例えば、台風に見舞われたときの防災計画、あるいは地震が発生したときの防災計画という形です。

　したがって、病院の立地条件によって、想定するべき災害やその被害想定も異なります。例えば、沿岸部に立地する病院の場合は、津波を想定した防災計画が必要ですが、周囲を海に囲まれていない都道府県にある病院であれば、津波を想定した防災計画を策定することは現実的ではありません。

　また、被害想定については、地震ならば活断層からの距離や地盤の状況など、そして台風の場合であれば、堤防の整備状況や海抜などによって、その被害状況も違ってくるでしょう。

　立地条件を確認し、被害想定を行うことで、具体的な防災計画を策定することが可能となります。都道府県や市区町村は「地域防災計画」を定め、そのもとで災害や災害防止に関するさまざまな資料を公開していますから、都道府県防災担当部や市区町村防災担当課のホームページなどで確認するとよいでしょう。参考にするべき資料は、次のとおりです。

- 地震・津波
  - 地震被害想定調査報告書
  - 地域防災計画地震編
  - 津波ハザードマップ　など
- 河川の氾濫・高潮
  - 水防計画
  - 地域防災計画一般編
  - 洪水ハザードマップ
  - 高潮ハザードマップ　など
- 土砂くずれ
  - 地域防災計画一般編
  - 土砂災害危険箇所分布図　など

（注）ハザードマップ：津波、洪水、土砂災害などの自然災害について、被害が予想される区域および避難場所、避難経路などをまとめた地図

② BCPの場合

　BCPでは、原因がどのような災害であるかを問わず、その結果として生じる事業の混乱や中断に焦点を当てて考えます。つまり、その原因が地震であるのか、台風であるのかに着目するのではなく、その結果として建物・設備が損傷を受けたこと、職員が出勤できないこと、電子

カルテシステムが使えないことなどの事象に主眼を置いて計画を策定します。

　防災計画では、病院の立地を踏まえて考慮すべき事象を考えることから、海から遠く離れて立地する病院の場合、津波を想定した防災計画を策定する必要がないことを説明しました。しかし、BCPでは、津波そのものによる建物や職員への直接の被害がない場合でも、津波による物流の途絶などが病院の事業継続に影響しますから、津波も考慮すべき事象となり得ます。

　防災計画とBCPの発想・考え方の違いをまとめると**表1**のとおりですが、生命・財産を守る防災計画と、医療サービスの提供継続を目指すBCPを車の両輪と考えて取り組むことが極めて重要です。

③ 病院におけるBCPへの取り組み状況

　病院におけるBCPへの取り組み状況を見ると、まだこれからというところが多いようです。2013年に内閣府が発表した「特定分野における事業継続に関する実態調査」でも、BCP策定率は「医療施設」で7.1％、「福祉施設」で4.5％にとどまっており、その取り組みが遅れています（図1）。

表1　病院における防災計画と事業継続計画（BCP）の比較

	防災計画	事業継続計画（BCP）
主な目的	・患者や職員の身体・生命の安全確保 ・病院の建物・設備など物的被害の軽減	・身体・生命の安全確保に加え、優先的に継続・復旧すべき重要業務の継続または早期復旧
考慮すべき事象	・病院がある地域で発生することが想定される災害	・自院の事業中断の原因となり得るあらゆる発生事象（インシデント）で、それが災害であるかどうかを問わない
重要視される事項	・死傷者数・損害額を最小にすること ・患者・職員の安否を確認し、被災者を救助・支援すること ・被害を受けた病院を早期復旧すること	・防災計画において重要視される事項に加え、以下を行う ➤重要業務の目標復旧時間・目標復旧レベルを達成すること ➤経営および利害関係者への影響を許容範囲内に抑えること ➤病院として生き残ること
活動・対策の範囲	・自院および同一医療法人の関連施設など	・防災計画における活動・対策範囲に加え、医療サービス提供上依存関係のあるところ ➤医薬品・医療資器材の調達先 ➤食事・警備業務などの委託先　など
取り組みの主体	・総務課、施設課、医事課などの防災関連部門を中心に取り組む	・病院経営者を中心に、防災関連部門および各診療部門が横断的に取り組む
検討すべき戦略・対策の種類	・病院の損害抑制と被災後の早期復旧の対策（耐震補強、備蓄、二次災害の防止、救助・救援、復旧工事　など）	・現地復旧戦略（防災計画の対策と共通する対策が多い） ・代替戦略（代替事業者の確保、設備の二重化　など）

（内閣府「事業継続ガイドライン（平成25年8月改定）」をもとに筆者作成）

図1　医療施設・福祉施設でのBCP策定状況

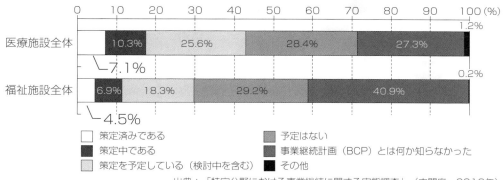

出典：「特定分野における事業継続に関する実態調査」（内閣府、2013年）

　病院は、地震などの自然災害をはじめとした緊急事態が発生したときにこそ、医療サービスを提供し続けることが求められることを踏まえて、BCPの策定を進めることが重要です。

2. BCP策定にあたっての考え方

　防災計画の場合、病院のある地域で発生する災害ごとに対策を立てることが一般的ですから、出来上がったものは、台風の防災計画、あるいは地震の防災計画という形となります。その一方、BCPは原因が災害であるかどうかを問わず、その結果として生じる事業の混乱や中断に焦点を当てて考えますから、その切り口は必ずしも災害である必要はありません。しかし、本稿では次の理由から、「地震」を対象としてBCPの策定について考えます。

● 地震が発生した場合、患者・職員などの人、建物・設備などの物、そして電気・ガス・水道等のインフラなど、あらゆる経営資源が影響を受ける
● 地震が発生した場合、その被害の範囲と程度が、他のリスクに比べて大きい

1）BCPの目的

　BCPの目的は、「生命・財産を守ることに加え、限られた資源で医療サービスを復旧・継続すること」と説明しましたが、それぞれの病院でBCPの目的を定めるにあたっては、都道府県の地域防災計画や地域医療計画を踏まえ、自院がその医療圏で果たすべき役割を反映させることが必要です。また、災害拠点病院に指定されている場合は、それに対応することも求められます。

　病院におけるBCPの目的は、その社会的責任なども考慮すると、一般的に次の項目が考えられます。

（1）患者・職員の生命を守り、病院の建物・設備の安全を確保する
　まず、地震発生時にも病院内の患者や職員の生命を守ること、そして医療サービスを中断させず継続するためにも、病院の建物・設備などの安全を確保することが求められます。
　この目標の達成具合が、地震発生後にどれだけ医療サービスを提供できるかということを大きく左右しますから、BCPの観点から非常に大切なポイントです。

（2）医療サービスの提供を継続する
　病院が地震など大規模災害に見舞われた場合には、その病院がある地域において多数の死傷者が発生しますから、多くの負傷者を受け入れることが求められます。また、時間の経過とともに、その需要は増加することを想定すると、的確な医療サービスを提供し続けることが必要になります。

（3）医療提供体制の円滑な復旧を図る
　地震発生直後は建物や設備の被害、職員の欠勤や医療資器材の不足により、すべての診療科で医療サービスを、平常時と同様に提供することが難しいと考えられます。当初は外科や整形外科への患者が多く、またその後も患者が増えることなども想定されますが、最終的には平常時レベルの医療提供を目指して復旧を進めることが重要です。

2）病院特有の前提条件
（1）病院特有の前提条件
　一般的にBCPの目的は、人命の安全確保、物的被害の軽減、そして重要業務の継続・早期復旧ですが、病院についてもその考え方は全く同じです。しかし、病院においてBCPを策定するにあたっては、以下の前提条件を留意しておきましょう。

① 医療サービスへの需要増加
　地震発生時には建物や設備が損傷し、電気・ガス・水道などの供給が止まり、また職員が出勤できない状況であるにもかかわらず、病院に求められる医療サービスの量は平常時より増え、さらに時間が経過しても、その需要はなかなか減らないということが考えられます。

② 医療サービスの需要変化
　地震発生後に求められる医療サービスの量が増えることはもちろん、時間の経過とともにその内容が変わることについても理解しておくことが必要です。
　まず地震発生直後は、徒歩など自力で来院する軽傷者が多いと考えられますが、その後の数日間は、建物倒壊や火災による外傷者の救急搬送が多くなります。さらにその後は、感染症や

慢性疾患の患者が多く来院するとともに、避難生活のストレスから心のケアを求める患者も増えるとみられます。

③ 地震を原因とするさまざまな事象への対応

　地震からの復旧、そしてその後の事業継続にあたっては、地震を原因として起こるさまざまな事象に対応するべき業務が出てくることを踏まえておく必要があります。

　建物や設備に損傷が出た場合には修理作業、電子カルテ・オーダリングシステムなど院内情報システムの復旧、そして不足する医療資器材の調達などが喫緊の業務として出てきます。

　また、地震後に増える入院患者に対応するため、すでに入院している患者の状態によっては、退院・転院などのベッド調整、また残された職員や設備の状況を踏まえた、他院への職員派遣、あるいは他院からの職員受け入れなどの業務にも対応することになります。

3）BCPの推進体制

（1）BCPの推進体制

　BCPにおいては、その計画を推進する体制を構築する必要がありますが、必ずしも一から作り上げる必要はなく、すでに構築されている防災体制や災害医療体制などをもとに立ち上げるとよいでしょう。そして、立ち上げにあたっては、次の3点を押さえておくことが大切です。

① 理事長・院長などの経営責任者がトップとなる

　BCPを策定しそれを推進するにあたっては、まず理事長や院長など、病院の経営責任者がリーダーシップを発揮する体制でなくてはなりません。

　BCPを策定・推進する過程では、病院の耐震工事、自家発電の導入、医療資器材の備蓄など、多額の投資が必要になることが考えられます。それらの投資を行うかどうか、また実行する場合にその優先順位をどうするかは、経営責任者の判断が必要となります。

　また、実際に地震が起こった場合には、診療科目や病棟の間で職員をどのようにシフトするかなど、部門間を横断した調整が必要となります。このため、理事長・院長など経営責任者がトップとなり、リーダーシップを発揮できる体制を構築することが非常に重要です。

② 各部門から幅広いメンバーを選定する

　実際に地震が発生した場合には、職員や医療資器材はもちろん、各種インフラが限られた状況で医療サービスを提供しなくてはならないため、各部門の協力が必須です。病棟と外来、そして検査部、放射線部、薬剤部など、各部門が連携してこそBCPが的確に運用できます。総務部だけ、あるいは医事部だけという体制を立ち上げるのではなく、各部門からの幅広い人材をメンバーとする体制を組むことが望まれます。

また、選定されたメンバーは、それぞれが所属する部門の業務と並行してBCPに関連する業務を行うことになりますから、その業務内容について経営トップはもちろん、所属部門長からも理解してもらうことも重要です。

③ 代行順位や権限移譲について決めておく
　院内のBCP推進体制においてもうひとつ重要なことは、その体制における代行順位や権限移譲のルールについて決めておくことです。
　地震など甚大な災害が発生した場合には、病院職員の全員が無事であるという保証はなく、また無事であったとしてもさまざまな事情から病院に出勤できない可能性もあります。BCP推進体制においてメンバーが不在の場合には、その欠員を誰が埋めるのかとともに、その代行者に権限が委譲されることを定めておくことが必要です。
　例えば、本部長を務めるべき院長が不在であれば副院長が、さらに副院長も不在の場合には、本部メンバーである各診療部門長のうち最上席の医師が本部長を務める、といったルールです。そして代行者である本部長には、本来院長が持つべきとされている権限が委譲されるという仕組みを構築することが求められます。

（2）病院内における推進体制の例
　病院におけるBCPの推進体制は、それまでに構築されている防災体制や災害医療体制によっていくつかのパターンが考えられますが、ここでは2つの例を示します。

① 診療部門と災害対応・後方支援部門の2本柱で推進する
　1つ目の例は、病院全体を診療部門と災害対応・後方支援部門の2つの機能に分け、BCPを推進する体制です（**図2**）。

ⅰ）診療部門
　地震発生時に病院は、建物や設備の損傷、電気・ガス・水道などの供給停止、さらには医師・看護師が出勤できないなどの状況にあるにもかかわらず、平常時より多くの医療サービスを提供することが求められます。
　そこで、この例では診療部門全体をひとつのまとまりとして、まず医療サービスの提供に集中して取り組みます。診療部門のトップを医療局長が務め、その下に外科、内科といった診療部門がぶら下がる形で事業継続を進めます。
　それぞれの診療科目においては、例えば外科部長、内科部長のようにその部門のトップがリードして診療業務を継続しますが、看護師不足など診療科目を横断して解決するべきことは、医療局長が中心となって診療部門全体として対応していきます。

図2 BCP推進の院内体制（例1）

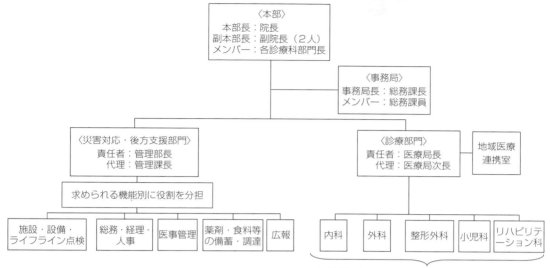

参考資料：「病院の事業継続計画」｜ピラールプレス発行、2013年｜第2章—2「病院事業継続計画策定のポイント」（筆者執筆）

　また医療資器材の不足、医療機器の故障など、診療部門では対応が難しいことについては、次に示す災害対応・後方支援部門の協力を仰ぎ解決への道筋をつけます。

ⅱ）災害対応・後方支援部門
　災害発生に伴う固有の業務で全診療部門に関係すること、さらに診療部門で手が回らないことなどについては、災害対応・後方支援部門が対応する体制をとります。この災害対応・後方支援部門は、総務部門、医事部門や管理部門の職員をメンバーとして、求められる機能ごとにユニットを構成し、それぞれに職員を割り当てます。
　この診療部門と災害対応・後方支援部門の2本柱の体制例では、組織全体を細かく分けるとともに、その細分化されたユニットが決められたことを実行する形となりますから、ある程度の職員がそれぞれのユニットに残っていることが必要です。
　病床数の少ない病院、つまり職員数がそれほど多くない組織でこの体制を組むと、ユニットによっては地震後に職員が不足する、あるいは全くいないということが起こり、その機能が果たせません。小規模病院の場合であれば、次に示すような医師・看護・事務のそれぞれの部門の通常体制を強化して、BCP推進に取り組む体制を考えるとよいでしょう。

② **医師部門、看護部門、事務部門において、通常体制を強化して推進する**
　2つ目の体制は病院の規模を勘案して、通常時の医療提供体制を大きく変えず、BCPを推進する考え方です（**図3**）。

図3　BCP推進の院内体制（例2）

〈本　部〉
本　部　長：院長
副本部長：副院長（1人）

〈事務部門〉
- 事務長をトップとする
- 診療部門が担当しない、あるいは対応できない分野をカバーする
- 施設・設備の被害対応、備蓄の確認、院内システムの確保など、災害対応に注力する（いわゆる後方支援）

〈医師部門〉
- 最上席の医師をトップとする

〈看護部門〉
- 師長をトップとする

- 医師部門、看護部門は連携して、医療サービスの提供に注力する
- 外来担当、病棟担当、救急担当など通常からの業務について、残された職員を適切に配置して業務を継続する
- 医療機器調整、入退院調整、外部の医療・介護機関との連携などは、適宜、事務部門の支援を仰ぐ

ⅰ）医師部門・看護部門

　病院の診療科の数が少ない場合、それぞれの部門が独立して動くとかえって職員数が限られますから、医師部門・看護部門が連携してBCPを推進していく体制です。

　地震発生後に病院に復帰できる医師・そして看護師を、求められる機能、つまり外来担当、病棟担当、救急担当に適切に配置し業務を継続していきます。

　そして医療機器調整、入退院調整、外部の医療・介護機関との連携などは、次に示す事務部門の支援を仰ぐ形とします。

ⅱ）事務部門

　こちらは1つ目にあげた、診療部門と災害対応・後方支援部門の2本柱の体制における災害対応・後方支援部門に該当しますが、小規模病院の場合であれば、事務長などを中心に、医師・看護師などの診療部門が担当していないこと、あるいは担当であるが対応できないことを機動的にカバーしていきます。

　具体的には、施設・設備の被害確認やその後の修理・調整、電子カルテやオーダリングシステムなど、院内システムの確保などの災害対応に注力することになります。

（3）本部の設置

　BCPの推進体制が整っていても、実際に地震が発生した際、その体制が稼働しなければ意味がありません。本部の設置について明確な基準を決めておき、発生時には本部が速やかに立ち上がるようにしておくことが重要です。例えば、「震度5強以上の場合には、BCP対策本部を設置する」と定めておくような方式です。

本部を速やかに設置するためには、その場所についても事前に決めておくことが必要です。設置場所には大会議室など多くの職員が集まれるスペースが必要ですが、単に広さという観点だけではなく、次のような本部機能を果たすための要件を満たしているか確認しておきましょう。

① 設置する階

地震発生時には、エレベーターが使えなくなる可能性が高くなります。本部を建物の高層階に設置する場合は、当面、階段だけがアクセス手段になることを理解しておく必要があります。

② 通信・連絡機能

災害が発生し、通常の固定電話や携帯電話が不通の場合でも、本部においては外部機関と通信ができる準備をしておくことが重要です。例えば、災害時優先電話や衛星携帯電話などの導入を検討するとよいでしょう。

災害時優先電話が本部以外に設置されていると災害時に不都合が生じますので、設置場所に注意するとともに、平常時から院内に周知しておくことも必要です。また、災害時優先電話の番号を外部に公表すると、災害時に外部からの電話が殺到して使用できず、緊急時に役に立たない可能性がありますから、当該電話番号の関係者以外への公表は避けましょう。

また、外部連絡のためのインターネット環境の整備も忘れてはなりません。

③ キャビネット・書棚などの固定

地震発生時にキャビネット・書棚などが倒れ書類が散乱して、その部屋が本部として使えないということがないように、キャビネット・書棚などの家具を固定することが必要です。もちろん、これは本部として使う部屋に限ったことではありません。

④ 広域災害救急医療情報システムの整備

広域災害救急医療情報システム（EMIS：Emergency Medical Information System）が整備されているとともに、当該システムを使える要員が確保できていることが大切です。

⑤ その他

行政機関をはじめ、主な外部機関の連絡先や担当者の電話番号・メールアドレスなどをリストとして準備しておくことが重要です。リストがパソコンに保存されている場合、当該パソコンが地震で破損することも考えられますから、必要に応じて紙ベースでの保存も検討するとよいでしょう。

実際に本部が立ち上がりさまざまな活動が始まると、集まった情報を集約し、本部メンバーで共有することが必要になりますから、ホワイトボードや筆記具などを準備しておくことも忘

れてはなりません。

4）BCP策定の流れ
（1）BCPは代替戦略
　もし、地震が起こった後もそれまでと同じ資源が確保できれば、病院の事業を継続することは可能ですが、実際に地震が発生した際には、次に示すとおり、あらゆる経営資源が影響を受け、事業の継続は困難となります。

① 人の損害
ⅰ）医師・看護師が死亡、負傷で業務に就けない
ⅱ）外部事業者の職員が被災して業務が滞る
ⅲ）家族が負傷している職員が出勤できない　など

② 物の損害
ⅰ）病棟が倒壊、半壊、あるいは被害が大きく使用できない
ⅱ）医療機器が壊れる
ⅲ）備蓄してある薬品が破損して使用できない　など

③ エネルギーや物流の損害
ⅰ）電気・ガス・水道が止まる
ⅱ）注文した薬品が届かない　など

　病院におけるBCPは、地震のような緊急事態において、これらの足りなくなった資源をどう代替して医療サービスを提供し続けるかを考え、それを計画に落とし込んだものと言えます。

（2）BCP策定の流れ
　BCPを策定する際は、次の流れに沿って考えるとよいでしょう。
　①被害想定（自院が立地する地域の被害）
　②被害想定（自院の被害）
　③大災害時にも継続するべき重要業務は何か
　④重要業務を継続するために必要なものは何か
　⑤足りない資源をどう代替するか

3. 被害想定

1）なぜ被害想定を立てるか

　地震が起こった場合、甚大な被害が発生しますが、自院の職員や設備、そして電気・ガス・水道などのインフラにどのような被害が出てくるかを想定し、それが医療サービスの提供にあたり、どのような支障をもたらすかを明らかにしておく必要があります。

　もちろん被害想定を立てても、同じような地震が発生するとは限りませんが、その被害想定に基づいて自院の弱点を認識したうえで、医療サービスを継続するために必要な対策を検討し、より現実的な打ち手を講じることが重要です。

2）自院が立地する地域の被害想定

　自院がある地域において、どのような地震が発生するかは、国（内閣府中央防災会議）や地方自治体が発表している被害想定を参考にするとよいでしょう。

　ここでは、2013年12月に中央防災会議から発表された「首都直下地震の被害想定と対策について（最終報告）」を例にとって考えます（**表2**）。

　国や自治体の被害想定は、地震発生時間別に、いくつかの想定が示されていることがあります。病院の場合は、地震の発生時間を勤務職員数の少ない夜間に設定することで、より厳しい条件下でBCPを検討し、策定することができます。

3）自院の被害想定

　次に、自院が立地する地域の被害想定に基づいて、自院の建物・設備、患者や職員への被害、そして電気・ガス・水道などのライフラインの途絶による病院業務への影響を想定します。

　自院での被害想定（例）を**表3**に示しますが、この段階でのポイントは、大きな地震が発生したときに起こり得る自院の被害を、どこまで具体的に想定できるかどうかです。それは、ここで自院のどこが弱点かを見つけることができなければ、それに応じた対策を立てることができないからです。そのためにも、この自院の被害想定作成にあたっては、病院の各部門の協力を得て、落とし穴となるべきところを見逃さないことが重要です。

4）自院トリアージ

　地震に見舞われた際は、策定したBCPに基づき医療サービスの復旧・継続を目指しますが、実際の大規模地震においては、大きな地盤変位や想定していた水準を超える建物被害が発生するなど、非常に過酷な事象が発生する可能性も考えられます。そこで、自院および周辺病院の被災状況、そして残された資源（建物、医療設備、職員、ライフラインなど）を勘案して、自院がどのような役割を果たすべきかのトリアージを行う必要があります。

表2　首都直下地震による東京都の被害想定

	首都直下地震による東京都の被害想定（都心南部直下地震の場合）
震度	・今後30年間に70%の確率で発生する地震（マグニチュード7クラス） ・断層の直上付近で震度6強、その周辺のやや広域の範囲に6弱（地盤の悪いところでは一部で震度7）
津波	・東京湾内の津波高は1m以下 ・震度6強の強い揺れが生じた場合、揺れや液状化により、海岸保全施設等が沈下・損壊する可能性があり、海抜ゼロメートル地帯では、短い時間で浸水することがある
揺れによる被害	・震度6強以上の強い揺れの地域では、特に都心部を囲むように分布している木造住宅密集市街地等において、老朽化している、あるいは耐震性の低い木造家屋等が多数倒壊する ・揺れによる全壊家屋：約175,000棟 ・建物倒壊による死者：最大約11,000人
火災による建物被害	・地震発生直後から、火災が同時、連続的に発生する ・地震による大規模な断水、交通渋滞による消防車両のアクセス困難、同時多発火災による消防力の分散等により大規模な延焼火災に至る ・地震火災による焼失：最大約412,000棟 ・建物倒壊等と合わせた焼失：最大約610,000棟
火災による死者	・同時に複数の地点で出火することによって四方を火災で取り囲まれる、あるいは火災旋風発生等により逃げ惑い等が生じ、大量の人的被害がでるおそれがある ・火災による死者：最大約16,000人 ・建物倒壊等と合わせた死者：最大約23,000人
電力	・発生直後は都区部の約5割が停電 ・供給能力が5割程度に落ち、1週間以上不安定な状況が続く
通信	・固定電話・携帯電話とも、輻輳のため、9割の通話規制が1日以上継続 ・メールは遅配が生じる可能性 ・携帯基地局の非常用電源が切れると停波
上下水道	・都区部で約5割が断水し、約1割で下水道の使用ができない
交通	・地下鉄は1週間、私鉄・在来線は1カ月程度、運行停止の可能性 ・主要路線の道路啓開には、少なくとも1～2日を要し、その後、緊急交通路として使用 ・都区部の一般道はガレキによる狭小、放置車両等の発生で交通麻痺が発生

「首都直下地震の被害想定と対策について（最終報告）」（中央防災会議・首都直下地震対策ワーキンググループ：平成25年12月19日）をもとに作成

表3　自院の被害想定（例）

	病院の想定被害状況
建物	・本館玄関および待合ロビーのつり天井が一部落下 ・新館は免震構造であり、建物に損傷はない
設備	・エレベーターは、緊急停止装置が作動し停止（閉じ込められた職員・患者を救出し、点検が終了後に稼働させる） ・事務室、ナースステーションのキャビネットが倒れ、また一部破損し書類などが散乱 ・手術室、検査室の機器類にも一部破損がある
職員・患者	・つり天井の落下による重傷者3人 ・倒れたキャビネットによる軽傷者十数人 ・院外にいる職員の参集可能割合は、約50%
電気	・電力停止 ・ガスタービンによる自家発電設備稼働（運転可能時間は約30時間）
ガス	・中圧導管による供給のため利用可能
上水道	・断水発生 ・当面、受水槽、蓄熱水槽からの給水で対応

例えば、自院の被害が病棟の倒壊など予想以上に大きく、医療サービスを提供することが難しいと判断した場合は、外来受付を中止し、入院患者を速やかに転院させる手配が求められます。また、自院での医療サービス提供は可能である一方で、周辺病院での被災が大きい場合は、他の病院からの患者受け入れに備えることが必要になってきます。

4. 重要業務を考える

1）被災時においても継続するべき重要業務

病院には、災害が発生したとき、平常時とは比べものにならないほどの傷病者が来院することが想定されます。

その一方で、地震のような災害時には、医師・看護師・職員そして医療資器材などの医療資源が足りなくなりますから、そのような状況でもやるべき優先度の高い業務、つまり重要業務を選び、それを的確に進めることが非常に重要です。

（1）重要業務の選定にあたり考慮すべきこと

重要業務の選定において、災害時に自院が果たすべき役割を考えることが非常に重要となります。

例えば、災害拠点病院の場合、地震発生後に多数の傷病者が搬送され、なかでも家屋倒壊や火災による外傷系の重症者に対応することが求められます。平常時の診療体制をすべて維持できない場合でも、外科・整形外科などに資源を集め、それらの医療サービスの提供を継続できることが必要です。

また、地域の中で透析のような医療サービスを中心的に担っている場合、当該サービスの提供が中断されると患者の命にかかわることから、重要業務としてBCPに組み込むことが重要です。

（2）重要業務としてやるべきこと

① 縮小業務と休止業務

災害時には、平常時に提供している業務に加えて、被災した重症患者への対応や災害復旧など新たに発生する業務があり、平常時より多くの業務をこなさなければなりません。

しかしその一方で、災害時は医療資源が限られるため、平常時に提供している業務より多くの業務を行うことは極めて困難です。そこで、限られた医療資源を前提にして、業務によっては縮小したり、休止したりする対応が必要になってきます（図4）。

医療サービスのなかでも人間ドック、緊急度の低い検査などは、搬送される緊急度の高い患者対応とのバランスで、その運営規模を縮小する、あるいは一定期間休止することの検討が求められます。

図4　重要業務の考え方

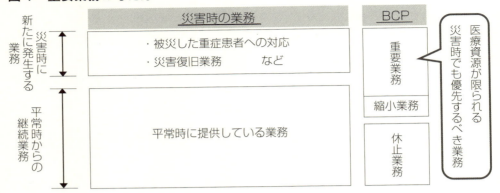

　また、災害対応や後方支援を担う総務・経理・人事部門では、定例委員会や研修会、広報業務、そして復旧に関係しない契約・購入業務などについて、縮小・休止を検討することになります。

② 医療サービス需要の変化
　災害発生時にどのような業務を縮小し、休止するかを検討するにあたっては、医療サービスの需要の変化パターンを推測しておくことも大切です。災害が発生し、時間の経過とともに特定の医療サービスが増えたり減ったりしますから、それに応じて継続、あるいは縮小・休止を考えることが重要です。

③ 重要業務としてやるべきこと
ⅰ）災害時に新たに発生する業務
● 本部設置
　災害時にBCPを推進するにあたり、まず本部の設置が必要です。理事長・院長などの経営責任者がトップとなる本部を立ち上げ、的確な指揮命令を出せる体制を構築します。
● 患者の安全確保
　患者の安全確保は最優先事項です。的確に避難誘導を行うとともに、患者にケガがあれば必要に応じた治療を行います。エレベーターに閉じ込められた患者の救出も必要です。
　手術中の患者に対しては、手術室の被災状況や電気・水などのインフラ状況を踏まえて、その後の対応を決定します。
● 院外患者の受け入れと入退院調整
　自院では医療サービスの提供が可能であるが、その一方で周辺病院の被害が大きい場合は、他の病院からの患者受け入れに備えることが求められます。院外患者を受け入れるときには、残された医師・看護師を含む医療資源を勘案しつつ、どれだけ受け入れられるかを判断し、必

要な病床を確保します。

救急搬送を受け入れる場合はトリアージを円滑に実施するために、その場所や要員などの体制を構築することが重要です。

逆に、自院の被害が病棟倒壊などにより予想以上に大きく、診療継続が困難と判断される場合は、入院患者を速やかに転院させることが必要となります。転院にあたっては患者情報をまとめたうえで、他病院に対して転院依頼などの手続きが必要となります。

● 施設・設備の被害対応

病院機能の中心となる病棟の安全確認は、余震に耐えられるかどうかの観点から優先して行います。安全性から使用不可判定となる建物が出た場合は、その機能を代替する施設を手配する必要があります。仮設の診療テントを使用することなども検討するとよいでしょう。

あわせて、設備や医療機器の被害を確認するとともに、必要に応じて修理を行います。切れた電気幹線の交換や破損した給水管の交換など、医療サービス機能を回復させるために必須のライフライン復旧に関する事項は、関連する事業者と連携して最優先で実施することが求められます。

外からの被害が見られない場合でも、非常用発電機や井戸水など、代替インフラとしての使用を想定しているものは、災害発生直後に稼働できるかどうかを確認しましょう。

● 備蓄の確認

医薬品や医療資器材の在庫、そしてその他の備蓄品について、まず使用できるものがどれくらいあるかを確認します。そのうえで、医療サービスの提供を続けるにあたって不足するものを発注します。

● 患者情報の確保

医療サービスの提供を継続する場合は、診療録や投薬記録など、それぞれの患者の情報が必要です。電子カルテなどの院内システムの稼働可否を確認し、稼働できない場合に備えて紙データが活用できるようにしておくことも必要です。

新たに受け入れた患者の場合は、今後の転院の可能性がありますから、診療録の作成とともに受け入れ患者の一覧を作成します。

ⅱ）平常時からの継続業務

● 入院患者対応

基本的に入院患者の対応は継続しますが、病院の機能によってはより緊急度の高い患者を受け入れる必要性が増大しますから、退院可能な患者について退院指示をすることも検討しなくてはなりません。

● 外来診療対応

平常時は病棟と外来の両方を行っていても、災害発生時にそれを継続できるとは限りません。

病棟と外来の両方を稼働させることは、残された医師・看護師・コメディカルなどの医療資源を病棟と外来に振り分けることを意味しますから、それらを提供できるだけの医療資源があるかどうかを含め判断することになります。

医療資源が十分に整うまで、一般外来患者の受け入れを行わないなどの対応もあり得ます。

● 手術・検査など

医療サービスの内容について優先順位をつけるとともに、できるだけ多くの患者が受診できるように、診療や治療について当面の間、次のような制限を行うことも検討する必要があります。

> 緊急度の低い手術について延期
> 緊急度の低い検査について中止
> 点滴などの制限および中止
> 慢性疾患の場合は処方のみの診療　など

これらをまとめると、**表4**となります。

表4　災害時に必要な業務のまとめ（例）

	業務内容	具体的にやるべきこと	実施期間						
			1時間以内	3時間以内	12時間以内	1日以内	3日以内	1週間以内	1カ月以内
災害時に新たに発生する業務	本部設置	・すみやかに立ち上げる	→						
	患者の安全確保	・患者の安全確保と避難誘導 ・必要に応じた治療 ・エレベーター等への閉じ込め者救出 ・手術中の場合の対応決定	――――――――→						
	院外患者の受け入れ	・院外からの患者受け入れ可否判断 ・患者受け入れ対応 ・トリアージの体制構築 ・一般外来診療の継続可否判断	――――――――――――――――――→						
	入退院調整	・受け入れ患者の病床確保 ・退院可能な患者の退院指示 ・他院への転院依頼			―――――――――――→				
	職員の安否確認	・安否確認システムによる確認 ・参集可能人数によるシフト・体制構築 ・外部応援要員の要請	――――――――――→						
	施設・設備の被害対応	・建物の安全確認と必要に応じた補修 ・使用不可施設の代替検討 ・設備や医療機器の被害確認と必要に応じた修理	――――――――――――――――――→						
	備蓄の確認	・医薬品や医療資器材の使用可能備蓄の確認 ・必要に応じた追加発注	――――――――――――――――――→						
	患者情報の確保	・システムの稼働可否確認 ・バックアップデータ、紙データの活用	――――――――――――――――→						
通常からの継続業務	入院患者対応	・入院患者への診療継続 ・食事の提供	―――――――――――――――――――――→						
	外来診療対応	・救急外来患者への対応 ・一般外来患者への対応	―――――――――――――――――――――→						
	手術	・緊急度の高い手術への対応 ・予定手術につき、緊急度に応じた延期対応	―――――――――――――――――――――→						
	検査	・緊急度に応じた対応	―――――――――――――――――――――→						

「病院の事業継続計画」｜ピラールプレス発行、2013年｜第2章−2「病院事業継続計画策定のポイント」（筆者執筆）

5. 病院機能の確保と事業の継続

　BCP策定の流れとして、まず、自院が立地する地域の被害想定を踏まえて、自院の被害を想定する、そして大災害時にも継続するべき重要業務を洗い出し、その業務を継続するために必要なものは何かを考えるということを説明しました。

　ここでは病院の果たすべき機能を確保し、医療業務を継続し続けるためにどうするべきか考えます。

1）建物の確保

　災害発生後に、医師・看護師・コメディカルなどの職員が確保されたとしても、建物が倒壊していたのでは、病院が持っている本来の機能を発揮することはできません。

　まず、平常時に耐震診断を受け、耐震改修が必要とされる場合は実行します。ただ、耐震診断・改修は、時間とともに費用もかかりますから、資金面を含めた計画を策定して実行することが求められます。

　そして実際に地震が発生した場合は、建物の被災状況を的確に確認したうえで、その後の対応を進めることになります。

（1）目視による確認

　建物の被災状況は、地震発生時の院内体制において後方支援を担当する職員が中心となり確認します。倒壊していなくても、余震に耐えられるかどうかの観点から目視で確認することが重要です。

　大きな被災を受けている建物、また安全性から使用不可と判定された建物については、患者の避難誘導を優先しつつ、その後は、立ち入り禁止であることを建物の出入り口等に見やすく表示しておくことが重要です。それらの表示は病院の利用者だけではなく、付近を通行する歩行者などにも安全であるかどうかが容易に分かるようにしておきましょう。

（2）応急危険度判定

　職員の目視確認のほかに、専門家である応急危険度判定士による危険度判定があります。応急危険度判定士は、その後に発生する余震による建物倒壊の危険性、外壁や窓ガラスの落下、そして付属設備・機器の落下など二次災害の恐れがないか、そしてそのまま建物を使用してよいかについて調査します。

　この応急危険度判定は、市町村の災害対策本部が応急危険度判定士に要請することで実施されますから、平常時から市町村と連携しておくことが求められます。

（3）建物の被災状況確認後の対応
建物がどの程度使えるかによって、その後の対応は変わります。

① 診療継続が難しい場合
建物倒壊などで予想以上に被害が大きく、診療を継続することが難しいと判断される場合は、外来診療の中止とともに、入院患者を速やかに転院させることが必要となります。このような場合に備えて日頃から行政と連携するとともに、同じ医療圏の他の病院や医師会とは、被災時の協力体制について打ち合わせておくことも大切です。

② 診療を継続する場合
被災状況を確認した結果、診療を継続する場合でも、安全性の観点から使用不可判定となる建物が出ていることがあります。BCPで想定していた診療スペースが確保できないときは、それを代替する施設の手配が必要です。廊下や仮設テントを使用することなども検討して、病床の確保を目指しましょう。

スペースの確保にあたっては、近隣の他の病院からの受け入れ要請や、災害対策本部、そしてトリアージスペースの場所についても勘案しておくことが必要です。

2）設備・医療機器、ライフライン、医薬品の確保
病院機能を確保するという観点から、建物の確保について考えてきましたが、次は医療サービスの提供に欠かせない設備・医療機器、ライフライン、そして医薬品の確保について考えます。

（1）設備・医療機器
館内や構内の設備・医療機器については、次の流れが基本です。
- 目視による点検
- 故障や破損したところについて必要に応じた応急対応
- 修理や調整など、専門業者による対応が必要な場合はその依頼

エレベーターについては、まず閉じ込められた患者や職員の救出が最優先となりますが、その後、専門業者による点検を経て、再運転が可能となるように調整します。ただし、電力供給量に限りがある場合は、節電の観点から使用制限を検討することが必要です。

また、医療機器は目視で支障がない場合でも、地震の震動によって本来の機能が果たせないことがありますから、使用前には専門業者の点検が欠かせません。

（2）ライフライン

① 被災前の対応

　病院が医療サービスを提供し続けるためには、電気・ガス・水道などのライフラインが欠かせません。しかし、実際にそれらのライフラインが停止した場合に、その復旧時期を病院側でコントロールすることはできません。そのため、過去の震災時の状況などを踏まえて想定された復旧見込み時期まで、どのように電気・ガス・水道などを確保するかを検討しておくことが重要です（表5）。

　それぞれの対策項目については、災害時に実際に行えるかどうかを事前に確認しておく必要があります。例えば、手動機器を緊急時にも実際に使えるように使用訓練をする、また、井戸水の水質検査をするなどがこれにあたります。

② 被災後の対応

ⅰ）使用可否の確認

　被災後は、自家発電装置など、代替対策として考えているものについて、目視確認で被害がない場合でも、実際に使えるかどうかをすぐに確認しておくことが必要です。

　点検の結果、使えないことが判明した場合は、専門業者に修理を速やかに依頼します。

ⅱ）電力消費の管理

　自家発電装置を使用する場合、また、電力供給が再開されても供給制限がある場合などは、限られた電力量を効率的に利用するため、防災センターなどの後方支援部門で使用電力の管理を行うことが大切です。あわせて自家発電装置の稼働に必要な燃料の消費量も、継続的に管理することが必要です。

　もちろん、供給電力量に制限がある場合は、病院内の供給先に優先順位をつけることも忘れてはなりません。

表5　ライフラインの確保

ライフライン	対策項目	留意するべきこと
電　力	・自家発電装置の整備 ・ガス発電による供給 ・手動の人工呼吸器、吸引器による対応	・自家発電装置の燃料備蓄
ガ　ス	・プロパンガスの準備	・オートクレーブの代替検討
水　道	・受水槽、蓄熱水槽からの給水 ・水道局の給水活用 ・入浴制限、食事の外部調達などによる節水 ・井戸水の活用 ・仮設トイレによる節水	・水を確保できない場合の透析患者の移送検討

参考資料：「病院の事業継続計画」｜ピラールプレス発行、2013年｜第2章-3「病院機能の確保」（事業執筆）

（3）医薬品
　医薬品は医療サービスの提供には不可欠なものであり、特に重症患者への安定供給は必須です。
　地震発生後、医薬品を含め外部からの応援が来るまで治療が継続できるように、医薬品の備蓄が必要です。備蓄した医薬品については次の項目をリストにして、職員で共有しておくことも大切です。

- 薬品名
- 数量
- 保管場所
- 想定される利用場所（例えば、病棟、救護所、トリアージ実施場所など）
- 納品事業者の連絡先（会社名、担当者、電話番号、メールアドレスなど）

　被災後、医薬品については次の流れで対応を行います。この流れは、診療材料や血液製剤についても同様です。

① 被災状況の確認
　薬剤倉庫などに保管されている医薬品の被災状況を確認して、使用できる医薬品の量を把握します。

② 医薬品ニーズの確認
　病棟やトリアージにおいて必要な医薬品の量を確認し、必要な量を現場に供給します。

③ 医薬品業者への発注
　足りなくなった医薬品、また今後必要となる医薬品について、取引業者に連絡して調達を行います。

3）職員の確保
　災害発生後に建物や設備が使用可能であって、また、必要な医療資器材が確保されていても、それを使う医師・看護師・コメディカルなどの職員が不在では、病院機能を確保できません。実際に災害が発生した場合は、病院内で確保できる職員数、そして病院外から参集可能な職員数を確認し、それらの要員を重要業務に振り分けて配置することになります。

（1）参集ルール
　地震発生時にBCPに基づき業務を的確に進めるためには、通常の職員数では足りないため、対応可能な職員が迅速に病院に集まるようにしておく必要があります。地震被害の状況に応じて、病院から職員に連絡や指示ができればそれに越したことはありませんが、被害の大きさや

通信インフラの混乱によっては、それぞれの職員に連絡・指示を行うことは難しい事態も想定されます。

そこで、実際に災害が起こった場合に備え、職員の参集に関するルールを、職員が病院にいる場合といない場合に分けて決めておくことが考えられます。参集ルールの例を次に示します。

① 職員が病院にいる場合
- 職員が自らの安全確保を図る
- 患者の安全確保と避難誘導を行う
- 火災など二次災害の防止と必要に応じて消火・通報する
- 建物や医療設備の被災状況を確認する
- 災害本部に集合し、指示に従う　など

② 職員が病院にいない場合（休日・勤務時間外など）
- 職員および家族の安全確保を図る
- 自宅周辺の人命救助を行う
- 災害情報などを収集し病院に参集する　など

前述の参集ルールに加えて、例えば震度5強以上の地震、あるいは大規模自然災害で同等以上の被害が発生した場合は、職員自身と家族の安全確保を前提とし、さらに交通の復旧具合なども見ながら自主的に出勤することを決めておくとよいでしょう。

（2）職員の安否確認

職員の参集ルールを設けていても、実際の地震発生時には、病院内にすぐ業務に就ける職員がどれだけいるか、そして職場外の職員が被災後どれくらいの時間で病院に参集可能であるかを速やかに確認し、BCPの運用に反映させることが求められます。特に、事前に予測した参集人数より実際に参集可能な職員の数が少ない場合は、それに応じて職員を再配置することが必要となります。

職員の安否確認を行うために、安否確認システムを導入することが考えられます。病院独自でシステムを構築する、あるいは外部事業者が提供するサービスを利用するなどの方法がありますが、いずれの場合も発災後、時間の経過ごとに参集可能な職員数が明らかになるような仕組みであることが重要です。

また、安否確認システムは導入するだけでは十分ではなく、平常時からその登録や集計に関して訓練を繰り返しておくことが必要です。訓練を行うことで、実際に災害が発生したときにシステム自体が稼働するかどうかを確認し、不備があればプログラムの修正を行うことができ

ます。あわせて職員が、災害時でも速やかに安否確認システムに登録できるように慣れておくことも大切です。

（3）参集可能人数の確認

医療サービスの提供を継続するためには、職員の安否確認だけではなく、どれくらいの職員が、今後どれくらいの時間で病院に駆けつけることができるかを確認する必要があります。なぜならば、無事であっても家族の事情などで病院に駆けつけるまでに時間がかかる、あるいは参集できない職員がいるからです。

① 安否確認システムの内容

小規模な医療機関では、メールや電話を使って確認する方法もあるでしょうが、被災後という緊急事態、そして混乱している状況において手作業で確認することは現実には困難ですから、何らかのシステムを導入し、自動的に集計することを検討するとよいでしょう。

安否確認システムは、職員が短時間で簡単に入力できることが重要ですが、次の項目は必須です。

ⅰ）職員の状況
- 無事
- 軽傷
- 重傷
- その他

ⅱ）参集可能な時間（次の選択肢は医療機関によって決める）
- 勤務中（病院内で被災した場合など）
- 1時間以内
- 3時間以内
- 6時間以内
- 6時間超
- 出勤不可

② 安否確認システムの集計

職員の安否確認と参集可能人数は、**表6**、**表7**の様式で集計するとよいでしょう。

表6 安否確認の集計（例）

	安否確認集計表　東病棟					
属　性	無　事	軽　傷	重　傷	その他	無回答	合　計
医　師	8	1	1	0	0	10
看護師	23	2	0	0	2	27
薬剤師	7	1	0	0	1	9
事務職	5	2	0	1	1	9
その他	4	2	1	0	1	8
合　計	47	8	2	1	5	63

表7　参集可能人数の集計（例）

	参集可能人数集計表　東病棟							
属　性	勤務中	1時間以内	3時間以内	6時間以内	6時間超	出勤不可	無回答	合計
医　師	3	2	0	3	0	2	0	10
看護師	8	4	5	2	2	4	2	27
薬剤師	2	1	1	0	1	3	1	9
事務職	4	0	1	0	0	3	1	9
その他	3	0	0	0	0	4	1	8
合　計	20	7	7	5	3	16	5	63

③ 参集可能人数による事業継続体制の構築

　発災からの経過時間別に参集可能人数が把握できた段階で、それらの要員をいかに重要業務に配置するかがポイントです。

ⅰ）重要業務の優先順位に従って職員を再配置する

　BCPの策定にあたり、被災時にも継続するべき重要業務の絞り込みを行っていますから、その優先順位に従って参集可能要員を再配置します。

ⅱ）職員の代替可能性を向上させておく

　参集可能要員であれば、誰をどの部門に配置してもよいとはいえません。それは、今まで勤務したことのない部門に配置されても、すぐに実質的に稼働できるとは限らないからです。事務職を含め、ある業務が特定の職員に依存していると、その職員が欠勤した場合に代替がきかず、医療サービスの提供が滞る、あるいは中断するという事態が発生しかねません。これを防ぐために、災害発生後も継続すべき重要業務については、その他の職員が、自分の担当してい

ない業務についてもこなせるようにすることが必要です。

　この職員の代替可能体制の向上は、職員一人ひとりの努力だけで実現できるものではありません。病院として職員の業務の幅を広げる教育体制を作るとともに、定期的な人事異動などを検討することも重要です。

ⅲ）応援医療チームの要請

　実際の院内の被災状況、そして患者の状況などから、残された要員だけでは対応が難しいと判断される場合は、行政機関などに応援の医療チームを要請することが必要です。

　国の防災基本計画（2014年1月17日一部修正）では応援の要請について、「被災地域内の医療機関による医療活動」の項で、次のようなことを示しています。

- 被災地方公共団体は、自らの公的医療機関において医療活動を行うほか、必要に応じ、その区域内の民間医療機関に対し、医療活動に協力を求めるものとする
- 被災地域内の医療機関は、患者の急増等に対応するため、相互に密接な情報交換を図り、必要に応じて、他の医療機関等に協力を求めるよう努めるものとする
- 被災地域内の医療機関は、状況に応じ、災害派遣医療チーム（DMAT）救護班を派遣するよう努めるものとする　など

4）医療サービス提供能力の確保

（1）職員、施設・設備などの確保に関する時間の目安

　BCPにおいて重要なことは、限られた資源で事業を継続するために、何事も優先順位をつけて取り組むことです。そのためには、やるべきこととしてリストアップしたことを、どれくらいの時間で完了させるか考えておくことが必要です。

　例えば「職員の安否確認」の場合、すべての項目を同時並行的に行うものではありません。まず、院内にいる職員について速やかに安否の確認をして、役割分担を行います。そして順次、時間ごとの参集可能人数を踏まえながら、集まった職員を重要業務に配置していきます。全員の安否確認そのものは、その後3日程度をかけて行うことになります。職員、施設・設備などの確保に関する時間の目安は、**表8**のとおりです。

（2）医療サービス提供能力の確保

　施設・設備や職員の確保など診療を継続するための前提を整えつつ、患者への診察・治療など医療サービスを提供していきます。患者を地震の揺れから守り避難誘導を行った後、医療サービスの提供を始めますが、そのときも限られた資源を踏まえ、優先順位に従って進めることが求められます。優先順位を地震発生後に検討していたのでは混乱を招きますから、平常時に決めておき、病院のルールとして全職員に周知徹底しておくことが非常に重要です。

表8　職員、施設・設備などの確保に関する時間の目安（例）

	職員の確保	施設・設備の確保
目　標	職員の安否を確認し、参集職員を効率的に配置する	施設、設備などの稼働の可否を確認し、不備・不足を補う
時間の目安	・院内にいる職員については1時間以内に配置する ・参集してくる職員については参集後、1時間以内に配置する ・残った職員についての安否確認は3日以内に行う	・施設については最優先で行う ・次いで、患者の治療行為に必要な医療資器材・医薬品・医療ガス（酸素・窒素・笑気ガスなど）について至急確認する ・上記の確認後、1時間以内に確認すること 　✓電子カルテ 　✓血液検査機器 　✓レントゲン、CT　など
注意すべきこと	・休憩スペースを確保する ・宿泊スペースを確保する（帰宅できない職員のため） ・食料・飲料水など生活基盤を整備する	・不備・不足については、速やかに修理、調達の手続きをとる ・修理先・調達先については、平常時からリスト化しておく

① 患者の生命に危険がある場合

　治療を中断、あるいは中止すると患者の生命に危険がある場合は、最優先で治療に取り組み、患者のバイタルサインを安定させる必要があります。具体的には次のようなケースが考えられます。

● 地震の揺れなどで、チューブ・ドレーンなどライン類の抜去があった患者
● 搬送後のトリアージで、最優先治療群と判定された患者
● 緊急度の高い手術を要する患者・ICU、NICUなどの集中治療室に入院している患者
● 緊急外来の重症患者・麻酔、手術（内視鏡を含む）、人工透析などを行っている患者
● 人工呼吸器、生命維持装置を装着している患者
● CT、MRIなどの検査を行っている患者　など

② 症状が悪化する可能性がある場合

　治療を中断、あるいは中止すると、症状が悪化する可能性がある患者についても治療を継続することが求められます。

● 抗がん剤治療を行っている患者
● 人工透析患者
● 糖尿病患者　など

③ 医療サービスの制限

　優先順位の高い医療サービスの提供を続けるためには、残された医療資器材・医薬品や投入できる職員の数を踏まえて、一部の医療サービスについて、その内容を制限することを検討す

る必要があります。
- 緊急度の低い手術の延期
- 緊急度に応じた検査
- 入院患者の帰宅・一般外来の規模縮小
- 慢性疾患患者については処方のみの対応
- 自院以外で医療サービスを受けることが可能な患者の転院　など

（3）医療サービス提供の前提となる医療情報システム

医療サービスを提供するにあたっては、それを支援する次のような医療情報システムがあります。
- 診療の基礎となる「電子カルテ」
- 医師の指示を扱う「オーダリングシステム」
- レントゲン、検査画像、心電図などを扱う「画像システム」　など

このほかにも直接診療行為とは関係ありませんが、職員を対象とした「人事システム」や「給与管理システム」などを導入していることが考えられます。多くの医療情報システムを導入していれば、それを支えるサーバーの規模も大きくなり、それが地震でダウンすると電子カルテや画像システムが使用できないなど、その影響はたいへん大きなものとなります。

もちろん、病院の医療情報システムに障害が起こらないように準備しておくことは重要ですが、災害時にそれが稼働できないことも想定して、BCPを策定しておくことを忘れてはなりません。

① 医療情報システム稼働のための対策

災害時にも医療情報システムが使用できるように、次の点を確認しておきましょう。
- サーバーの転倒・転落防止
- パソコン、モニターの転倒防止
- サーバーおよびサーバー室の空調システムへの電力供給確保（自家発電装置）　など

自家発電装置の発電量は、備蓄燃料の量によって限られます。災害時には手術室や生命維持装置への電力供給が必要であることも踏まえて計画を策定しましょう。

② 医療情報システムが稼働できない場合の対策

医療情報システム稼働のための対策を立てていても、サーバーの破損、停電、自家発電装置のダウンなどの理由で、医療情報システムが使えない事態も発生します。

電子カルテが使えない場合は紙カルテ、オーダリングシステムが使えない場合は手書き処方箋で対応することになります。しかし、職員はこれまで電子カルテやオーダリングシステムで

業務を進めていたわけですから、その切り替えには事前の準備、そして訓練が必要です。例えば、オーダリングシステムが稼働できないときは、薬剤部門が中心となって次の手順を踏みます。
- オーダリングシステムが稼働しないときは、手書き処方箋体制に移行
- 備蓄されている医薬品を確保
- 手書き処方箋および手書き用薬袋を準備
- 診療部門に手書き用処方箋を配布

手書き処方箋体制には、診療部門も薬剤部門も慣れていませんから、処方箋への記入ミス、あるいは薬袋への記入ミスなどが考えられます。処方箋に疑義がある場合は診療部門に問い合わせる、また、処方段階では十分なチェック体制を確保することも必要です。

さらに医療情報システムが復旧した後、紙カルテに記入したものをそのまま電子カルテに再入力するのか、あるいは紙カルテを画像として電子カルテに取り込むかなど、その後の手続きも検討しておくことが求められます。

5）トリアージ

（1）トリアージの意義

平常時は医療スタッフや資器材などの制約が少ないため、1人の重症患者に対して手厚い医療サービスを提供できます。

しかし、地震など災害の場合は多数の傷病者が発生するにもかかわらず、医療資源が限られます。そこで、残された医療資源を最大限に活用して、できるだけ多くの傷病者の治療を行うため、それらを緊急度や重症度に応じて優先順位をつけ、搬送や治療を行います。この優先順位をつける作業がトリアージ（Triage）で、治療（Treatment）、搬送（Transport）とともに、災害時の医療において重要な要素（3T）のひとつです。

トリアージは「災害発生現場」、「救急搬送時」、そして「病院到着時」の段階など、何度か行われますが、ここでは「病院到着時」のトリアージについて考えます。

（2）トリアージをBCPの観点から考える

地震発生後、時間の経過とともに救急搬送で運び込まれたり、自力で来院したりする傷病者が増えるため、病院は速やかにトリアージの体制を整える必要があります。

ただし、トリアージは医師などにより、今後の治療を施す優先順位を決めるために行われるものです。もし自院の被害が建物の倒壊などで予想以上に大きく、求められる診療が困難であると考えられる場合は、傷病者の受け入れが難しいだけではなく、自院の入院患者の避難や転院の検討を進めなければなりません。

ここでは、自院に大きな被害がなく治療の継続が可能であることを前提とします。

① トリアージ要員
ⅰ）実施責任者と代理者
　地震発生時にはまず職員の安否確認を行いますが、その段階で病院内にいる職員の中から勤務に就ける職員を、トリアージを含む重要業務に配置することになります。
　病院に搬送される傷病者は重症者も軽症者も混在していることが考えられますから、円滑な診療を行うためにはトリアージは必須であり、その要員確保も非常に重要です。そのため、発災直後の配置で要員が不足する場合は、その補充をどうするかも計画しておくことが求められます。
　トリアージの実施責任者は、豊富な経験と知識とともに、判断力や指導力を備えた医師が適任とされています。また、トリアージの実施責任者が地震の被害を受けて不在となった場合の代理者も決めておくことが必要です。

ⅱ）実施責任者が確認しておくこと
　実施責任者は、対策本部と連携を図りながら、次の点を踏まえてトリアージを進めることになります。
- 患者の受け入れ状況
- 対応可能な医師数
- 対応可能な看護師などの職員数
- 使用できる処置室の数
- 使用できる手術室の数
- 入院可能な病床数　など

ⅲ）トリアージ実施者
　病院におけるトリアージの実施者は、医師などがその主体と考えられますが、これらの職種であれば誰でもできるというものではありません。
　多様な傷病者の緊急度や重症度を短い時間で的確に判断する必要がありますから、事前に相応の訓練を受けているとともに、強い決断力も求められます。
　トリアージ実施者は、基本的に治療には従事せずトリアージのみを行います。

② トリアージエリア
　トリアージの体制に必要な要員の確保と並行して、トリアージエリア（トリアージを行う場所）を設営することになりますが、そのためにはさまざまな準備が必要であり、BCP策定にあたっては次のような点を検討しておくことが重要です。

ⅰ）トリアージエリアの場所

　トリアージでは、傷病者を4つの段階（最優先治療群、待機的治療群、保留群および無呼吸・死亡群）に分類しますが、それら多数の傷病者に対応できる広さが必要です。そのため病院の建物の外に設営されることが多く、病院玄関前の空地や駐車場などが考えられます。

　ただし、大雨や降雪など荒天の場合は、建物が安全であることを前提として病院の屋内をトリアージエリアとする、あるいはテントを活用することになります。また、玄関の車寄せにひさしがあるときは、その半屋内空間を使うことも考えられます。

　病院敷地内に広いオープンスペースがなく、病院内の外来待ち合いホールなどをトリアージエリアに想定している場合は、改修などの機会をとらえて、医療ガス端末や非常用医療電源の整備を行うことも必要です。

　あわせて、トリアージエリアの設営については次の点にも注意するとよいでしょう。

● 受け入れから病院内までの動線

　被災時、病院には多くの患者とその家族がおり、そこに新たな傷病者が来院したり搬送されるため混乱が予想されます。

　トリアージ後の治療については一刻を争うものも多いので、傷病者がトリアージエリアに向かう動線とトリアージ後に病院の建物内に向かう動線が一方向になるように、進入路と搬出路の動線を定めます。

● 駐車場

　駐車場そのものは広いスペースを持っていますが、通常、トリアージスペースとするために設計されたものではありませんから、次の点を踏まえておくことが必要です。

- ➤ 駐車場をトリアージエリアとした場合、診療を行っている時間帯で満車であれば、トリアージのスペースが確保できないので、代替案を検討する
- ➤ フラップ式の料金精算システムは、電力供給がないと稼働せず、駐車中の車両を動かすことができないことを認識する
- ➤ 災害時の非常用電力は、病院内の医療機能維持のために準備されていることが多く、必ずしも駐車場の街灯に供給することを想定していないため、夜間のトリアージにおける照明について検討する

● トリアージ区分の色分け

　トリアージの結果によって分類された傷病者のうち、最優先治療群、待機的治療群、保留群については、それぞれのスペースを確保することになりますが、そのときに明確に区別できるようにすることが重要です。トリアージタッグの色に従って、最優先治療群（赤）、待機的治療群（黄）、保留群（緑）の識別色のシートに運ばれるなどの流れが考えられます。

　明らかに死亡または死亡と確認された方については、前述の3つの群とは離れたところに安置する場所を設けます（**表9**）。

表9　トリアージ後のイメージ

優先順位	分類	識別色	傷病状態	トリアージ後のイメージ
1	最優先治療群（重症群）	赤色	・生命を救うため、ただちに処置を必要とするもの	・救急救命センターなどで治療 ・入院、または他院に搬送
2	待機的治療群（中等症群）	黄色	・多少治療の時間が遅れても、生命には危険がないもの	・治療 ・入院、または他院に搬送
3	保留群（軽症群）	緑色	・上記以外の軽易な傷病で、ほとんど専門医の治療を必要としないものなど	・応急救護所などで処置 ・帰宅（外来による対応）
4	無呼吸群	黒色	・気道を確保しても呼吸がないもの	・遺体安置所
4	死亡群	黒色	・すでに死亡しているもの、または明らかに即死状態であり、心肺蘇生を施しても蘇生の可能性のないもの	・遺体安置所

「トリアージハンドブック」（東京都福祉保健局、2013年）をもとに筆者作成

③ トリアージの運営

　トリアージでは、極めて短時間に多くの傷病者の緊急度や重症度を判断することになりますから、トリアージエリアの混乱を最小限にとどめて、的確に、そして効率的に進めることが求められます。運営にあたっては、次の点にも留意しましょう。

ⅰ）院内患者と外部からの患者対応

　災害時には外部から多数の患者が殺到しますから、院内患者への対応と外部からの患者対応について、対応する場所とその動線が重ならないようにして、院内の混乱を可能な限り避けるようにします。また、それぞれを担当する職員も明確に分けることも必要です。

ⅱ）誘導担当者

　トリアージにあたっては、実際に傷病者に優先順位をつける医療職のほかにも要員が必要です。来院する患者を整理してトリアージエリアに誘導する職員、そして優先順位づけの終了後に、院内へ誘導・搬送する職員です（図5）。

　医師・看護師に加えて、整理・誘導・搬送をカバーする要員が多数必要となりますので、BCP策定時の要員計画に盛り込んでおくことが求められます。

図5　誘導担当の要員計画

来院患者の整理・誘導　＞　トリアージ　＞　院内への誘導・搬送

ⅲ）トリアージに必要な物品

　トリアージには、医療資器材のほかにもさまざまな物品が必要となります。

　トリアージエリアの場所や時間帯などにもよりますが、トランシーバーやテント、トリアージタッグ、トリアージシート、照明器具など、そして季節によっては暖房器具を準備することになります。

　それらの物品は平常時に手配しますが、物品によって病棟、倉庫、そして防災センターなど保管場所が異なることもあるでしょう。被災時に的確に配備できるような訓練が求められます。

6）薬剤部門の機能確保・継続
（1）平常時における準備の重要性

　病院のBCPでは、外来、病棟などの部門を問わず、平常時の準備が大きな役割を果たします。特に医薬品は医療サービスに欠かせないものであり、地震発生後、医薬品を含めて外部からの応援が来るまで治療を継続するためには、薬剤部門における平常時の準備が重要なものとなります。

① 設備や備品などに関する防災対策

　地震の揺れに関する防災対策は外来診療棟でも病棟でも重要ですが、引火性を持つ危険物質や管理に細心の注意を払うべき麻薬などを扱っている薬剤部門では、次の点にも留意するとよいでしょう。

ⅰ）薬品棚の固定など

　薬品庫では薬品棚を床や壁面に固定するとともに、保冷庫や自動分包機についても転倒防止用金具を活用して地震の揺れに備えます。

　散剤を入れる容器は落下した場合に備えてプラスチック製を優先し、水剤用の薬品棚については突っ張り棒で容器の落下を防止します。錠剤用の薬品棚の場合は、ロールスクリーンなどをかけておくとよいでしょう。

　また、ガラス棚の場合は、万一ガラスが割れた場合に備えてガラス飛散防止フィルムを張ることで、ガラス破片の飛び散りを防げます。

ⅱ）患者情報の保管

　患者情報に関する電子データは、通常の保管システムとは別にバックアップデータを作成し、地震で破損しない場所に保管しておくことが重要です。

　また、薬歴などの重要書類については水損や焼失から守るために、半密閉式のスライド書架や耐火金庫を利用することが望ましいでしょう。

ⅲ）危険物質などの保管
　地震による薬品容器の破損が原因となる火災を起こさないことが求められます。爆発性・引火性を持つ危険物質、混触発火を起こしやすい薬品などは、転倒防止策を徹底したうえで他の薬品と区別して保管します。
　地震発生後には薬品庫の被害を確認する必要がありますから、職員は平常時から薬品庫の鍵がどこに保管されているか確認しておきましょう。

ⅳ）盗難防止対策
　麻薬や向精神薬などの薬については、盗難防止対策が求められます。地震の揺れが落ち着いた段階で、薬品庫や調剤室の出入り口、そして薬品棚などの施錠を確認することが重要です。

② 停電に対する備え
　停電の場合、自家発電装置を稼働させて医療サービスの提供を継続することになりますが、その発電量は備蓄燃料の量によって限られます。
　一方、薬剤部門には分包機や電子天秤など、電気で稼働する機器や冷所保存が必要とされる医薬品などがあります。
　地震発生時には通常、手術室や生命維持装置への電力供給が優先されることになりますが、薬剤部門としても調剤業務を継続するにあたり最低限必要となる機器については何があるか把握し、それを病院のBCPに盛り込むことも必要です。

ⅰ）調剤機器
　調剤業務のうち多くの作業は電化されていますから、停電時に代替機能を有する道具などを調剤室の分かりやすい場所に用意しておくとともに、平常時からその使い方を理解しておくことが大切です。また、分包を手作業で行う場合に備えて、薬包紙の包み方についても習熟しておきましょう。
- 上皿天秤や分銅式秤
- 薬包紙やチャック付きビニール袋・薬さじ
- 添付文書など医薬品の情報が入った資料　など

　電子天秤については、平常時から充電式電池を内蔵したもの、乾電池で対応可能なものの使用を検討するとよいでしょう。

ⅱ）薬　品
　冷所保存が必要とされる医薬品は多くありますが、自院で取り扱っている医薬品について、常温となった場合にどれくらいの時間で薬効が低下するのかを把握しておくことが必要です。

そうすることで、停電により冷蔵設備が使えない場合に、どの医薬品から優先的に冷所保存の対応を行うべきかが判断できます。

使用している医薬品で冷所保存が必要とされるものについては、常温となった場合の安定性データを製薬メーカーに照会し、結果を整理しておきましょう。

冷蔵設備が使えない場合には、次の対応も検討します。

- 保冷バッグと保冷剤
- 発泡スチロールの保冷ケースと保冷剤
- 冷蔵ボックス（自動車の電源で使用可能なもの）　など

停電によって保冷剤を冷やすことができない場合は、瞬間冷却剤を使うことでもよいでしょう。
また、保冷剤が薬剤に直接触れて凍結すると、インスリンなどの薬剤は変質することも考えられますので、その場合は保冷剤をタオルに巻いて使用するなどの注意が必要です。

③ 日常業務の中で留意するべきこと

日頃の業務の中では、次の点にも留意します。

- 患者には薬に対する意識を高めてもらうとともに、災害時でも自分の疾病等の情報や、使っている医薬品が分かるようにしておくことを啓発する
- 「お薬手帳」などを活用して、患者自らが服薬管理を行うことを推奨する
- 透析や在宅酸素など特別な治療を受けている患者、服薬継続が必要な患者（心疾患治療薬、インスリンなど）についてリスト化する　など

④ 関係機関との協議

災害時には外部機関との連携が重要な役割を果たすことから、平常時から次のような関係機関と災害発生時の対応について協議を進めます。

- 災害時の医薬品供給や搬送体制の確認のため、取り引きしている医薬品卸事業者
- 近隣の医療機関や中核病院の薬剤部門
- 近隣の薬局や地域薬剤師会　など

⑤ 医薬品等の確保

医師の使いやすい医薬品（繁用薬）を中心に備蓄するものを選ぶとともに、リストを作成します。外部からの支援が来るまで医療サービスが継続できるよう、最低限3日程度の在庫を持つように努めましょう。あわせて、災害時約束処方を決めておくことも求められます。

災害時に薬剤師がいない可能性がありますから、その場合でも医師・看護師等が医薬品を使用できるように、医薬品の在庫場所、常用量などに関するマニュアルを整備しておきます。

（2）地震発生後の対応

　地震が発生した場合、薬剤部門職員の初動対応は他の部門における対応と変わりはありません。最初に、患者と自らの安全確保を行ったうえで職員の安否を確認し、その後、決められたルールに従って参集します。そのうえで、被災状況や参集状況を踏まえて、事業継続の可否を判断することになります。地震発生後の対応に関して、薬剤部門では次の点に留意しましょう。

- 取り引きしている医薬品卸事業者には、医薬品の不足状況を連絡するとともに、自院への配送の時期の見込みを確認する（災害拠点病院などに優先して配送する場合があることを理解しておく）
- 保健所など自治体に連絡し、必要に応じて医薬品の支援を要請する
- 地域薬剤師会と打ち合わせ、院外処方箋の発行が可能か、あるいは院内で調剤するべきか確認する
- 薬剤師は、医師・看護師などに備蓄してある医薬品情報を提供する
- あらかじめ決めた災害時約束処方に基づき、調剤と服薬指導を行う
- 透析や在宅酸素など特別な治療を受けている患者に連絡し、避難後の支援を行う　　など

6. 訓　練

　これまでに発生した大規模災害を振り返ってみると、BCPが策定されていた病院であっても、必ずしもこれらが十分に機能していたとはいえません。これは計画があっても、それを実際に運用できるかどうかの検証が不十分だったためと考えられます。

　ここでは、策定したBCPの実効性を向上させるために行う訓練について考えます。

1）訓練とは
（1）目　的
　訓練の目的をまとめると、次のようになります。

① 災害時に病院が受ける被害のイメージを明確にする

　災害発生時には、病院そのものはもちろん、電気・ガス・水道のインフラ、通信や交通など病院を取り巻く状況が悪化するとともに、行政や非被災地域からの支援が必ずしも要請どおりに得られるとは限りません。

　策定した計画で対応が可能であるかを確認するためにも、まず自院の被害イメージを明らかにします。

② 防災計画やBCPの見直しを行う

　実際に訓練を実施すると、手順どおりに進まないことや足りない資器材が出てくるなど、計画の不備や改善点が明らかになります。実施した訓練の結果を踏まえて計画を見直し、修正することが大切です。

　あわせて、故障している機器類の修理や足りない備蓄品の購入など、防災・減災に必要な事項に対応します。

③ 計画への理解を深め、実践能力を高める

　BCPは策定して終わりではなく、それが実践されてこそ意味があります。医師、看護師、事務職など病院職員が計画の内容を理解しているとともに、災害時には計画に従って動けることが極めて重要です。

　訓練を繰り返すことによって計画の内容が身につき、また実際に身体を動かすことで、その実践能力を高めることができます。

（2）訓練の準備

　BCPが実際の災害時にも運用できるよう、その実効性を高めるための訓練ですから、訓練参加者の対応がうまくいくような設定にするのではなく、むしろ計画そのものの課題や問題点が浮かび上がるように、準備を進めることが大切です。

　訓練の準備にあたっては、次の点に留意するとよいでしょう。

① 訓練の範囲とする項目

　訓練の範囲をどこにするかは、訓練の規模や参加者に応じて特定の項目に絞る場合、また全体を通して確認を行う場合などさまざまです。

　特定の項目についての訓練としては、本部の立ち上げ、外部からの負傷者受け入れ、ライフラインの被災状況確認などがあります。また、全体を通して確認を行う場合も、被災直後の初動場面、一定時間経過後の医療サービス継続など、ある程度ポイントを絞ったほうがよいでしょう。

　被害が甚大で、診療の継続が難しいと判断した場合にも、患者が殺到しないように自院の被害状況を周知する、また他院への患者搬送などは行う必要がありますから、これらに関する訓練は必要となります。

② 訓練を実施する日程

　訓練には、医師、看護師、事務職などの職員が可能な限り参加できることが望ましいわけですが、実際には入院患者を抱え、また外来診療を行いながら実施することが考えられますから、

平常時の業務への影響も考慮して日程を決めましょう。

　また災害は、職員の数が少ない夜間や休日に発生することが想定されますから、平日の日勤帯だけではなく、職員の配置が手薄になる時間帯を想定した訓練の実施も検討しましょう。

③ 計画上の設定に対する柔軟な対応

　BCPはあくまで計画ですから、実際の災害時には想定されたとおりのことが起こるとは限りません。

　例えば、ロビーをトリアージの場所として使う、そして大会議室はボランティアの待機場所として使うと決めていても、被災状況によっては使えないことがあります。

　また、それぞれの職員が初期消火班、避難誘導班などの役割を与えられていても、災害時には負傷するなどしてそれぞれの班に欠員が出ることも予想されます。

　訓練を進めるときには、計画上の設定とは異なるシナリオを訓練参加者に示し、臨機応変な判断や対応が必要であることを理解してもらうことが必要です。

④ 近隣住民との連携

　訓練は、地元の消防署などを含め行政機関と共同して行うことが重要ですが、それに加えて近隣住民との連携も必要です。特に夜間・休日など病院職員が少ない時間帯に災害が発生した場合は、地元住民の協力が大きな役割を果たします。平常時から協力体制を確立して、病院と地域が一体となった訓練を行うことも検討しましょう。

　ただし、地元住民は医療の専門家ではありませんから、患者対応などで協力を得る場合は、その範囲については平常時から明確にしておくことが大切です。

2）訓練の実施

　ここでは訓練を実施するにあたり、どのような範囲を対象として行うとよいか、いくつかの項目や場面をあげて説明します。病院の規模や職員の数、また被災後に医療サービスの提供を継続するのか、中止するのかなどの要素を考慮したうえで、それぞれの項目を組み合わせて訓練を進めるとよいでしょう。

（1）本部立ち上げに関する訓練

① 主な訓練項目

　本部は、災害時に時間が切迫するなかで限られた資源を配分し、的確な指示を出すという重要な役割を担っています。被災後、速やかに本部を立ち上げ、一刻も早く初動対応を行うことが必須です。

　本部立ち上げに関する主な訓練項目としては、表10のようなことがあります。

表10 本部立ち上げに関する訓練

主な訓練項目	内容
1) 本部の設置	・本部立ち上げを宣言し、決められた場所に本部要員を招集する
2) 要員体制の確立	・職員の被災状況に応じて被災後の役割分担を決め、本部体制を確定する
3) 外部からの情報入手	・電気・ガス・水道などのインフラ、道路や鉄道の被災状況を確認する ・行政機関や近隣病院との連絡チャネルを確保する
4) 医療サービスの継続可否決定	・院内の状況に応じて医療サービス継続の可否を決定する ・必要な支援要請を決める
5) 院内での情報共有および指示	・立ち上げた本部体制について院内に連絡する ・必要な緊急対応について指示する ・医療サービス継続について指示する（継続しない場合は、患者搬送などの指示を行う） ・外部の被災情報などを連絡することにより院内のパニックを防ぐ
6) 外部への連絡	・被災状況の連絡（EMIS：広域災害救急医療情報システムへの登録など） ・医薬品などの支援要請を行う

「病院における防災訓練マニュアル」（東京都福祉保健局）をもとに筆者作成

② 訓練におけるポイント

ⅰ）本部の設置場所

　被災状況によっては、予定していた場所に本部が設置できないことがあり得ますから、柔軟に対応します。

ⅱ）通信手段やアクセス

　院内の通信連絡網、外部との通信手段が確保できない場合、また道路が寸断されて外部からの支援受け入れが難しい場合も想定しましょう。

ⅲ）外部機関との連絡・情報共有

　行政機関や近隣病院など外部機関との連絡・情報共有に関する訓練を行うことになっている場合は、当該機関と連携して訓練を行う、あるいは訓練時に院内でその役割を担う人を置くなどするとよいでしょう。

（2）職員の安全確保と安否確認

① 安全確保と安否確認

　地震など大災害時の行動は周りの人に声をかけつつ、あわてず自らの身の安全を確保することが基本です。院内にいる場合はまず頭を保護し、丈夫な机の下など安全な場所に避難します。その後、地震の揺れが落ち着いた段階で、安否確認を行います。

② 訓練におけるポイント
ⅰ) 安否確認
　院内、院外の職員の安否確認を行います。
● 院内にいる職員の安否確認
　負傷者の数、逃げ遅れた職員の数などを確認します。
● 院外にいる職員の安否確認
　外出中、あるいは勤務外の職員の安否確認を行い、出勤可能な場合は招集をかけます。

ⅱ) 安否確認システム
　安否確認システムを導入している病院が増えていますが、システムを導入するだけでは十分ではなく、職員が自らの安否を登録できてこそ意味があります。
　職員に安否確認システムに慣れてもらうためには、その使い方を十分理解してもらう必要があります。訓練とは別に、研修会などで説明の機会を設けることが望ましいでしょう。そのうえで訓練の機会をとらえて、災害時の安否確認の重要性について職員の認識を深めます。

ⅲ) 緊急連絡網による安否確認
　安否確認システムを導入しておらず、院外にいる職員の安否確認は電話やメールを使って行う場合、災害時にそれらの通信手段が機能しないことが考えられます。携帯メールやSNSなどの活用の検討も必要ですが、それでも確認ができない場合に備えて、「職員と家族の安全、さらに通勤経路の安全が確認できた段階で参集する」などのルールを決めておくことも必要となります。
　また安否確認を手作業で行う場合は、その担当者を決めておくとともに、必ず代行者を設定しておくことが重要です。
　あわせて、緊急連絡網は常に最新の情報に更新しておきましょう。

(3) 患者・来訪者の安全確保に関する訓練
① 主な訓練項目
　地震発生時には、まず職員は自らの安全確保を優先することになりますが、次に強い揺れが収まるのを待ちつつ、患者や来訪者の安全確保を行う必要があります。
　患者・来訪者の安全確保に関する主な訓練項目としては、**表11**のようなことが考えられます。

② 訓練におけるポイント
ⅰ) 在院患者等の状況把握
　負傷者数が多い場合は院外に搬送先を確保する必要があり、また医療処置を行うべき患者が

表11 患者・来訪者の安全確保に関する訓練

主な訓練項目	内容
1）発災直後の対応	・在院患者等の状況を把握する ・避難誘導を行う ・負傷者に医療処置を行う ・本部に状況を報告する ・正確な情報を患者等に伝達する
2）応急対応	・院内での病棟間搬送を行う ・院外での搬送先を確保・手配する

「病院における防災訓練マニュアル」（東京都福祉保健局）をもとに筆者作成

多数いることも考えられますから、在院患者等の状況は短時間で正確に把握する必要があります。次のような項目に留意して進めましょう。

● 入院・外来の患者数
● 災害による負傷者数
● 逃げ遅れた患者の有無（ある場合は、安全確保する）
● 転院を必要とする患者数
● 一時帰宅が可能な患者数　など

ⅱ）避難誘導

避難誘導にあたっては、歩行可能な患者、ストレッチャーで運ぶ患者、その他特別な配慮を要する患者の区別を明確にして対応します。

ⅲ）院外への搬送

患者の疾病や病状によっては、搬送先を選ぶ必要があります。特に、透析などの特別な医療を必要とする患者については、搬送先の病院機能にも注意しましょう。

ⅳ）その他

● 各病室を回り、安否確認を行う際、あわせて声かけによって患者の不安を減らす
● ガス漏れの可能性を考えて、煙草などの火気の使用は禁止する
● 余震に備えて、使用していない点滴棒などの医療機器類は安全な位置に移動させる
● 医療処置は医師の口頭指示となることもあるため、看護師が看護記録に記載する
● 重症患者については、バイタルサインを頻回に観察する　など

（4）建物・ライフライン・設備等の安全確保に関する訓練

① 主な訓練項目

建物・ライフライン・設備等の状況によっては、診療を継続できない可能性もあります。ま

た診療を継続できる場合でも、その水準を判断する必要がありますから、建物などの保全を担当する職員でその状況を速やかに確認します。

建物・ライフライン・設備等の安全確保に関する主な訓練項目としては、**表12**のようなことが考えられます。

② 訓練におけるポイント

ⅰ）職員のシフト

建物・ライフライン・設備等の安全確保は発災後の初動として重要な手順ですが、実際の災害発生時には、建物などの保全を担当する職員が負傷している、また夜間・休日で不在ということが考えられます。担当する職員の数が足りない場合に備えて他の担当者をシフトする、また在宅の職員を招集するという訓練も含めるとよいでしょう。

ⅱ）障害物撤去・非常口開放状況の確認

院内を回って建物や設備の状況点検を行うときにあわせて、屋内階段や非常階段などの避難経路上に障害物が置かれていないかどうかを確認し、見つけた場合は撤去します。

また、非常口となる扉については、完全に開くことができるかどうかを確認します。

ⅲ）エレベーターでの閉じ込め

地震発生時にエレベーターの中にいた場合、最寄り階にエレベーターを止めて降ります。

職員は、エレベーター内に閉じ込められた場合の対応について、次の点を理解したうえで訓練しましょう。

● 戸開ボタン、または行先階ボタンを押しても動かない場合は、非常ブザーで病院内の職員に知らせる（外の職員は保守会社に連絡します）

表12　建物・ライフライン・設備等の安全確保に関する訓練

主な訓練項目	内　容
１）発災直後の対応	・建物の点検と損壊度の把握（使用することが危険と判断される場合は、立ち入り禁止とする） ・火災の有無確認（初期消火を行う） ・二次災害発生の有無確認 ・火気・危険物使用停止の確認 ・ライフラインの破損状況の点検 ・エレベーターでの閉じ込めの有無確認 ・本部への報告
２）応急対応	・各ライフライン事業者への連絡 ・各ライフラインの代替手段の確保 ・各行政機関への支援要請

「病院における防災訓練マニュアル」（東京都福祉保健局）をもとに筆者作成

- エレベーターの外に人がいない場合は、エレベーター内のインターフォンで保守会社に連絡をして救出を待つ
- ドアをこじ開けない、また天井からカゴの外に出ようとしない　など

　非常に大きな地震が発生したときは、救出されるまでに長時間を要することが予想されます。エレベーター内で落ち着いて復旧を待てるように、水、食料、簡易トイレ、救急用品などを入れた非常用備蓄ボックスの設置を検討するとよいでしょう。

ⅳ）ライフライン等の代替手段の点検

　電気、ガス、水道、通信手段など、ライフラインの代替手段としてさまざまな準備をしていても、実際の災害時に使えないのでは意味がありません。訓練では、次の点を確認しておきます。
- 自家発電装置の稼働（備蓄燃料を含む）
- 衛星携帯電話の使用方法
- 井戸水の使用を想定している場合は、その水質
- 防災備蓄用品の数と使用期限
- 携帯ラジオの電池　など

　災害時、ライフライン等の代替手段をすぐ使えることはもちろんのこと、多くの職員が使えることが重要です。

　自家発電装置や衛星携帯電話など、日常業務で使わない設備・機器について、担当者が不在のために使用不可とならないように、その使用方法を周知しておくことが求められます。

（5）医薬品・医療資器材に関する訓練

① 主な訓練項目

　医薬品・医療資器材に関する主な訓練項目としては、**表13**のようなことが考えられます。

表13　医薬品・医療資器材に関する訓練

主な訓練項目	内　　容
1）発災直後の対応	・院内の医薬品、医療資器材の破損状況の確認 ・使用可能な医薬品、医療資器材の整理と選別 ・備蓄品の準備および搬出 ・本部への報告
2）応急対応	・医療資器材の点検、修理手配 ・外部への支援要請

「病院における防災訓練マニュアル」（東京都福祉保健局）をもとに筆者作成

② 訓練のポイント
ⅰ）ライフライン途絶の想定
　発災直後の段階で医療資器材が使用可能でも、一定時間経過後に、ライフラインが途絶して使用できなくなることが考えられます。自家発電装置が燃料切れで止まると使えなくなる酸素吸入器、人工呼吸器などについての対応を検討することが必要です。

ⅱ）院内にある資器材の活用
　地震の揺れによって外来にある資器材が破損した場合でも、手術部門や病棟にある資器材が使用可能という場合があります。被災時には病院内で使用可能な資器材を洗い出して、それらを優先順位の高い部門に集めて対応することも必要です。

（6）訓練終了後の取り組み
　訓練は実施して終わり、というものではありません。実施した項目ごとに、その結果を整理し、課題と考えられる事項への対応方法について検討を進めることが重要です。検討した結果はBCPに反映させて、病院全体で共有していきましょう。

7. 応援体制と受援計画

　被災地の病院は、建物や職員の被災状況などにもよりますが、外部からの支援を受けながら医療サービスの提供を続けることが必要となります。そして自らが被災病院となった場合は、それらの支援をしっかり受け止めることが重要です。
　ここでは、国の災害医療体制について理解するとともに、支援が必要となった際に、その支援をどのように受けるかという受援計画について考えます。

1）国の災害医療体制
（1）災害時における医療：5疾病・5事業および在宅医療

　国は、限られた医療資源を有効に活用し、質の高い医療を実現するため、「疾病・事業および在宅医療に係る医療体制」を構築しています。2007年に施行された改正医療法により、「災害時における医療」を含めて、4疾病5事業ごとに適切な医療サービスが切れ目なく提供されることを目指しました。その後2013年度からは、精神疾患と居宅等における医療（以下、在宅医療）を追加し、**表14**のとおり「5疾病・5事業および在宅医療」となっています。
　これを踏まえ、都道府県は「5疾病・5事業および在宅医療」ごとに、必要となる医療機能を定めたうえで、それぞれの医療機能を担う医療機関を明示し、地域の医療連携を構築することになっています。

表14　都道府県が策定する疾病と事業

■ 5 疾　病：がん、脳卒中、急性心筋梗塞、糖尿病、精神疾患
■ 5 事　業：救急医療、災害時における医療、へき地の医療、周産期医療、小児医療（小児救急医療を含む）
■ 在宅医療

（2）東日本大震災で明らかになった課題

災害医療体制の具体的内容については、これまで災害拠点病院の整備、広域災害・救急医療情報システム（EMIS：Emergency Medical Information System）の整備、そして災害派遣医療チーム（DMAT：Disaster Medical Assistance Team）の養成などを軸に進められてきました。

しかし、東日本大震災での対応においては、これまで整備してきた体制等が必ずしも的確に機能しなかった点もみられ、さまざまな課題が明らかとなりました。そこで、これらの課題の解決に向けて「災害医療等のあり方に関する検討会」が開催され、2011年10月に報告書がまとめられました。

① 災害拠点病院

ⅰ）災害拠点病院とは

災害拠点病院は、厚生労働省が示す指定要件に基づき都道府県が指定します。災害時に多く発生する重篤な救急患者の救命医療を行うための高度な診療機能を持つとともに、DMATの受け入れ機能と派遣機能を担う病院です。

ⅱ）課　題

東日本大震災においては、災害拠点病院でありながら比較的大きな被害がみられたところがありました。災害拠点病院や救命救急センターで、耐震性のない建物を使っている病院が約15％あることから（表15）、災害拠点病院の耐震化は喫緊の課題となっています。

耐震化にはコストがかかりますから、すべての施設についてすぐ耐震工事を行うことは難しいかもしれません。しかし、人命を守るとともに診療機能を継続するには耐震化は必須の要件ですから、改修時や建て替え時において、診療機能を有する施設から優先して対応することが求められます。

もちろん、建物の耐震化については災害拠点病院だけではなく、事業継続の観点からすべての病院に共通して必要なことです。

ⅲ）その他に求められること

災害拠点病院の指定要件に関しては、その施設や設備について次のようなことが求められていますが、一般の病院も災害への備えとして参考にするとよいでしょう。

表15　災害拠点病院等の耐震化率の状況　（　）内は、耐震化率

	回答病院数	すべての建物に耐震性のある病院	一部の建物に耐震性がある病院	すべての建物に耐震性がない病院	建物の耐震性が不明である病院
病院のうち災害拠点病院および救命救急センター	712 (100.0%)	604 (84.8%)	88 (12.4%)	1 (0.1%)	19 (2.7%)

「病院の耐震改修状況の調査」｜厚生労働省、2016年3月をもとにインターリスク総研が作成

● 施　設
  ➢ 災害時における患者の多数発生（入院患者については通常時の2倍、外来患者については通常時の5倍程度を想定）に対応可能なスペースおよび簡易ベッド等の備蓄スペースを有することが望ましい
  ➢ 通常時の6割程度の発電容量のある自家発電装置等を保有し、3日分程度の燃料を確保しておく
  ➢ 自家発電機等の設置場所については、地域のハザードマップ等を参考にして検討することが望ましい
  ➢ 適切な容量の受水槽の保有、停電時にも使用可能な井戸設備の整備、優先的な給水協定の締結等により、災害時の診療に必要な水を確保すること　など

● 設　備
  ➢ 衛星電話を保有し、衛星回線インターネットが利用できる環境を整備すること
  ➢ 広域災害・緊急医療情報システム（EMIS）に参加し、災害時に情報を入力する体制を整えておくこと
  ➢ 多発外傷、広範囲熱傷等の、災害時に多発する重篤救急患者の救命医療を行うために必要な診療設備
  ➢ 患者の多数発生時用の簡易ベッド
  ➢ 被災地における自己完結型の医療に対応できる携行式の応急用医療資器材、応急用医薬品、テント、発電機、飲料水、食料、生活用品
  ➢ トリアージタッグ　など

● その他
  ➢ 食料、飲料水、医療品等については、流通を通じて適切に供給されるまでに必要な量として3日分程度を備蓄しておくこと（災害時に多数の患者が来院することや職員が帰宅困難になることを想定しておくことが望ましい）
  ➢ 地域の関係団体・業者との協定により、災害時に優先的に供給される体制を整えておく

こと　など

② 広域災害・救急医療情報システム（EMIS）
ⅰ）EMISとは
　EMISは、災害時に迅速かつ的確に救援・援助を行うことを目的として構築された情報共有システムです。
　このシステムでは災害時に、医療機関の稼働状況、医師・看護師等スタッフの状況、ライフラインの確保、医薬品等の備蓄状況など、災害医療に関する総合的な情報を収集して提供することが可能となっています。

ⅱ）課　題
　東日本大震災のときにはEMISを未導入の県があり、また導入していた県でも通信事情や担当者不在の理由からEMISへの入力が行われなかった病院があるなどの課題が明らかになっています。
　都道府県は、災害時における総合的な情報収集・提供のためにEMISの導入を推進することが重要です。また、導入済の病院では災害時に迅速で確実な入力が行えるように、EMISに入力する複数の担当者を決めておくとともに、入力内容や操作に関する研修・訓練を定期的に行うことが求められます。

③ 災害派遣医療チーム（DMAT）
ⅰ）DMATとは
　DMATは、災害発生直後の急性期（おおむね48時間以内）に活動を開始できる機動性を持った、専門的な研修・訓練を受けた災害派遣医療チームで、医師、看護師、業務調整員（医師・看護師以外の医療職および事務職員）で構成されます。
　災害時には速やかに被災地域に入り、そこでの医療需要を把握して、急性期の医療体制を確立することを目指します。そのうえで、被災地域での緊急治療や病院支援を行いつつ、被災地域で発生した多くの傷病者を被災地域外の適切な医療機関に搬送する役割も担います。そしてその活動は、被災地域に参集する日本医師会災害医療チーム（JMAT：Japan Medical Association Team）をはじめ、医療関係団体から派遣される医療チームと連携して行われます。

ⅱ）課　題
　東日本大震災で明らかとなった、DMATに関する主な課題とその解決の方向性は次のとおりです。

● 患者像

東日本大震災では津波被害による死者・行方不明者が多く、それはDMATが対象として想定している患者像（外傷傷病者）と異なっていました。

今後の活動については、従来の対象疾患にとらわれず、幅広い疾患に対応できることが求められます。

● 活動時間

DMATが活動する時間は、自己完結的に業務を遂行できることを前提として災害急性期である48時間を想定していますが、東日本大震災における実際の活動時間はそれを超えていました。

今後は、1つのチームの活動時間を、自立的な活動をするために携行できる物資の量も考慮して48時間以内とし、災害の規模によってDMATの活動が長時間となる場合は、2次隊や3次隊の派遣で対応するべきと考えられています。

● 通信途絶

被災地における活動において、DMATが保有する通信機器のバッテリー切れや、電波の受信が難しかったことなどから、現地の医療ニーズの把握に支障を来しました。

通信機器については、DMAT自体が衛星携帯を含めた複数の通信手段を持つとともに、常にインターネット回線を使ってEMISに接続できる体制を構築しておくことの必要性が改めて確認されました。

2）受援計画

東北大学・災害科学国際研究所が東日本大震災で被害を受けた地域の医療機関を対象として行ったアンケート調査によると（2014年2月）、非災害拠点病院の28％が「DMATの役割を知らなかった」と答えています。災害時に人、物、情報などのさまざまな支援が一度に届いても、それに対する準備がなければ的確に受け入れて、十分に生かすことはできません。自院が支援を受ける立場になることを想定した受援計画が必要です。

（1）病院の受援計画とは何か

① 目　的

受援計画では、地震などの大規模災害が発生した場合、病院が支援を受けるにあたって必要な準備や手順をあらかじめまとめておくことにより、DMATをはじめとする外部からの支援を速やかに、そして効率的に受け入れることを目的としています。

② 基本的な考え方

　都道府県など地方自治体は、国の防災基本計画に基づいて地域防災計画を策定しますが、その計画には、警察、消防、自衛隊などからの広域的な支援や他の自治体からの支援を受けるにあたっての受援計画も含まれます。そのため病院の受援計画は、それら地方自治体の計画も踏まえて作成することが求められます。

　病院の受援計画は、地震・風水害などの自然災害や大規模な事故災害を対象とするものですが、その他の危機事象においても準用することを想定しておきましょう。

　災害発生時にはその計画に従って支援を受け入れて、災害復旧・事業継続を進めることになりますが、災害の規模や被害状況に応じて柔軟に対応することも重要です。

（2）受援計画で押さえておくべきこと

① 受援の体制

　速やかに、そして的確に支援を受け入れるためには、受援の体制が必要です。受援、つまり外部からの支援の受け入れはあくまで病院の事業継続を行うためのものですから、BCPの推進体制のもとで進めるべきです。

② 被災状況の把握と情報発信

　DMATの派遣は、基本的に被災地域の都道府県からの派遣要請に基づいて行われます。都道府県が被災状況を的確に把握していなければ、必要とされるDMATの派遣を適時に要請することはできません。

ⅰ）病院における被災状況の把握

　都道府県が被災状況を把握するためには、まずそれぞれの病院が次の情報を速やかに収集することが重要です。

- 患者の被災状況（入院患者および外来患者）
- 職員の被災状況および参集状況
- 建物・設備の被災状況
- 医療用資器材や医薬品の備蓄状況
- 病院全体としての稼働状況
- 病院への交通機関・アクセスの状況　など

ⅱ）病院から都道府県への情報発信

　病院は、収集した被災状況に関する総合的な情報を、都道府県に的確に伝えなければなりません。

● EMISへの入力

病院の被災状況をEMISに入力するにあたっては、次の点が定められていること、そしてそれに従って運用できることが重要です。

- ➤ 被害状況を誰がまとめ、その内容を誰がEMIS入力担当者に伝えるか
- ➤ EMIS入力者および代理入力者は誰か
- ➤ 入力者にID、パスワードは周知されているか
- ➤ 入力端末は耐震性のある建物内に設置されているか
- ➤ 入力端末は常時充電されているか
- ➤ 非常用電源は確保されているか　など

● 通信手段の確保

EMISによる情報発信に加えて、地方自治体、医療機関や関係団体との情報共有のために、固定電話だけではなく、衛星携帯電話などの通信手段を確保しておくことも求められます。

衛星携帯電話は導入するだけではなく、実際に利用できるように、以下のような点も確認しておきましょう。

- ➤ どこに置かれているか
- ➤ 常時充電されているか
- ➤ 非常用電源は確保されているか
- ➤ 使用方法は周知されているか（衛星の方向に障害物がない場所で使う、アンテナを通信衛星に向ける、正しい通話姿勢をとる　など）
- ➤ 相手の衛星電話番号を把握しているか　など

（3）支援の要請

① DMATの派遣要請

実際のDMATの派遣要請は、被災地域の都道府県が**表16**の基準に基づいて行います。

また厚生労働省は、被災地域の都道府県から派遣要請がない場合であっても、緊急の必要があると認めるときは、被災地域以外の都道府県等に対してDMATの派遣要請をすることができます。

② 災害時相互支援協定

それぞれの医療機関が近隣、あるいは遠隔地の医療機関との間で災害時相互支援協定を結んでいる場合には、誰が、どのような支援要請を行うかを決めておく必要があります。

特に支援要請の内容は、「医師3人と看護師5人」、「生理食塩液、100mLを20本」などのように具体的に示すことが重要です。

表16　DMAT派遣要請基準（日本DMAT活動要領から作成）

災害規模	要請範囲
①震度6弱の地震または死者数が2人以上50人未満もしくは傷病者数が20人以上見込まれる災害の場合	・管内のDMAT指定医療機関
②震度6強の地震または死者数が50人以上100人未満見込まれる災害の場合	・管内のDMAT指定医療機関および被災地域の都道府県に隣接する都道府県 ・被災地域の都道府県が属する地方ブロックに属する都道府県
③震度7の地震または死者数が100人以上見込まれる災害の場合	・管内のDMAT指定医療機関 ・被災地域の都道府県に隣接する都道府県、被災地域の都道府県が属する地方ブロックに属する都道府県 ・被災地域の都道府県が属する地方ブロックに隣接する地方ブロックに属する都道府県
④東海地震、東南海・南海地震または首都直下型地震の場合	・管内のDMAT指定医療機関 ・全国の都道府県

（4）支援の受け入れ

DMATをはじめとした支援チームは、支援先の病院の事情などが分からないまま参集します。効率的な支援活動を進めてもらうために、次のような受け入れ体制を整えておきましょう。

① 受け入れ窓口の明確化

支援チームは医師・看護師など多職種で構成されており、その活動内容も病院の状況に応じて多岐にわたるとともに、受け入れる病院側の職員と連携して動く必要があります。支援チームを受け入れる窓口担当を決めて、その職員が連絡や調整を行うことによって業務が円滑に進むよう努めます。

受け入れ窓口となる職員には、さまざまな連絡・調整事項が集中することが想定されますので、不在時の代理者も決めておくことが求められます。

② 支援チームの待機場所の提供

支援チームが活動するにあたっては、会議室など大きめの部屋を待機場所として提供することが必要です。待機場所には、電源コンセント、LANジャック、ホワイトボードなどがあるとよいでしょう。

あわせて、待機場所とは別に仮眠の場所を確保することも求められます。

③ 支援物資の保管場所

支援物資の保管場所および責任者も決めておきます。支援物資のうち医薬品については、薬

剤師を保管責任者としましょう。

④ その他

支援チームの円滑な活動のために、受援計画には次の項目も必要です。

- 病院を理解してもらうためのツール
  診療科など病院の概要、組織図、院内設備の状況、交通アクセス、館内案内図、さらに地域の医療機関の情報など、支援チームに病院を理解してもらうための資料が必要です。
- 定期的ミーティング
  被災時には平常時とは異なるさまざまな課題が出てきます。その一方で、支援する側も支援される側も多職種で活動していますから、課題解決に向けて情報共有と連携のための定期的ミーティングが重要です。
- 支援の終了
  受援計画においては、病院の機能がどの程度まで戻った段階で支援チームの活動を終了してもらうかの目安を決めておき、そのときの状況に応じて判断します。

8. 終わりに

　BCPの基本は代替戦略です。地震が発生した場合は、必ず人や物という資源がなくなる、あるいは足りなくなると考えて、その不足するところをどう補うか、つまり、どのように代替するかを決め、それを実現する道筋を計画として落とし込んだものがBCPです。

　初めから完璧なBCPを策定する必要はありません。まず、病棟の耐震診断と耐震補強、あるいは医薬品の備蓄など、できるところから着手しましょう。そして、その計画を少しずつ改善することで、病院の事業継続能力を高めることを目指します。

　これまで病院は、災害時にも関係者の高い職業意識と献身的な努力により、医療サービスを提供し続けてきました。今後はさらなる備えとしてBCPを策定することにより、被災した場合にも速やかに病院機能を復旧させ、事業を継続することで、その社会的責任を果たすことが期待されています。

【参考文献】
- 『病院の事業継続計画』｜ピラールプレス発行、2013年｜第2章－2「病院事業継続計画策定のポイント」（筆者執筆）
- 『病院の事業継続計画』｜ピラールプレス発行、2013年｜第2章－3「病院機能の確保」（筆者執筆）
- 『ライン類の抜去防止対策マニュアル』（東京都病院経営本部、2009年）

- 「トリアージハンドブック」（東京都福祉保健局、2013年）
- 「大規模地震発生時における災害拠点病院の事業継続計画（ＢＣＰ）策定ガイドライン（初稿版）」（東京都福祉保健局、2012年）
- 「BCPの考え方に基づいた病院災害対応計画作成の手引き」（厚生労働省、2013年）
- 「大規模災害時医療救護活動マニュアル【改訂版】」（宮城県、2013年）
- 「病院における防災訓練マニュアル」（東京都福祉保健局ホームページ）
- 「薬剤師のための災害対策マニュアル」（平成23年度厚生労働科学研究「薬局及び薬剤師に関する災害対策マニュアルの策定に関する研究」研究班　報告書、2012年）
- 『現場の声から学ぶ災害時の薬剤業務』（じほう、2011年）
- 「大規模災害時医療救護活動マニュアル【改訂版】」（宮城県、2013年）
- 「災害医療等のあり方に関する検討会　報告書」（厚生労働省、2011年10月）
- 「災害時における医療体制の充実強化について」（厚生労働省医政局長、2012年3月21日）
- 「日本DMAT活動要領の一部改正について（通知）」（厚生労働省医政局指導課長、2013年9月4日）
- 「神奈川県災害時広域受援計画」（神奈川県、2014年3月）
- 「静岡県医療救護計画」（静岡県健康福祉部、2013年5月）
- 「医療機関における『受援計画』に関するアンケート調査～調査結果のご報告～」（東北大学・災害科学国際研究所、2014年2月）
- 「病院における防災訓練マニュアル」（東京都福祉保健局ホームページ）
- 「病院における防災訓練マニュアル」（東京都福祉保健局ホームページ）

プロフィール

本田　茂樹
（ほんだ　しげき）

株式会社インターリスク総研　特別研究員
信州大学経営大学院非常勤講師
早稲田大学　招聘講師
社団法人全国老人保健施設協会　管理運営委員会　安全推進部会部会員

現三井住友海上火災保険株式会社に入社し、その後、株式会社インターリスク総研に出向。
株式会社インターリスク総研において、リスクマネジメントおよび危機管理に関する調査研究、コンサルティングに従事している。現在、企業や施設におけるリスクマネジメントについて具体的な提言を数多く行っている。

＜執筆、監修等＞

「新型インフルエンザ行動計画策定マニュアル」（PHP研究所、2010年2月、著者）
「病院の事業継続計画」（ピラールプレス、2013年2月、共著）
「生き活きシニアのつくりかた 生涯現役主義」（時評社、2013年4月、監修）

「超高齢社会　日本の挑戦」（時評社、2014年3月、監修）
「超高齢社会　日本のシナリオ」（時評社、2015年3月、監修）
「実践これからの医療安全学」（ピラールプレス、2015年3月、共著）
「超高齢社会　未知の社会への挑戦」（時評社、2016年3月、監修）
「多職種で支える高齢者うつ病」（ピラールプレス、2016年8月、共著）

第2章
事例編

1. いざというときに生かせる "BCP"
2. いざというときに生かせる "災害対策"
3. いざというときに生かせる "実動訓練"
4. "DMAT" の活動から得られた教訓

1 いざというときに生かせる "BCP"

◆仁寿会BCP～省察しつつ成長していくための1つのツール～
　　　　　　　　　　　　　　　　　社会医療法人仁寿会／60

◆BCP/BCMSの策定と実効性の担保
　　　　　　　　　（株）日立製作所　ひたちなか総合病院／73

◆BCP策定とプロジェクトチームの発足
　　　　社会福祉法人聖隷福祉事業団　総合病院聖隷浜松病院／85

第2章

仁寿会BCP
～省察(せいさつ)しつつ成長していくための1つのツール～

社会医療法人仁寿会　理事長　加藤　節司
事務局事務統括部管理課　主任　上田　裕一

　社会医療法人仁寿会は、医療介護複合事業体として、島根県二次医療圏の1つである大田・邑智地域で医療・介護サービスを提供しています。その使命は「健康長寿の実現」であり、そのビジョンとして「地域の人々を最もよく知り、その良き人生に貢献することで、地域社会を変えていくこと」を掲げています。地域において疾病予防、急性期医療から慢性期医療、さらには介護サービスまで、地域ニーズに幅広く対応するため医療・介護の垂直統合を実践しています。

　その結果、現在では在宅療養支援病院である加藤病院を中核として、診療所、介護老人保健施設、グループホーム、さらには居宅介護サービスを包括的に提供する在宅療養支援センターを開設し、在宅療養支援をコア事業として地域へ展開しています。なかでも加藤病院は、島根県地域医療拠点病院や島根大学医学部地域医療臨床実習医療機関、厚生労働省臨床研修協力施設の指定をはじめとする公益性の高い活動も数多く行いつつ、（財）日本医療機能評価機構の認定病院（3rdG Ver.1.1）として適切な医療提供体制の確立に努めています。

　また、最近では私たちが取り組むワークライフインテグレーションプログラム（職員の成長を支援し、同時に職場の安全衛生要因を改善する活動）の成果が認められ、社会医療法人仁寿会として、2009年の次世代育成対策推進法認定事業主取得[1]、2010年の島根県子育て応援企業認定に続いて2011年1月に島根県知事表彰「こっころ大賞」を受賞、2015年には「第1回しまねいきいき雇用賞」を受賞しました。

法人概要

名称　社会医療法人仁寿会　**所在地**　島根県邑智郡川本町川本383-1　**主な施設**　加藤病院（81床、うち地域包括ケア病棟55床、医療療養26床）、仁寿診療所そじき、仁寿診療所ながひさ、介護老人保健施設仁寿苑、在宅療養支援センター　他　**電話**　0855-72-3040　**HP**　http://www.k-jinju.or.jp/

---

1) 「次世代育成支援対策推進法」に基づき、従業員101人以上のすべての企業は、「一般事業主行動計画」を策定・実施する義務がある（2011年より301人以上から101人以上の企業に義務化が拡大）。その行動計画の目標を達成した企業のうち、国が定める9項目の認定基準すべてを満たした企業のみが認定される認定制度。仁寿会は県内すべての企業で2番目、山陰地方で同3番目、中国地方のすべての医療・福祉関係事業体で2番目の認定取得。

事業遂行においては、情報共有と連携をキーワードに、フラットな組織体制を構築しつつ、4つの視点（患者さま・利用者さまの視点、業務プロセスの視点、職員の学習と成長の視点、財務の視点）に基づき事業計画を立案し、実行しています。透明性を高め、公正で効率的な運営のもと、継続性を持ってサービスの質向上に取り組んでいます。2011年8月1日、へき地医療分野で島根県内初の社会医療法人になっています。

1. 事業継続計画必要性の認識と策定—ノロウイルスの流行を契機に

2003年、社会医療法人仁寿会加藤病院は、民間病院として県内で初めて島根県地域医療拠点病院に指定されました。それは、地域医療を継続して提供することの責任を、改めて強く認識する機会となりました。そこで、事業運営を脅かす存在をリスクとして認識し、それらへ対処するために、さまざまなリスクへの対策マニュアルを一括した「仁寿会イエローファイル」の策定に着手しました。2005年に初版を発行したこの「仁寿会イエローファイル」は、インフルエンザやノロウイルスなどの院内感染対策や医療事故への対応、大規模災害時の対応マニュアル（地震・風水害・食中毒）などを盛り込んでおり、緊急事態発生時に、現場で「誰が、何を、どのように」行動するのかを「視える化」したものです。

しかし、その後2007年に国内でノロウイルスが流行した際、仁寿会でも一部のスタッフが感染し、夜勤体制の維持、医療用消費材料の確保など、事業の継続を脅かしかねない事態を経験することとなりました。この経験から、「仁寿会イエローファイル」だけでは地域を含めた社会的な課題に対するリスクの見積もりをはじめとするリスクマネジメントが不十分であることを思い知らされました（図1）。

図1　医療法人仁寿会（現社会医療法人仁寿会）におけるBCP策定の経緯

1995年	経営危機
	●事業の継続を強く意識
1999年	事業安定化
2003年	島根県地域医療拠点病院指定（県内民間病院初）
	●地域に対する責任を強く認識
2005年	㈶日本医療機能評価機構認定
	●さまざまなリスク対策マニュアル「仁寿会イエローファイル」を策定
	⇒　リスクへの備えを体系化
2007年	ノロウイルスの流行
	●当法人でも一部のスタッフが感染
	⇒　リスクが現実のものとなり、BCP策定への動機づけ
2009年	BCPへの展開
	●2009年4月、中小企業庁のBCP策定運用指針を参考に計画策定を開始
	●新型インフルエンザ流行に対応

より精度の高い「事業機能を維持し、あるいは機能停止・喪失状態を迅速に復旧させる」仕組みづくりこそが事業運営には必要です。そこで、外部セミナーに参加し、緊急事態に備える企業の危機管理の新手法で、災害復旧・事業復旧計画を効果的に漏れなく立案できるBCP（事業継続計画）を学び、早速、策定に取りかかりました。

　仁寿会が提供するサービスは、地域住民や入院患者、入所者等の健康の回復、維持ならびに増進を担っており、災害等の緊急事態発生時に、その事業機能が著しく低下した場合はそれらを早急に復旧させ、仁寿会としての社会的使命を全うし、責任を果たさなくてはなりません。また、事業主として、働く職員とその家族の生活を守る責任もあります。「果たすべき責任を果たすべき人々に対し果たすこと」がBCPの出発点になりました。

　BCPを策定することで、事業体の生命線である職員を守りつつ、事業を継続させることが可能となり、被害の局限化とともに緊急事態における法令の遵守、地域における社会的責任の遂行をより確実なものにすることを目指しました。

　実際には2009年4月、中小企業庁のBCP策定運用指針を参考に、「仁寿会BCP」を策定しました。その後、島根県が実施するBCP普及事業のもと、セコム山陰株式会社様の支援を受けて、2011年4月に第2版を発行しています（図2）。

　この第2版は、改めて明確にしたさまざまなリスクそれぞれ個別の計画ではなく、共通のモジュールからなる計画で対応でき、これまでに策定したマニュアルを無駄なく参照し活用できるように工夫し、①事業継続方針、②体制整備、③非常時対応計画、③事業継続計画、④事前準備計画の5つで構成されています（図3）。これは私たちにとって、省察しつつ成長するための1つのツールなのです。

1）BCPはトップダウンで策定を

　BCPの策定は、2009年5月、理事長をトップとするプロジェクトチームを発足させ、組織体制を明確にトップダウンで進めました。

　BCPは経営戦略といっても過言ではありません。さまざまなリスクの中からリスクを見積もり、事業機能の喪失による影響の範囲を想定したうえで、事業継続・復旧の優先順位をつけなければなりません。事業の中でも真に必要な中核事業を選別し、対応する方策を決定することは最高の経営判断の1つであるといえ、BCP策定においてはトップの強いリーダーシップとマネジメントが求められると考えました。

　BCPは単なる防災マニュアルなどの次元にとどま

図2　社会医療法人仁寿会事業継続計画

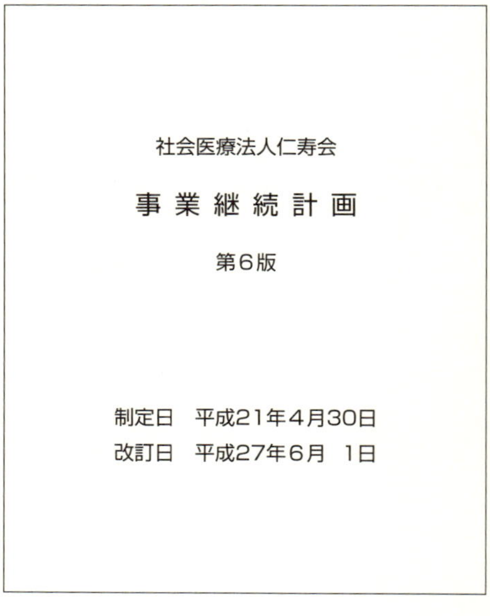

社会医療法人仁寿会

事　業　継　続　計　画

第6版

制定日　平成21年4月30日
改訂日　平成27年6月　1日

図3　社会医療法人仁寿会　事業継続計画の構成（目次）

社会医療法人仁寿会 事業継続計画
目次

1. 事業継続方針 …………………………… 1
2. 体制 ……………………………………… 4
   - 2.1 緊急対策本部組織系統図 ………… 4
   - 2.2 緊急対策本部組織表 ……………… 5
   - 2.3 緊急対策本部設置基準 …………… 5
   - 2.4 緊急対策本部設置場所 …………… 5
3. 非常時対応計画 ………………………… 6
   - 3.1 初期消火、避難、救助 …………… 6
   - 3.2 感染予防対策・感染拡大防止処置 … 6
   - 3.3 緊急時における内部連絡 ………… 6
   - 3.4 安否確認・動員 …………………… 7
   - 3.5 被害調査 …………………………… 8
   - 3.6 BCPの発動／解除基準 …………… 8
   - 3.7 代替拠点の開設 …………………… 9
   - 3.8 外部への情報発信・メディア対応 … 9
   - 3.9 被災者の受入について …………… 10
4. 事業継続計画 …………………………… 11
   - 4.1 仁寿会事務局 ……………………… 11
   - 4.2 加藤病院 …………………………… 12
   - 4.3 老人保健施設「仁寿苑」………… 13
   - 4.4 在宅療養支援センター …………… 14
   - 4.5 仁寿診療所そじき ………………… 14
5. 事前準備計画 …………………………… 15
   - 5.1 被害予防 …………………………… 15
   - 5.2 情報伝達体制の整備・維持 ……… 15
   - 5.3 業務継続体制（代替体制）の整備 … 15
   - 5.4 ライフライン・燃料の確保 ……… 16
   - 5.5 データ・情報システムのバックアップ … 17
   - 5.6 建物設備の定期点検 ……………… 17
   - 5.7 教育・訓練の実施 ………………… 18
   - 5.8 外部・施設利用者への事前告知 … 17
   - 5.9 その他の事前措置 ………………… 17
   - 5.10 資金計画 ………………………… 18

りません。このため、プロジェクトメンバーは限られた幹部職員に限定しました。もちろん、プロジェクトを実際に推進させる段階においては、仁寿会全体の組織横断的なタスクフォースが活躍しました。

　実際のBCPの策定にあたっては、上記策定・運用体制の確立後、BCPの策定・運用サイクルを定め、構造化された「緊急度と重要度のマトリックス」などのフレームワークを活用しました（図4）。

2）BCPは組織の課題解決力や現場力を鍛えるフレームワーク

　具体的には、当法人の事業を再定義したうえで、まず、リスクを明確にしました（図5）。

　対象は、地震、感染症、火災、風水害、落雷、IT事故、風評被害などを想定しました。リスクを具体的に想定し、事業への影響を評価してみると、中核事業への被害拡大の防止がいかに重要であるか、さらにそれらを担保するためにはリソースとしての人（ヒト）、資産（モノ）、財務（おカネ）の視点が欠かせないことが認識されます。

　並行して行うビジネスインパクト分析（Business Impact Analysis）では、組織における重要な中核事業やその内部プロセス、それに関連するリソースそのものを特定し、事業における脆弱性を把握します。そして脆弱性分析をもとに、事業機能の停滞や喪失をもたらすボトルネッ

図4　BCPの策定・運用サイクル

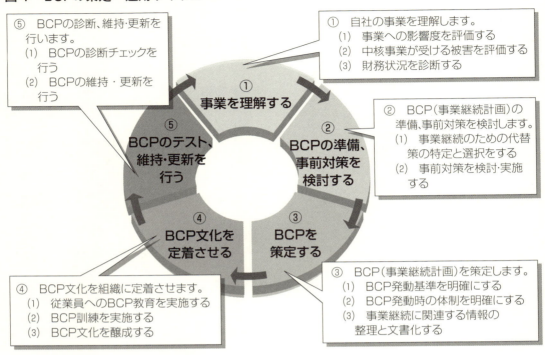

⑤　BCPの診断、維持・更新を行います。
　(1)　BCPの診断チェックを行う
　(2)　BCPの維持・更新を行う

①　自社の事業を理解します。
　(1)　事業への影響度を評価する
　(2)　中核事業が受ける被害を評価する
　(3)　財務状況を診断する

②　BCP(事業継続計画)の準備、事前対策を検討します。
　(1)　事業継続のための代替策の特定と選択をする
　(2)　事前対策を検討・実施する

④　BCP文化を組織に定着させます。
　(1)　従業員へのBCP教育を実施する
　(2)　BCP訓練を実施する
　(3)　BCP文化を醸成する

③　BCP(事業継続計画)を策定します。
　(1)　BCP発動基準を明確にする
　(2)　BCP発動時の体制を明確にする
　(3)　事業継続に関連する情報の整理と文書化する

図5　明確にしたリスクと被害想定

リスクの種類	リスクの規模概要	懸念される事業所	懸念される被害の種類	被害の概要および程度
地震	震度〇以上	全事業所	交通網の遮断、建物損壊、設備の破損	職員出勤不能、設備・機器の使用不能、物資納入不能
感染症	新型インフルエンザ、ノロウイルスなど	全事業所	職員・職員家族の感染、入院・入所者の感染	欠勤者の影響で事業停止、PPE等の物資不足
火災	危険物、可燃物、電気設備等の発火による出火	全事業所	建物の焼失および設備の破損	施設・設備・機器の使用不可
風水害	勢力の強い台風(雨、風)	全事業所	交通網の遮断、建物損壊、設備の破損	職員出勤不能、設備・機器の使用不能、物資納入不能
落雷	悪天候時に発生する落雷	全事業所	設備機器、サーバーの破損	設備が異常動作、情報の消失
IT事故	サーバーの破損、個人情報の流出	全事業所	サーバーダウン、コンピューターウイルスによる感染	患者・顧客データ消失や流出、ネットワーク使用不能による各アプリケーション(インターネットを介してのシステム)の使用不能
風評被害	事業妨害を目的とする風評	全事業所	患者・利用者数の減少、職員の離職	収入の減少、職員数の減少による診療体制維持不能

クの特定を行い、そのボトルネック自体の機能不全をいかに回避するか、という方策を導きます。

こうして緊急事態の発生時から基幹事業の再開までの復旧時間である目標復旧時間（Required Time Objective: RTO）を定めることが可能となります。このRTOの設定も、計画を計画で終わらせないための実効性あるBCPの特性の1つです。策定後は周知徹底、教育・訓練、点検・見直しのサイクルを回し続けることになります。

このように、BCPの策定とその運用は、組織活動を脅かす潜在的な有害危険性を認識し、事業に係るすべての多様なステークホルダーの利益と、組織の自律的なコアバリューを創造する活動を守るための課題解決力や現場力を構築し鍛えるフレームワークであり、包括的なマネジメントプロセスそのものであるといえます。

2. 社会医療法人仁寿会　事業継続計画の概要

1）事業継続基本方針の策定

①BCP策定・運用の目的

- 患者・施設利用者にとって
  生きがいを実現する医療、患者さん中心の医療、安全な医療、公正な医療を提供し続けるため
- 従業員にとって
  職員とその家族の生活と福利を守るため
- 法人にとって
  継続と変革を保証するため
- 地域にとって
  組織の役割を通じて社会的責任を全うし、地域社会の維持向上を図るため

②緊急事態発生時に事業継続を図るうえでのキーワード

- 倫理―医の倫理
  仁寿会倫理綱領に基づくこと、法令遵守
- 連携―近隣医療機関との連携・助け合い
  連携により医療機能を分担し合い、それぞれ固有の機能を維持すること
- 貢献―地域社会への貢献
  行政に協力し、行政との整合性に常に留意すること
- 活用―公的支援制度の活用
  さまざまな社会資源を活用するために、正確な情報を把握すること

2）目標復旧時間（RTO）および目標復旧レベル

中核事業のうち、法人施設内で提供できる事業についてはRTOを1時間と設定し、それ以外のところで提供するサービスは1日と設定しました。

3）体制整備

組織体制は法人事務局を中心として、担当業務別に責任者を配置しました。担当者がコミュニケーションオフィサーとして情報共有、伝達を遅滞なく正確に行えるようシンプルでフラットでありながら、バックアップを担保した構成としています。

4）非常時対応計画

非常時対応計画には、これまで培ってきた消防計画や大規模災害マニュアルの運用を盛り込み、これまでのマニュアルとの整合性を図っています。さらに安否確認開始基準、BCP発動／解除基準を明確にして、スタッフの集散を円滑に行えるようにしました。

5）事業継続計画

上記基本方針策定後、具体的にBCPを策定するうえで、中核事業を決定する必要があります。壊滅的な被害を受けた場合、枝葉末節の事業は後回しにし、中核となる事業に資源を集中投下し、事業を早期に立ち上げる必要があるからです。

中核事業を決定するにあたり、優先業務分析シート（**図6**）を活用して、自分たちの業務を確認し、業務に優先順位をつけ、優先業務を決定しました。

このシートを活用し、自らの業務を「視える化」することで、各業務を客観的にベンチマー

図6　優先業務分析シート

優先業務分析（中核事業の分析）

事業および部門	重要業務	業務内容	利益への影響	収益への影響	資金繰りへの影響	患者・利用者への影響	災害協定の履行	行政・社会的影響	その他(記載事項があれば記入)	優先順位

> 事業に影響する度合を3段階で入力すると分かりやすい
> 3：影響が大　2：まあまあ　1：余りない　0：全然ない
> （係数については各社で判断）
> 影響度の高い3評価については、その根拠をコメント欄に記入する。

クし、事業を継続させるための優先業務をみつけることができます。これを各部門別に行い、事業機能の維持または復旧を図り、それを法人事務局が全面的に支援する計画としました。

6）事前準備計画

　経営資源管理表に基づき、漏れなく事前に準備するべき経営資源の確認とその定常状態を把握しました。その点検・更新も、教育・訓練と連動させて行うこととしました。

3. BCP策定のポイント

1）BCPは危機管理計画であり、単なる災害復旧マニュアルではない

　BCPは、その事業体が緊急事態に直面したときに問われる事業運営のあり方への答えそのものです。社会において、組織の存在自体が一人ひとりの人と社会を変える存在となった現在、いついかなるときにも組織が果たすべき社会的責任を全うするために、準備しておかねばならない責任こそがBCPです。

　いかなるときにも、いかなる組織にも危機は必ず到来します。その危機の到来を予期し、備えておくことが事業運営者の責任です。危機の到来に対し、座して待つことは責任の放棄に当たると考えました。

　緊急事態の到来に対処すべき態勢の整った組織、士気の高い組織、とるべき態度と行動を選択できる組織、お互いに信じ合う組織をつくるために取り組む具体的な行動そのものが、BCPであると認識することが、策定の第1のポイントになると考えます。

2）BCPは組織が危機管理に取り組んできたその延長線上にある

　BCP策定以前から仁寿会では、「仁寿会イエローファイル」としてさまざまなリスクへの対策を策定してきました。また、定期的にリスクに対する対応を決定する「仁寿会リスクマネジメント会議」を開催しており、組織内における危機管理体制の構築に努めています。

　BCPはさまざまなリスク個別の対策によらず、共通のモジュールを活用して、同じ計画書で対応できるように策定しなければならないものであることから、これまでに策定したさまざまなマニュアルを参照できる様式の「リスク分析と非常時対応マニュアルワークシート」の策定を進めました（図7）。これが、策定の第2のポイントになります。

　仁寿会BCPでは「リスク分析と非常時対応マニュアルワークシート」で、各リスクが発生した場合の被害状況を事前に想定し、それに対応した対策マニュアルを参照します。この連動したワークシートを活用して見直し作業を行うことで、現在の対策マニュアルの有効性と脆弱さの双方を確認でき、「実効あるマニュアル」の維持と整備にも大きく貢献することになります。

図7　リスク分析と非常時対応マニュアルワークシート　　作成：H23.1.27

懸念されるリスク						リスク評価と被害想定						対応マニュアル
リスクの種類	リスクの規模概要	懸念される事業所	懸念される被害の種類	被害の概要および程度	優先順位	（人的資源）人的被害	（物的資源）物的被害・事業所内被害	（情報資源）システム被害・重要書類への影響	サービスおよび利用者への影響	ライフライン、インフラ被害	重要業務への影響	

3）デジタルとアナログの多元的コミュニケーションで計画策定を

　仁寿会は、病院・診療所・介護老人保健施設・在宅療養支援センターを有する医療介護複合事業体であり、20以上の専門職が働いています。そのため、事業継続を実現するには専門職連携がカギとなります。しかし、部門責任者を集めて十分に議論する時間を確保することは容易ではありません。第3の策定のポイントにコミュニケーションを挙げたのも、この理由からです。

　そこで、デジタルとしてのグループウエアでの情報共有と合わせ、平時からBCP担当者が各部門の会議に参加する、顔の見えるアナログのコミュニケーションを取り続けることで、職員の意識統一と内容の検討を進めることができました（図8）。

　仁寿会では業務における報告・連絡・相談を改善すべく、「報連相評価委員会」を2010年4月に立ち上げ、2011年4月に「報連相職員用ハンドブック」を制作し、全職員に配布しました。このハンドブックの周知徹底とともに、コミュニケーションにおけるデジタルのアナログ化と、アナログのデジタル化を含めた多元的なコミュニケーションの構造化と改善に取り組んでいるところです。

4）人を中心にした事業継続の考え方

　事業継続を推進するのは人です。リスクに対応するためには「意識（の向上）」、「知識（の向上）」、「（繰り返す）訓練」が重要と考えます。

　したがって、策定の第4のポイントは、自律的に行動できる人材の育成となります。そこで、平時からグループウエアを使った意識啓発や、さまざまな研修による職員の知識向上、さらにはシミュレーション訓練等を日常的・定期的に実施しています。

図8 BCP策定のポイント

~デジタルとアナログのコミュニケーションで計画策定を~

当法人は、病院・診療所・介護老人保健施設・在宅療養支援センターを有する医療・介護・保健・福祉複合事業体であり、20以上の専門職が働いている。
部門責任者を集めて十分に議論する時間を確保することは容易ではない

事業継続を実現するには専門職連携が「カギ」

デジタルとアナログのコミュニケーションで「情報共有」を目指す
情報共有の手段として
デジタル…法人内グループウエア「サイボウズ」の活用
アナログ…担当者が各部門会議に参加し、顔の見えるコミュニケーションを取る

職員の意識統一と内容の検討を進めることができた

4. BCPの効果

1) BCPは経営理念を具現化

仁寿会の経営理念（図9）の中に「医療・福祉活動の継続性」を掲げています。BCPはこの経営理念を具現化するものであり、BCPを策定することは、職員全体に経営理念を深く浸透させる機会にもなりました。

2) 職員の安心と安全を保障する方策

BCPの策定で、個々の職員の能力が掌握でき、有事の際の職員配置と担当業務を決める仕組みが検討され、「どこで、誰が、いつまでに、何をする」が明文化されました（図10）[2]。このことが、リスクへの対処を職員へ事前に示すこととなり、将来のリスク不安を軽減し、職員に安心して働いてもらうための取り組みになりました。

3) 省察しつつ成長していくための1つのツール

仁寿会では、BCPを「組織が省察（自らかえりみて考えること）しつつ成長していくためのツールの1つである」と考えています。

---

2) 図10
RTO…目標復旧時間（本文中既出なので説明せず）
IMP(Incident Management Plan)…インシデントマネジメント計画：業務が中断した際、初期の対応方法をまとめた計画文書。

図9　仁寿会の経営理念

> 1　私たちは、病める人、弱者のために限りなき愛情と責任をもって、最善を尽くします。
> 2　私たちは、たゆみなき研修と技術の向上に励むとともに、後進の教育に力を尽くします。
> 3　私たちは、より良い医療と福祉サービスを提供するため、住民の皆さんに愛され、親しまれるよう努力いたします。
> 4　私たちは、経営基盤を安定させ、医療・福祉活動の継続性を保持し、地域住民の信頼と期待に応えます。

図10　事業継続戦略検討シート

【6】IMP、BCP戦略一覧（事業継続戦略検討シート）
【　　　　　　　　　　　　　】　■：対策策定済み　□：未作成、今後作成予定

事業所	部署	職員	業務内容	RTO[2]	再開レベル	RTOを満たす方法	IMP[2]	BCP	事前対策

　継続して内容の見直しを行い「PDCAサイクル」を回し続け、課題を改善解決することで、法人全体の危機管理はもちろん、職員個々の課題解決能力向上にもつながりました。

5. 終わりに

　事業継続計画の策定は、事業体自らが事業体の人生を設計していくプロセスにほかなりません。仁寿会の成長は自らの責任であり、その成長は、仁寿会自身による省察により担保されるものであると考えます。BCPはその成長責任を全うさせるためのツールでもあり、社会的使命を果たしていくためのツールでもあります。

　今後も定期的に「PDCAサイクル」を回し続け、BCM（事業継続マネジメント）に取り組み、社会への責任を少しでも果たしていきたいと思っています。

【参考・引用文献またはウエブアドレス】

1）『事業継続計画策定ガイドライン』（企業における情報セキュリティガバナンスのあり方に関する研究会報告書・参考資料）：経済産業省（平成17年2月28日）
　http://www.meti.go.jp/policy/netsecurity/downloadfiles/BCPguide.pdf
2）Guide to Business Continuity Management: BSI (British Standards Institutions)
3）『中小企業BCP策定運用指針』：中小企業庁　http://www.chusho.meti.go.jp/bcp/index.html
4）『非営利組織の経営』：ドラッカー名著集4、P.F.ドラッカー著、上田惇生訳、ダイヤモンド社、2007年

参考資料1　仁寿会BCPの構成の変遷

1. 基本方針	様式02　BCPの基本方針
2. BCPの運用体制	様式03　BCPの策定・運用体制
	BCP運用体制表
3. 中核事業と復旧目標	様式06　中核事業に係る情報
	様式07　中核事業影響度評価フォーム
	様式08　事業継続に係る各種資源の代替の情報
4. 財務診断と事前対策計画	様式18　保険情報リスト
	様式09　事前対策のための投資計画
5. 緊急時におけるBCP発動	
(1)　発動フロー	発動フロー
	活動チェックと実施内容メモ書き
(2)　避難	様式10　避難計画シート
(3)　情報連絡	様式11　主要組織の連絡先
	様式12-1　従業員連絡先リスト【従業員一覧】
	様式12-2　従業員連絡先リスト【従業員個別用】
	様式12-3　従業員連絡先リスト【基本情報整理用】
	様式13　情報通信手段の情報
	様式14　電話／FAX番号シート【自社用】
	様式15　主要顧客情報
(4)　事業資源	様式16-1　中核事業に係るボトルネック資源
	様式16-2　中核事業に係るボトルネック資源
	様式16-3　中核事業に係るボトルネック資源
	様式17-1　中核事業に必要な供給品目情報
	様式17-2　主要供給者／業者情報【供給品目別】
	様式19　災害対応用具チェックリスト
(5)　地域貢献	様式20　地域貢献活動

改訂

1. 基本方針
2. 事業継続計画の対象とする業務の範囲
3. BCPの策定・運用体制
4. 懸念されるリスク
5. 緊急対策組織
6. BCPの発動および緊急対策本部の設置
7. 優先業務分析
8. 許容中断時間と目標復旧時間の算出
9. 優先業務の継続に必要な「重要な要素・資源」とボトルネックに対する対応策一覧
10. 運営資源管理表（ヒト：スキルマップ、制限事項）
11. 運営資源管理表（モノ：固定資産、リース資産等）
12. 運営資源管理表（情報）
13. 重要情報の保管場所およびバックアップ方法
14. 運営資源管理表（ライフライン）
15. 緊急時連絡先一覧（主要機関連絡網）
16. 被災時の行動指針
17. 初動活動期における対策組織
18. 緊急時対応手順
19. 安否確認手順
20. 安否確認・緊急時役割チェックシート
21. 避難誘導手順
22. 二次災害防止手順
23. 救出用機材
24. 備蓄品（応急メンバー用）
25. ボランティア斡旋団体
26. 資金調達
27. 緊急時対応カード
28. 訓練計画
29. 教育計画

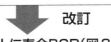
改訂

社会医療法人仁寿会BCP（図3）

参考資料2　緊急対策本部組織系統図

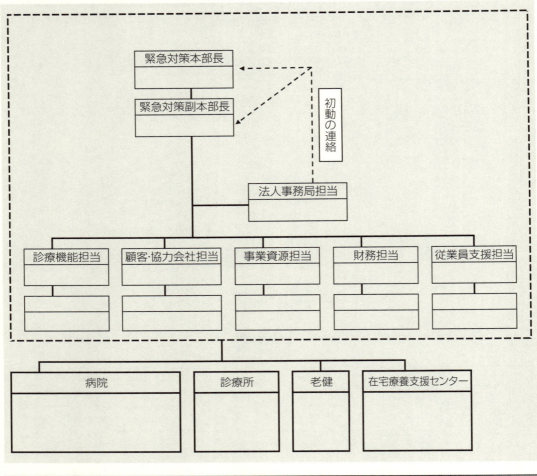

役　割　名	主要メンバー	役割の内容

第2章

BCP/BCMSの策定と実効性の担保
~さまざまなリスクに対し、適時見直しを~

(株)日立製作所 ひたちなか総合病院　院長　永井　庸次

> 事業継続計画（Business Continuity Plan：BCP）とは、大災害などに被災しても、事前にあらゆるリスクを想定して事業を継続できるようにするための対策計画である。医療界でBCPの理解が深まったのは、東日本大震災被災時と新型インフルエンザ等対策特別措置法（特措法）施行による病院のBCP策定義務からである。

1. BCP/BCMS策定　取り組みの経緯

　当院が経済産業省の「事業継続等の新たなマネジメントシステム規格とその活用による事業競争力強化モデル事業」に応募したのが2013年である。「グローバル企業を有する地域の新型インフルエンザパンデミックに対するBCMS官民協働構築モデル」として採用されたが、背景には2013年の新型インフルエンザ等対策特措法の施行も影響している。

　当院が位置する茨城県のひたちなか市が所属する二次医療圏は、人口10万人あたり医師数が全国でワースト6位、看護師数がワースト13位の医療過疎地域である。

　市内には日立製作所の工場が多数存在し、中国、東南アジアとの往来も多い。

　さらに、2011年の東日本大震災で被災し10日間の断水を経験したが、事前作成のBCPがあまり役立たなかったことなどが応募の動機であった。

　BCPではオーナーシップが重要である。

　社会的資源である医療は施設単独でBCPを作成しても、他の利害関係者との連携を考えない

病院概要
名　称　株式会社日立製作所 ひたちなか総合病院　　所在地　茨城県ひたちなか市石川町20番1
病床数　302床　　電話　029-354-5111　　HP　http://www.hitachi.co.jp/hospital/hitachinaka/index.html

と無意味である。地域を巻き込んだBCPを考え、各利害関係者間のBCPを比較検証し、まとめ、改訂していく仕組みはBCPにはない。

そこで、当院では質保証システムであるISO9001をすでに認証していたので、BCPのマネジメントシステムであるBCMS（BCP management system：ISO22301）を構築するほうが有効と考えた。

BCPを作成するだけではなく、地域のBCPとの連携を図り、実動訓練をPlanに組み入れ、地域全体でPDCAサイクルを回す仕組みの導入である。

2. 各種策定ガイドライン

インフルエンザパンデミックに関するBCPは多数公表されている。厚生労働省等から新型インフルエンザ等発生時の診療継続計画づくり、政府行動計画・ガイドラインを踏まえた「医療機関における新型インフルエンザ等対策立案のための手引き」、内閣官房から新型インフルエンザ等対策訓練・研修ツール、東京都からも開業医、拠点病院、保険薬局向けのもの等がある。

地震などの大規模災害と違い、インフルエンザパンデミック（図1）では影響の軽減、影響への対応、影響の管理とともに、事業の中断、阻害を短縮するという2方向で考える必要がある。建物等のライフラインの障害は少ないが、じわじわと影響が、それもヒトに出てくるという特徴がある。

図1　インフルエンザパンデミック

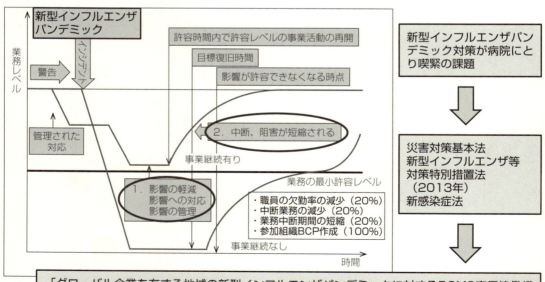

3. BCMS参加組織の概要

BCMSは当院を中心に、ひたちなか市、ひたちなか保健所、ひたちなか市医師会、ひたちなか薬剤師会、ひたちなか消防、地域の日立製作所の工場の連携で策定した。

当院には職員が約600人いるが、ISO22301（BCMS）の認証取得とサーバー管理等のIT活用、会場設定、演習計画立案等の支援を含め、全体統括を担った。

市は新型インフルエンザの感染・流行マップ作成、特定接種・住民接種計画を、保健所は帰国者・接触者外来設置、国内発生早期の感染症病床への患者入院措置、臨時医療施設設置を、医師会と薬剤師会は行政による臨時施設への支援体制、特定接種・住民接種支援体制、Fax処方手順の明確化等を検討した。

当院のBCMS構築の中で、参加組織のBCP立案支援や教育・訓練を行い、地域全体のBCMSを構築した。

4. BCPの内容

インフルエンザパンデミックにおいて、各医療機関の診療継続は診療ニーズの減少と診療リソースの維持に尽きる。まん延期では1～2カ月待機可能な診療は延期し、長期処方で慢性疾患患者を減少させ、地域との連携で急性疾患を可能な限り減らし、残りの余剰部分を新型インフルエンザ関連の診療にあて、出勤可能な職員数の減少により対応できなくなる診療業務の穴

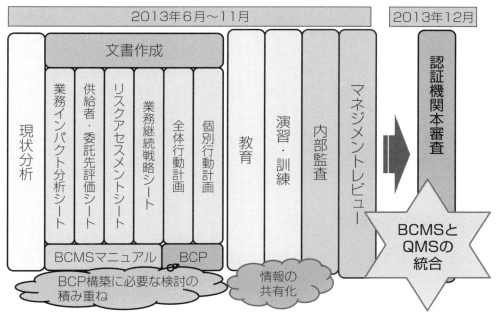

図2　ひたちなか総合病院によるISO22301（BCMS）の作成・認証取得実施スケジュール

埋めをする。

　当院のBCMS作成・認証取得スケジュール（**図2**）は、現状分析、業務インパクト分析、リスクアセスメント、全体・個別行動計画等の文書作成、教育、演習・訓練、内部監査、マネジメントレビューと続く。

　新型インフルエンザ事業継続の事前対策は、①体制整備、②各種マニュアル整備（院内感染対策マニュアル等）、③教育・演習（取り扱い事項の院内周知）、④特定接種登録、⑤医療資器材等の整備（サージカルマスク等）、⑥連絡網の整備、⑦患者と面会者等の安全確保と広報である。

　実際には、①外来対応、②入院診療体制（初期は対応病棟陰圧室・搬送経路の決定、感染拡大期は入院制限、重症患者中心、退院・転院の促進等）、③職員の健康管理（健康管理報告、発症者・濃厚接触者の自宅待機取り扱い決定等）を行う。

5. BCP策定とPDCAサイクル

　BCP策定時に組織間の整合を取るためPDCAサイクルを回す。
　計画（P）は各組織の既存BCP、規定、行動指針を持ち寄り被害想定を共有、優先業務を明確化し、文書作成、教育・演習計画を策定する。
　実行（D）は机上演習（整合性、妥当性、情報の流れなど全体的に検証・確認）と実動演習（実際の行動による妥当性の確認）であり、チェック（C）は内部監査、マネジメントレビューする。
　その後、実効性のある新BCPに改善（A）する。BCP作成に約40時間、合同研修は4回（1回約4時間、各参加人員30人）、実動訓練は5時間、参加人員80人であった。

6. 実動訓練

　実動演習では組織ごとの詳細シナリオの作成が重要である。当院では、机上でのシナリオ確認を3回行った後、訓練フェーズとして新型インフルエンザ海外発生期とし、訓練内容は政府対策本部における基本的対処方針の決定後、ひたちなか市内における新型インフルエンザ国内第1号患者発生を想定し、疑い患者搬送、診断、病院の受け入れ等の訓練を行った。

7. BCMSの利点と課題

　表1にBCP策定、BCMS取得、地域各組織間の連携強化の利点を記した。
　業務インパクト分析で重要業務の洗い出しと優先順位づけができることは利点である。しかし、各部門内と異なり、部門間・各組織間での壁は相当高かったが、保健所が何を考え、何を

表1　取り組みによるメリット

対象	BCP策定	ISO22301取得	地域各組織間の連携強化
地域住民	・リスク発生時の適切な医療サービス受容	・リスク発生時のアップデートの適切な医療サービス受容の継続	・リスク発生時の迅速・適切で効率的・効果的な医療サービス受容
参加組織	・各組織のBCPに対する考え方の相違を理解 ・成果物のレベル合わせ ・協力体制の明確化 ・「新型インフルエンザ等対策特別措置法」への対応負荷の軽減 ・事前準備による対応業務量および対応経費の削減	・マネジメントシステム取得組織がPDCAサイクルを回すこと（日常管理、予行演習）による各参加組織BCPの検証・妥当性確認と継続的改善 ・各参加組織所属機関のBCP作成の動機づけ	・正しい情報をより早く取得できる体制と情報の一元化 ・気軽に相談できる関係の構築と円滑な協働実践 ・外部参加機関間の役割分担・責任権限の明確化
自組織	・重要業務の明確化 ・多職種協働作業による一体感（職員間の役割分担・責任権限の明確化） ・リスクに対する考え方の変化（最悪シナリオの想定、医療におけるリスク想定の事前計画化）	・BCMSマニュアルの作成 ・ISO9001との統合（リスク管理を含めた質管理の継続的改善：QMSとBCMSの統合） ・演習を含めたKYT、FMEAによる未然予防処置の常態化（事故予防、軽減化） ・地域基幹病院としての信頼性向上（市民等）	・新しい情報の取得と情報一元化 ・地域合同訓練の実現による職員への啓蒙

※KYT：危険予知トレーニング
　FMEA（Failure Mode and Effects Analysis）：故障モード影響解析

要求しているか、市役所はどの情報を欲しているか、保険薬局は、医師会は、などと数回の合同会議で話し合ううちに互いの顔が見えるようになった。

なお、インフルエンザパンデミック時の重症患者の治療方針は、生命維持資源の配分の決定等を各病院、各地域でどうするのか、市民にこの決定をどう伝達するか、多様な市民のニーズにどう応えるか等、優先順位づけの決定には課題も多い。

職員には教育・カード配布でBCP記載事項を周知したが、教育への出席率の低値（特に医師）は課題である。

リスクアセスメントでは経営資源に関するリスクを評価できたが、責任者や担当者の代理体制が不十分、安否確認システムが不徹底など、逆に課題も多かった。しかし、シミュレーション演習によるBCPの実効性検証と見直しは有意義であり、単につくっただけのBCPでは使いものにならず、繰り返し演習することで使える、使いやすいBCPに改訂していくことが重要である。

8. BCMS認証

2013年12月に、当院は国内病院として初のISO22301（BCMS）の認証を得た。

状況の変化を踏まえた柔軟な事業継続計画を策定し、演習によりBCPの周知・見直しを図り、内部監査をし、課題を吟味・見直しするというPDCAサイクルをとおし、参加組織のBCPの内

容と有効性を検証・担保できたことは、当院と地域にとって有意義であった。
　特に、演習に各参加組織のトップが参加したことは、各組織のBCP構築のほか、地域のリスクに対するレジリエンスな組織構築を可能にした。

9. 地域連携ネットの構築

　東日本大震災時には電子カルテが使用不能になり、以前の薬剤処方内容も分からなくなる状況が見受けられた。大地震などの大規模災害時にクラウドサービスを活用した医療情報ネットワークの構築は大変有効である。
　当院は2014年9月、保険薬局との薬薬連携プロジェクト「ひたちなか健康ITネットワーク」を導入した。当院から内服薬や注射薬、検体検査情報などの無機質データを保険薬局等へ情報提供するという一方向のデータ提供であるが、現在双方向の情報交換である茨城県医師会主導の「いばらき安心ネット」にも加入予定である。

10. 地震等の大規模災害対策

　当院の地震発生時の登院基準は以下のとおりである。
1）震度6弱以上の場合は原則として職員は登院する。ただし、出社判断基準による出勤不可能な者を除く。
2）震度5強でかつ、院長が災害対策本部の設置を決定した場合、災害対策本部員は登院する。その他の職員については、各科責任者が指示する。各科当直（勤務）者は、各科責任者へ連絡を取り、情報を伝えるとともに非常呼集者の範囲などについての指示を受ける。
3）電話による連絡が不可能な場合、事務長および総務係主任は、原則、自主登院とする（各科においては事前に呼集用の名簿（連絡網）を作成しておく。病院から4km内の職員呼集名簿については、別に作成する。施設設備・給食・清掃等の業務委託をしている関連職員も、可能な限り招集依頼となっている）。
　ほかに資料として、当院の地震発生時の被害状況分析（図3）と業務インパクト分析シート（図4）を作成している。

11. 水害に対するBCP

　2015年9月10日、関東東北豪雨により鬼怒川が氾濫し、茨城県常総市一帯は未曾有の大水害を被った。この水害により2病院9診療所と看護学校が被災した。病院では停電、電話不通、エレベーター使用不可になり、人力担架による患者移送からボートやヘリコプター搬送する必

要があった。

　茨城県医師会は各医師会と衛星電話連絡可能になっていたが、接続できたのは25医師会のうち6医師会であった。避難患者受け入れ先病院の選定や、逆に医師らの受け入れ（JMAT、DMAT、JRAT、DPAT）が急務であったが、県下で医師会、看護協会、薬剤師会、歯科医師会の4師会連携体制が構築されていたので、比較的円滑に推移した。

　現場の方々からのあとからの意見を以下にまとめる。
・水害対策では道路、河川、医療情報など、地元の事情に詳しい災害医療コーディネーターが必要である
・派遣チームも異動などがあるため、チーム別引き継ぎノート、巡回や要支援リストに基づく家庭訪問用の避難所別アセスメントシート、災害時標準診療録などが有用である
・地元の医療チームへの引き継ぎや健康相談、医薬品管理などの情報共有、コミュニケーションが重要であり、これらのことを徹底することで食中毒、集団感染症、災害関連死の発生阻止が可能になる

12. BCMSとISO9001の統合マネジメント

　質保証管理システムとしてのISO9001と事業継続計画管理システムとしてのISO22301は同じISO基準であるが、その体裁は異なっていた。2013年に公表されたISO22301は、基準項目に則った章立てでリスク管理の考えを組み込んであったが、今回ISO9001が2015年9月に改訂され、その章立て等も基準項目に沿ったものになり、双方の規約を統合マネジメントとして受審することが可能になり、審査時間、経費の節約になると思われる。

　医療は複雑であり、絶えずリスクに備える必要がある。リスク管理の観点から、外的な要因に対してはISO22301を、内的な要因に対してはISO9001に基づいて組織、手順等を見直すことが重要と思われる。

13. 終わりに

　ISO9001の2015年改訂版では、トップはリスクに基づく考え方に対する認識を促進し、サービスの適合に影響を与え得るリスクと機会を決定して取り組むことが要求され、リスクと機会を天秤にかけて、リスクを分析し、優先順位をつける必要がある。

　受け入れられるものは何か、受け入れられないものは何か、どうすればリスクを回避、除去、緩和できるか。このようなリスク管理の考え方で、皆さま方の病院を見直していただければ幸いである。

図3　地震用BCPの地

経営資源		▼地震発生（震度6弱）	▼発生二〜三日後
人	状況	・自宅における職員とその家族の被災 ・当院における患者と職員の被災 ・自宅の職員およびその家族は安全が確認できるまで自宅近くの避難所で待機 ・当院内の患者および職員は安全が確認できるまで病院棟内で待機	・緊急要員が当院の救急センターで救急診療を継続　病棟においては最低限の入院診療を継続
人	対応	・（なか病）対策本部の設置 ・当院内被災者（入院・外来患者、職員）の手当て（必要時） ・職員とその家族の安否確認を開始 ・二次災害の防止対応（進入区域制限） ・原則、職員は登院。ただし、出社判定基準による出社不可能者は除く ・事業再開（当面は救急診療）についての検討開始	・患者および勤務中の職員に非常食の提供 ・当院内に寝具を確保 ・職員とその家族の安否の把握 ・職員の通勤手段の確保（乗合バス手配他） ・事業再開（通常診療）についての検討開始
インフラ	状況	（電気）・停電（自家発電起動） （水道）・浄水場の破損により水道停止（3日間の備蓄） （電話）・一般電話回線や携帯電話の輻輳 　　　　・災害時優先電話で発信 　　　　・構内専用回線は使用可 　　　　・衛星電話での通話 （インターネット）・自家発電起動で使用可 （鉄道）・JR常磐線の不通 （道路）・常磐道全区間不通、路線バス運休 　　　　・橋梁の通行止 　　　　・市内各所の国道・県道・市道通行止め	（電気）・復旧済み （水道）・浄水場の破損により上水道停止 　　　　（3日間の備蓄） （電話）・通常の通信状態に戻る （インターネット）・通常の状態に戻る （鉄道）・JR常磐線の不通 （道路）・【ガソリン供給不足の状態】 　　　　・自家用車による通勤が困難になりつつある 　　　　・常磐道全区間不通（緊急車両のみ通行可） 　　　　・路線バス運休 　　　　・橋梁は徐行運転で通行可 　　　　・市内各所の国道・県道・市道通行止め
インフラ	対応	・携帯ワンセグTV、TV、ラジオによる地震情報の入手 ・衛星携帯電話により本社リスク対策部門との通信手段確保 ・被害状況の入手	・給水車による水運搬 ・TV、ラジオによる震災情報の入手 ・メールで本社リスク対策部門と連絡 ・被害状況の入手
建屋	状況	・既存建物損傷は小破 【病院棟】エキスパンション部破損 【管理棟】エキスパンション部破損、壁面亀裂 【総合健診センター】壁面亀裂、ガラス破損、パーテーション傾斜、照明落下 【C棟】壁面亀裂、建屋結合部天井落下、パーテーション傾斜 【訪問看護棟】壁面亀裂、パーテーション傾斜 【保育園】壁面亀裂、パーテーション傾斜 【カルテ庫】壁面亀裂	【病院棟】エキスパンション部破損 【管理棟】エキスパンション部破損、壁面亀裂 【総合健診センター】壁面亀裂、ガラス破損、パーテーション傾斜、照明落下 【C棟】壁面亀裂、建屋結合部天井落下、パーテーション傾斜 【訪問看護棟】壁面亀裂、パーテーション傾斜 【保育園】壁面亀裂、パーテーション傾斜 【カルテ庫】壁面亀裂 状況に応じて立入禁止
建屋	対応	・全建物の目視による安全点検実施 ・被害状況の把握	・技術専門家による全建物の目視による安全点検実施 ・被害状況の把握 ・各部門の執務場所の清掃開始
建屋付帯設備	状況	・エレベータ自動停止（病院棟）（管理棟） ・免震棟以外建屋の物品棚、事務用品、書類など散乱 ・異常なし（火災報知器、スプリンクラー、アウトレット、自家発電機、電話交換機）	・エレベータ復旧済み
建屋付帯設備	対応	・エレベータ使用禁止 ・被害状況の把握	・エレベータは業者による安全点検実施 ・執務場所の清掃、整理 ・被害状況の把握
敷地内環境	状況	・患者および職員駐車場に亀裂	・患者および職員駐車場に亀裂
敷地内環境	対応	・敷地内を警備員が目視で安全点検実施	・技術専門家による目視による安全点検実施 ・危険箇所にコーンを置いて注意喚起
医療機器	状況	・転倒や破損の発生はなし ・一部の機器で電源が遮断	—
医療機器	対応	・被害状況の把握 ・安全確認	・余震による被害状況の把握 ・消耗品の手配
検査機器（X線・検査）	状況	・転倒により一部破損あり ・停電のため機器の使用不可	
検査機器（X線・検査）	対応	・自家発電の起動による必要な機器の稼働（一部のみ） ・被害状況の把握	・被害状況の把握 ・電力復旧後、職員による検査機器の動作確認

震発生時被害状況

▼一週間後	▼二週間後	▼一カ月後	▼三カ月後
・出社している職員で救急診療および入院診療を継続（出社率70％）	・通常診療を実施	—	—
・職員の70％が出社 ・事業再開（通常診療）の目途について職員へ周知	・職員の90％が出社	・職員の100％が出社	・通常の状態に戻る
（水道）・浄水場の破損により上水道停止（3日間の備蓄） （鉄道）・JR常磐線の不通 （道路）【ガソリン供給不足】 　・自家用車による通勤が困難 　・常磐道全区間不通（緊急車両のみ通行可） 　・路線バス臨時便で運行 　・橋梁の徐行運転で通行可 　・市内各所の国道・県道・市道通行止め	（水道）・復旧済み （鉄道）・JR常磐線の不通 （道路）【ガソリン供給不足】 　・自家用車による通勤が困難 　・常磐道全区間不通（緊急車両のみ通行可） 　・路線バス臨時便で運行 　・橋梁の徐行運転で通行可 　・市内各所の国道・県道・市道通行止め	（鉄道）・JR常磐線の不通 （道路）【ガソリン供給安定】 　・自家用車による通勤が可能 　・路線バス運行開始	（鉄道）・JR常磐線の運行再開
・給水車による水運搬 ・通常の通信体制により対応	—	—	—
—	・補修工事の開始と計画策定	—	—
・清掃、整理	・自前でできる範囲で応急処置の開始 ・建物補修工事の開始と計画策定	—	—
・エレベータ復旧済み	・補修工事の開始と計画策定	—	—
・自前でできる範囲で応急処置の開始 ・執務場所の清掃、整理	・建物付帯設備の補修工事の計画策定	—	—
—	—	—	—
・危険箇所にコーンを置いて注意喚起 ・自前でできる範囲で応急処置の開始	・補修工事の開始と計画策定	—	—
—	—	—	—
・余震による被害状況の把握 ・消耗品の手配 ・一部設備の使用不可継続	・一部設備の使用不可継続	・一部設備の使用不可継続	・通常の状態に戻る
・メーカーによる検査機器の動作確認 ・メーカーによる機器の補修	・メーカーによる機器補修	・メーカーによる機器補修	・通常の状態に戻る

事例・BCP

図4　地震用BCPの業務

No	部門	業務分類	業務名（業務の概要）	継続区分 ○：重要 or社会 △：優先 ×：基本	脅威分類	法的又は組織が同意する要求の有無
1	医務局	救急診療	救急患者の診療	○	地震	無
2	医務局	入院診療	入院患者の診療	○	地震	無
3	医務局	外来診療	外来患者の診療	△	地震	無
4	医務局	手術業務	手術業務	○	地震	無
5	看護局	病棟業務	入院患者の看護	○	地震	無
6	看護局	外来業務	外来患者の看護	△	地震	無
7	看護局	手術業務	手術患者の看護	○	地震	無
8	看護局	救急業務	救急患者の看護	○	地震	無
9	看護局	病棟指示	病棟における指示業務全般	△	地震	無
10	薬務局	入院調剤	入院患者の調剤・服薬指導	○	地震	無
11	薬務局	外来調剤	調剤（外来患者の調剤・服薬指導）	△	地震	無
12	薬務局	緊急調剤	調剤（緊急患者の調剤・服薬指導）	○	地震	無
13	薬務局	製剤（至急）	製剤（入院患者の製剤）	○	地震	無
14	薬務局	製剤（通常）	製剤（外来患者の製剤）	△	地震	無
15	検査	緊急検査	緊急検査	○	地震	無
16	検査	検体検査	検体検査	○	地震	無
17	検査	生理機能検査	生理機能検査	△	地震	無
18	放射線	撮影関係	X線撮影、ポータブル撮影	○	地震	無
19	放射線	診断、治療	CT、MR、超音波、放射線治療、カテーテル	○	地震	無
20	放射線	その他	その他の撮影、検査	△	地震	無
21	在宅	訪問看護	在宅患者の訪問看護	○	地震	無
22	在宅	訪問診療	在宅患者の訪問診療	○	地震	無
23	在宅	居宅介護支援	在宅患者の介護保険の利用の支援	△	地震	無
24	在宅	相談業務	入院患者の相談・退院支援等	○	地震	無
25	ME	機器管理業務	不具合・トラブル対応、修理	○	地震	無
26	ME	機器管理業務	始業点検、終業点検	○	地震	無
27	ME	機器管理業務	定期点検	△	地震	無
28	ME	機器管理業務	在宅用機器管理	○	地震	無
29	ME	臨床業務（優先）	維持透析	○	地震	無
29	ME	臨床業務（優先）	特殊血液浄化	○	地震	無
30	ME	臨床業務（通常）	検査、外来フォロー	△	地震	無
31	ME	物品管理	部品、消耗品管理	△	地震	無

インパクト分析シート

	中断（または事象の発生）によって生じる影響の時系列変化																					
即時		0.5日		1日		3日		5日		1週間		2週間		1カ月		2カ月		3カ月	
影響度	許容水準(%)	影響度	許容水準(%)	影響度	許容水準(%)	影響度	許容水準(%)	影響度	許容水準(%)	影響度	許容水準(%)	影響度	許容水準(%)	影響度	許容水準(%)	影響度	許容水準(%)	影響度	許容水準(%)
3	100																		
2	60	3	100																
1	20	1	20	1	30	2	60	2	80	3	100								
1	20	1	20	1	30	2	60	2	80	3	100								
1	20	2	40	2	60	2	60	2	80	3	100								
1	20	1	20	1	20	2	50	2	60	3	100								
1	20	1	20	1	20	2	50	2	60	3	100								
3	100																		
1	20	2	40	2	60	3	100												
1	20	2	60	3	100														
		1	20	1	40	2	60	2	80	3	100								
2	60	3	100																
2	60	3	100																
		1	20	1	20	2	60	2	60	3	100								
3	100																		
2	20	2	20	2	20	2	20	2	20	3	100								
2	20	2	20	2	20	2	20	2	20	3	100								
3	30	3	30	3	30	3	60	3	60	3	100								
2	20	2	20	2	20	2	20	2	20	2	50	2	50	3	100				
				1	20	1	20	2	40	2	40	3	100						
1	10	2	30	2	50	3	70	3	90	3	100								
1	10	1	10	1	20	2	50	2	60	3	80	3	100						
1	10	1	10	1	20	2	50	2	60	3	80	3	100						
1	20	1	40	2	60	3	80	3	100										
				2	60	3	100												
				3	100														
										1	20	2	40	2	60	3	100		
2	60	3	100																
		1	20	3	100														
		1	20	3	100														
								2	40	3	100								
		1	20	1	40	3	100												

(参考)　作成したBCMSマニュアルの目次

1．総則
　1.1　定義と目的
　1.2　適用範囲
　1.3　許容される除外要求事項
　1.4　遵守徹底
　1.5　制定と改訂
　1.6　組織改編等に伴う基準改訂の経過処置
2．引用規格
3．用語および定義
　3.1　ISO22301：2012で定義されている用語
4．組織の状況
　4.1　組織とその状況の理解
　4.2　利害関係者のニーズおよび期待の理解
　4.3　事業継続マネジメントシステムの適用範囲の決定
　4.4　事業継続マネジメントシステム
5．リーダーシップ
　5.1　リーダーシップおよびコミットメント
　5.2　経営者のコミットメント
　5.3　方針
　5.4　組織の役割、責任および権限
6．計画
　6.1　リスクおよび機会に対応するための処置
　6.2　事業継続目的および達成計画
7．支援
　7.1　資源
　7.2　力量
　7.3　認識
　7.4　コミュニケーション
　7.5　文書化した情報
8．運用
　8.1　運用の計画および管理
　8.2　業務インパクト分析およびリスクアセスメント
　8.3　業務継続戦略
　8.4　事業継続手順の確立および導入
　8.5　演習および試験の実施
9．パフォーマンス評価
　9.1　監視、測定、分析および評価
　9.2　内部監査
　9.3　マネジメントレビュー
10．改善
　10.1　不適合および是正処置
　10.2　継続的改善

第2章

BCP策定とプロジェクトチームの発足

社会福祉法人聖隷福祉事業団　総合病院聖隷浜松病院　経営企画室
室長　冨元　有史

> BCPとはBusiness Continuity Plan（事業継続計画）の略で、災害などのリスクが発生したときに重要な業務を維持し、事業を継続させるための計画のことです。医療機関においては地震などの大規模災害が発生した際に、医業を停止させず速やかに被災者への医療提供が行えなければなりません。病院におけるBCP策定は社会的責任という意味で、非常に重要であると言えます。

1. BCP策定の背景

　当院は静岡県浜松市にあり、このエリアを含む東海地方は東海地震発生の可能性が極めて高く、最近では東海地震と連動して発生するとされている南海トラフ大地震も予測されることから、病院における災害リスク管理が課題となっていました。医療機関にはさまざまなリスクが存在していますが、外部要因（自然環境要因）の1つとして、天災（地震・台風・津波・火災等）による直接被害、そのことに起因するライフラインの機能停止があります。

　大規模災害が発生すれば、医療機関は自院の入院患者に限らず、広範囲からの医療ニーズに

病院概要

名　称	社会福祉法人聖隷福祉事業団　総合病院聖隷浜松病院	所在地	静岡県浜松市中区住吉2-12-12
病床数	一般病床750床（うちICU12床、救命救急病棟18床、NICU21床）		
救急車受入台数	6,591台（2015年度実績）	常勤職員	2,024人（2016年4月）

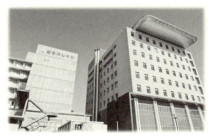
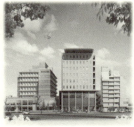
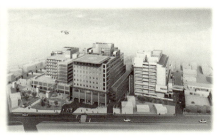

対応することが求められます。そのため、医療機関の防災対応能力を向上させ、応援が来るまでの期間は自力で医療提供機能を維持し、その期待に応えなければなりません。従来の防災対策は災害発生時の避難と安全確保に重点が置かれており、BCPという視点での備えが十分であるとはいえませんでした。そこで、2012年からBCPの策定に向けて病院として取り組むことになりました。

2. BCP策定プロジェクトの発足

　防災に関しては、防災委員会という委員会組織にて対策を立て活動していましたが、BCPを策定するにあたり、新たにプロジェクトチームを発足させました。経営的リスク管理の視点から経営企画室、近隣施設との連携に関して地域医療連携室、診療材料や物資の供給に関して資材課からメンバーを選出し、防災委員会のコアメンバーに加えてチームを編成しました（**図表1**）。

　防災では施設管理を担う部門が主となり対策を検討することが多いと思いますが、BCP策定においては、経営的・人的などのあらゆるリスクを想定したうえでの対策を検討しますので、経営企画室や総務課など複数の職場を統括できるような部門がプロジェクトの事務局を務めるとよいと思います。当院では経営企画室が事務局機能を担いました。プロジェクトメンバーで2週間に1回程度のペースで検討会を開催し、約半年をかけてBCP策定に取り組みました。

3. BCP策定の手順

　プロジェクトチームでは、次の手順でBCP策定に向けた検討を行いました。

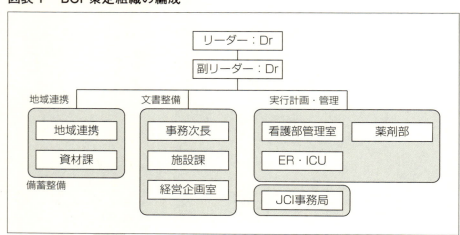

図表1　BCP策定組織の編成

1）現状のリスク分析

　BCP策定に先立ち、当院のリスク分析を行いました。前述のとおり、当院は東海地震および南海トラフ大地震の被害想定エリア内に位置しており、かねてから地震防災に対する意識は高く、その対策も講じてきました。

　しかし、リスクは地震だけではありません。台風、洪水、大規模事故やテロなどの発生の可能性はさまざまあり、あらゆるリスク要因が存在します。対策が必要であるか否かを判断するためには、それらのリスク要因に対して当院の脆弱性を定量的に評価する必要がありました。

　そこで当院ではFEMA（連邦緊急事態管理庁：Federal Emergency Management Agency of the United States）の脆弱性分析シートのテンプレート（図表2）を使用し、リスクに対する脆弱性を数値化して評価しました。

　評価の方法は、要因を大きく地理的・人的・物理的・歴史的の4つに分類し、それぞれにおけるあらゆるリスク要因を列挙します。列挙されたリスクに対して発生の可能性、それが与える影響の大きさ、対応するために必要な内的・外的資源の有無についてそれぞれ数値評価し、それらをあらかじめ決められた計算方式により計算し、総合ポイントを算出します。当院では当初の想定どおり、地震リスクが最も高い結果となりましたが、それに次いで台風などの悪天候によるリスクも高いことが分かりました。

　脆弱性の数値が高く評価されたリスク要因に共通していたことは、「電力停止」や「ライフラインの断絶」を伴う可能性が高いという点でした。特に、電力は最も重要なインフラの1つであり、「電力停止」が長時間続いた場合、いかに医業を継続するかが大きな課題となりました。これらの分析をもとに当時の防災計画を見直し、主要インフラ停止を前提として実行性の高い行動計画を立てることになりました。

図表2　危険脆弱性分析チャート

要因	緊急の例	確率	人体への影響	建物への影響	業務への影響	内部資源 外部資源	合計
		高い5↔1低い	高い5↔1低い			不足5↔1充実	
歴史	地震 台風 悪天候 危険物質の流出 津波 交通事故 火災 竜巻 テロ（爆発） 治安悪化 公共施設の停止						

引用元：FEMA（米国連邦緊急事態管理庁）

2）具体的な被害想定

　リスク分析において、最も脆弱性評価数値が高かった地震災害から具体的被害想定について検討を行いました。地震を被害想定の対象とした理由としては、建築設備やインフラ、ライフラインへの影響が大きく、その他の自然災害などにおいても汎用性が高く、さまざまなリスクパターンに応用が利くものと考えられたからです。

　被害想定では、建物など物理的被害に加え、人的被害についても具体的数字で想定を立てました。人的被害については県などの行政から発表されている情報に加え、当院の立地や他の医療機関の規模や役割などを参考に数値化しました。

　被害想定においては、緻密さや精度を追求しても限界があります。それよりも重要なことは、想定する被害の大きさにより対策が異なる場合に、その対策から逆算して被害想定を立てることだと思います。被害に対して講じる対策が変わらないのであれば、被害想定を緻密に立ててもあまり意味を成さないということです。被害想定に対する対策が異なり、その対策について周知がなされているということが何より重要であると考え、当院では被災レベルを1～3の3段階に区分しました。数字が大きいほど被災の度合いが大きく、多くの業務に影響が出ることを意味します。

　被災レベル区分については影響の高い主要インフラの稼働状況をもとに、災害対策本部長が決定することと定めました（**図表3、4**）。

　被災レベルを明確にすることで、災害発生時に職員が、指示を待たずにただちに適切な行動をとることが可能になります。職員一人ひとりがそれを理解していることが重要であるため、被災レベル区分はできるだけシンプルで分かりやすいものになるよう配慮しました。

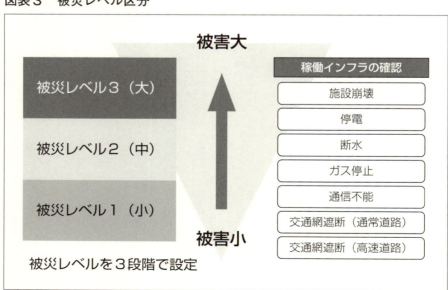

図表3　被災レベル区分

図表4　インフラ被害状況表

	状況				被害状況詳細	持続時間(施設課にて確認し本部へ報告)	「赤」の場合の復旧時間目安（想定）	
電　気	完全停止	非常用電源のみ	瞬間停電	通常		（　）日	2日後	※全域完全復旧は7日後
水	完全断水	受水槽内のみ	一部断水	通常		（　）日	5日後（給水車等）	※市水配管復旧は45日後
医療ガス	完全停止	一部停止	通常（ローリー納入停止）	通常		（　）日	5日後（医ガスローリー）	
燃焼用ガス	完全停止	中央停止	一部停止	通常		（　）日	3日後	※供給
電　話			通信不能	通常			3日後	※完全復旧は14日後
院内放送			使用不可	通常			2日後	

上記インフラ被害を考慮し、災害対策本部長が被災レベルを決定する

↓

| 被災レベル | 3 | 2 | 1 | 平時 | |

3）事前対策・行動計画の策定

　まず取り組んだのが、臨時災害対策本部の設置手順と情報連携体制の見直しでした。災害発生が平日の昼間であれば、職員招集や対策本部の設置は容易ですが、夜間や休日だとそうはいきません。当時の防災計画には緊急連絡網による職員参集がありましたが、電話やE-mailなどの通信インフラが災害直後に使用可能であるとは限りませんので、職員各自が災害の大きさにより自主的に参集できるような基準を定めました。臨時災害対策本部の設置については在院している日当直の担当医師を臨時本部長と定め、設置手順の周知を図りました。

　発生直後の病棟・各職場での初動については防災マニュアルとしてすでに整備されていたため、それをベースにBCPに組み入れました。

　その次に検討したのが主要インフラ停止への対策です。BCPを策定するうえで、この点が最も重要なのではないかと思います。電力、ガス、水道、通信の4つの主要インフラをできるだけ停止させないよう準備と対策を進めるとともに、停止した際の行動計画策定の必要がありました。とりわけ院内業務における電力への依存度は極めて高いと言えます。例えば、エレベーターが停止すれば患者の搬送や食事の供給において多くの人員が必要となり、通常業務に大きな影響が発生します。また、夏や冬に空調機器が停止すれば、命にかかわる状況になりかねません。そういった点からも、電力停止のリスクが最小となるよう事前対策を講じる必要があります。当院では瞬間停電時に自動的に切り替わる非常用発電機に加え、常用発電機を保有しており、これらを活用した電力維持体制の整備を行いました。

　主要インフラや建物については、リスク対策に莫大な費用がかかるため、すべての対策を実

施することは難しいのではないかと思います。リスクの大きさとそれにかかわる費用を明確にし、優先順位をつけておくことが大切なのではないでしょうか。

事前対策を整理した後は、災害発生後の行動計画の策定に取り掛かりました。各インフラ停止時には限られた資源を優先業務に効率的に投下しなければならないため、優先度の低い業務には制限をかけていくことになります。

災害時の状況をすべて想定し、計画を立てることは不可能ですので、対策をいくつかのパターンとしてあらかじめ整理しておき、アセスメントシートから収集された情報により複数の対策パターンから選択できるようにしておくことがよいと考え、そのためのアセスメントシートを作成しました。

災害医療体制については、患者受け入れの流れを図で整理し、役割分担を明確にしました。医療体制においてはそれぞれのエリアごとに必要な人員を職種別にあらかじめ決めておき、状況に応じて、柔軟に対応できるよう考慮しました（**図表5、6**）。

このような検討を重ね、2012年9月に聖隷浜松病院BCP第1版を策定しました。より実効性の高い行動計画が策定できたことに加え、当院が抱えるリスクとそのリスクに対する脆弱性を定量的に評価できたことは大きな成果であったと考えています。脆弱性分析については毎年1回評価を行い、必要に応じて更新を行うことになっています。

図表5　受け入れ患者の流れ

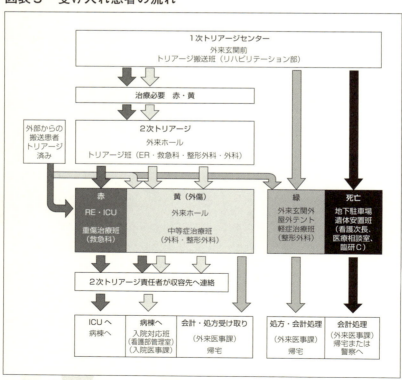

図表6　入院が必要な傷病者の流れ

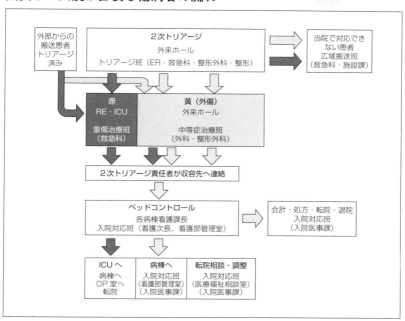

4. 今後の課題

　BCP第1版では、事前対策と災害発生から1週間程度の事業継続を目標に行動計画を整理しました。職員一人ひとりがよく理解し、行動できるようにするためには継続的な教育・訓練が不可欠です。そういった活動を今後もしっかりと行っていきたいと考えています。

　また、災害による被害が大きくインフラ復旧に長期間を要する場合には、自院や周辺地域との連携だけで持ちこたえることができないため、広域連携体制の構築が必要となってきます。他の医療機関との協力関係の構築、サプライチェーンとの連携をより強化することで、当院が被災した場合だけでなく、連携協力病院が被災した際にはその事業継続に協力し、医療を必要とする方々に安定して医療提供が行える体制をつくりたいと考えています。

2 いざというときに生かせる"災害対策"

◆的確な意思決定のために、事前に何を知っておくべきか
　　　　　　　　　　　特定医療法人谷田会　谷田病院／94

◆対応策は、普段の備えしかない
　　　　　　　　　　　医療法人社団慈恵会　新須磨病院／102

◆今、事務ができる防災　～新しい視点からの避難誘導～
　　　　　　　　　　　医療法人社団健育会　竹川病院／112

◆災害体験から得た教訓は、迅速なリーダーの意思決定
　人も機械も限界があること
　　　　　　　　　　　医療法人生愛会　附属介護老人保健施設
　　　　　　　　　　　生愛会ナーシングケアセンター／121

◆利用者の「安全確保」で手一杯の状況下、
　予想もしていなかった事態に
　　　　　　　　　　　社会福祉法人東松島福祉会　特別養護老人ホーム
　　　　　　　　　　　やもと赤井の里／130

第2章

熊本地震から得られた教訓
的確な意思決定のために、事前に何を知っておくべきか

特定医療法人谷田会　谷田病院　事務部長　**藤井　将志**

　谷田病院のある甲佐町は、熊本市内から車で約40分のところに位置する。1回目の大きな揺れがあった「益城町」は2つ隣の町で、当院職員の数人はそこから通勤している。当院の機能は急性期ではなく、ポストアキュートの患者さんを受け入れる、地域医療を提供する99床の小規模病院である。
　大地震が発生すると、短時間で目まぐるしく環境が変化するため、病院管理者には次々と意思決定が求められる。本稿では事前に知っておけば、より的確に意思決定ができただろうと反省する点を中心にまとめる。

1. 病院管理者の初期対応チェック項目

　まず、地震発生直後に限定してお伝えする。大規模な地震が発生した直後は、とにかく大混乱が起こっている。この時点で災害マニュアルを開いて対応を検討する、などと悠長なことをやっている時間はない。すぐに取り出せて、確認事項に漏れがないかのチェックリストくらいしか使えないだろう。そもそも、それ自体も見る余裕がないかもしれない。以下は、チェックリストなどに盛り込まれているか、確認してもらいたい点である。

1）患者さん・職員の身の安全の確認

　まず最も先に求められることである。地震は病院管理者や病棟師長のいる時間に発生するとは限らないので、院内にいる限られた職員で漏れなく確認することが求められる。熊本地震の

病院概要

名　称	特定医療法人谷田会　谷田病院	所在地	熊本県上益城郡甲佐町岩下123
病床数	99床（地域包括ケア39床、医療療養32床、介護療養28床）	電話	096-234-1248
ＨＰ	http://www.yatsuda-kai.jp/		

場合、大きな揺れが2回とも夜間に発生した。何かの下敷きになっている、エレベーター等に閉じ込められている、生命にかかわる医療機器が動かない、などが想定される。

当院では、患者さんも職員も含めて生死にかかわるような状況ではなかった。夜間帯であり、ベッド上にいる患者さんがほとんどであったことが幸いした。もし、地震が日勤帯や院内のあらゆる場所に患者さんや職員が点在している場合は、確認に時間がかかったと思われる。また、昼間に発生した場合は、厨房をはじめとする火元の確認も求められる。

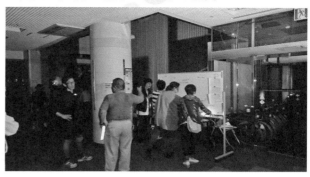
地震発生直後、暗闇で対応する職員

当院には手術室や透析室などの設備はないが、手術や透析などを実施していれば継続できない可能性も高い。もし、そのような患者さんがいる場合は自院で対処する、他院に救急搬送する、といった判断が必要になる。実際に、熊本地震ではいくつかの病院で、地震後すぐに患者搬送を実施した病院もある。搬送の意思決定をした場合には、搬送手段や搬送先の確保、患者情報のとりまとめ等、短時間で決めなければならない。

2）患者さん・職員の屋外避難の判断

熊本地震ではいくつかの病院が倒壊の恐れがあり、患者さんを避難させている。屋外避難は患者さんのストレスも、職員の労力も多大である。事前に建物の耐震（崩壊）基準を建築会社に確認しておくこと、避難する際は避難先を決めておくことが求められる。当院ではこの基準がなく、心配だからという理由で2回目の大きな揺れの際に、1階フロアに患者さんを移送した。その後、この判断基準は根拠のないものだったことが分かり、反省している。

当院の本館は築20年になるが、後日、建物崩壊の可能性について建築会社にアドバイスをもらったところ、外壁のタイルが数枚ではなくまとまって剥がれ、内側のコンクリートが崩れ出したら危険性が高くなる、と教わった。実際には本震で外壁のタイルは2～3枚剥がれた程度で済んでおり、患者さんを移送したことへの反省につながる。また、その後続いた余震のたびに、建物をチェックして崩壊の危険性がないかを調べるようにした。こうした目安は建物によって異なるので、それぞれの医療機関で確認することをお勧めする。

なお、避難が必要となった場合の避難先は、地震の場合は開けた屋外、津波や洪水の場合は建物の上層階へと避難場所も変わるため、ケースごとに避難先を決めておきたい。

3）ライフライン稼働状況の把握

「電気、通信、上水道、下水道、ガス」。この5つが使用できるかどうかで、その後の対応は大きく異なる。特に、地震発生直後は電気が使用できるか、通信手段があるかどうかが重要である。電気は自家発電機があるから安心している医療機関もあるだろうが、それが機能しないことも想定しておいたほうがいい。大型発電機の場合、1階に設置されていれば津波や洪水で使えなくなるケースや、定期点検をしていても実際に稼働しなかったというケースもある。電気が通らないと医療機器が使えなくなり、電子カルテなどのシステム周りも機能しなくなる。カルテ情報が閲覧できないうえ、生命にかかわる医療機器が作動しない場合の対処法を考えておきたい。発電機が機能した場合はその燃料がどのくらいもつのか、継続的な燃料供給方法の確保が求められる。

地震発生直後の外部との連絡は、固定電話や携帯電話は使えないと思っておくことだ。LINE、Twitter、Facebookなどインターネットを介した音声通話、メッセージ機能は使える可能性が高い。これらのサービスは職員のプライベートな付き合いでつながっているだけの組織がほとんどであろうが、緊急時対応として公式に集めておくことも検討したい（**写真1**）。また、こうした連絡網を使って、何について情報共有するかという判断も求められる。

数時間が経過すると、問題になってくるのが上水道、下水道、ガスである。これらが寸断されていると、その後に発生する問題も変わってくる。水道は貯水槽から一定期間、供給されるところが多いと思うが、断水環境で貯水槽の残り水を使うのか、水道が通っているなかで使うのかで水の使い方の優先順位が変わってくる。また、透析や手術など水を必要とする処置や食事の提供をどうするか、といった判断も早々に求められる。復旧のめどが立たない場合は、患者さんを他院へ搬送するなどが必要となってくる。

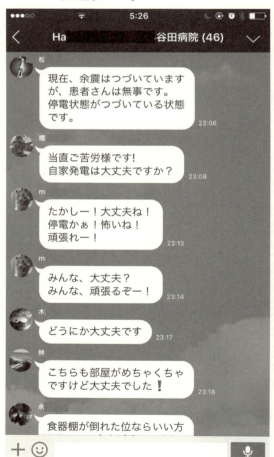

写真1 地震発生直後に自主的につくられたLINEグループ

写真2　地震発生後の情報まとめのホワイトボード

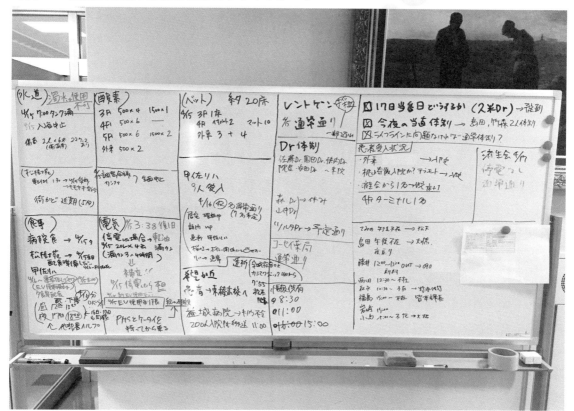

4）災害対策本部の設置

　災害対策本部と重々しい組織名はともかく、前記のような情報を一括して取りまとめる"場所"と"意思決定の体制"をつくる必要がある。当院ではホワイトボードに次々と情報が追加されていく、くらいしかできなかった（**写真2**）。できればその場に意思決定権者がおり、全体像を把握することが求められる。しかし、必ずしも管理者がその場にいるわけではないので、いる人材が集まり、こうしようと意思決定する場面も求められる。重要なのは、制限された環境下で下した意思決定について、後から振り返って責任追及をしないことである。

　筆者の経験では、地震発生直後は時系列で次々に情報を記入し、情報が一定程度集まってきたら、先述のような項目ごと、部署ごとに情報を整理していくことがいいのではないかと思う。情報に漏れが発生すると、次に発生する問題が予測できず、意思決定にミスが生じる。どんな情報を取りまとめるか、項目を災害マニュアルなどに盛り込んでおくといいだろう。

2. 職員の勤務の取り扱い

　少し状況が落ち着いてからのことであるが、地震に限らず自然災害などで勤務が難しい状況

において、職員の勤務の取り扱いをどうするかを考えたい。熊本県では本年4月の地震の前に、2015年8月に台風が直撃した。九州北部に台風が直撃したのは9年ぶりで、想定外の出来事であった。さらに2016年1月には大雪を観測し、当院のある甲佐町でも数十センチも積もった。積雪もここ数年、見られなかった記録的な大雪だった。台風、大雪、地震と、自然災害が理由で出勤が難しいことが立て続けに起こったのである。

　台風のときは午後から天候が回復したので、午前中に出勤した人は勤務扱いとし、出勤できなかった人は年休（有給休暇）もしくは公休（シフト休）で処理する、とした。このとき、始業に間に合うように朝早く出てきた人、出勤ができなくなる可能性があるので前日から宿泊した人に対して配慮が足りないのではないか、という意見が挙がった。そもそもこの基準にしたのは、少しでも勤務しようと職場に向かった人は休み扱いにはしない、という気持ちからだが、対象にならなかった人たちの不満へとつながった。

　そこで、次の大雪となった際に設けた基準が、前泊の人に3,000円の手当を支給し、出勤が遅れた人は遅刻扱いもしくは年休で処理をする。ただし、公共の交通機関を利用して遅延証明書がある場合は遅刻を免除する、とした。前回の反省で、頑張って始業時間に間に合った人たちとの差をつけることを考慮した結果である。さらに、タクシーで来た人にはタクシー代を支給した。ところが、そのときも反対意見があった。当日に休みの連絡をしたが勤務が回らないという所属長の依頼で来たのに遅刻扱いになった、雪で泊まった人は特に業務はしておらず帰れなかっただけではないか、タクシー代は支給するのにチェーン代は出ないのか、などである。

　こうしたシコリを残した対応を2度経験し、迎えたのが3度目の熊本地震時の対応である。今回は余震と本震があった日と翌日の合計3日間については非常時とし、その3日間休んだ人は年休や公休を消化しなくてもよいとした。さらに、駆けつけて特別に対応してくれた人には、時間外手当もしくはフレックスとして別日に時間休暇を取れるようにし、特別手当として1日2,000円を支給することにした。

　また、所属長の指示でタクシーなどを利用した場合は、その費用も病院負担とした。ここでの不満は、休んだ人には特別休暇が与えられたのに、駆けつけた人は来た分の時間外給与とわずかな手当しかもらえない、震災直後の夜中に来た人はさらに特別扱いすべきではないか、という意見である。やむを得ず、同時間帯に対応した人には丸1日の特別休暇、もしくは特別手当の選択制にした。それでも通常の勤務シフトが入っていた人は震災直後なのに通常どおり出勤しており、何もメリット（休暇付与や特別手当）がない、それなら次回は休む人が増えるのではないか、ということである。

　結果として、3回の機会があって、3回ともシコリを残してしまった。難しいのは、①来られなかった人への配慮と、②来てくれた人への配慮が比較されてしまうことである。①の対応をすることで、通常どおりの人が不平等を感じてしまう。逆に、特別休暇や特別手当など何も対応をしなければ、こうした心境の揺れは生じないのである。実は、今回の対応については、

東日本大震災時にどう対応したのか、現地の先輩事務長に聞いていた。特別な対応をしたところと、全くしていないところがある、とのこと。その病院では"特にしなかった"ようである。対応し始めるとキリがない、との判断だろう。この3回の経験を踏まえて、今後は当院でも規定以上のことはしない、という方針に切り替える予定である。

3. かかわった人全員にお見舞金

職員へのお見舞金についても触れておく。地震で家屋が半壊もしくは全壊したり、そこまでいかなくても家財道具が使えなくなったりと、なんらかの想定外の出費に見舞われた職員が大半である。今回、当院では職員250人全員に定額1万円のお見舞金を出すこととした。職種や通常の給与にかかわらず、全員定額である。これは、勤務取り扱いによる失敗があったため、個別判断をしないこととしたのだ。

なお、委託職員については、お見舞金ではなくギフト券を提供した。委託職員といえども、出勤してもらわなければ病院の機能を維持できなかったことに変わりはない。本来であれば、よりまとまったお見舞金が出せるといいのだが、病院としても被災による修繕費用などで今期の見通しが不透明なこともあり、この程度が財務的にぎりぎりであった。

4. 雇用を継続するかの判断

当院では震災2カ月後のある程度落ち着いてきた頃に、再度全職員の状況を調査している。その頃には住宅の改修めどが立つなど、震災直後に比べると状況が安定してきた職員がほとんどであった。しかし、残念ながら被災が原因で遠方に引っ越したり、メンタル的に仕事が続けられないなどの理由で、継続的に勤務が難しい職員4人が退職することとなった。一緒に危機を乗り越えた仲間なので非常に残念なことであるが、やむを得ないケースであった。

被災により診療規模を縮小している医療機関も多いため、欠員を補充するための職員確保は容易だと思っていたが、これも予想外に難しい状況であった。ハローワークに状況を聞いてみると、被災による解雇や一時的な休職については雇用保険

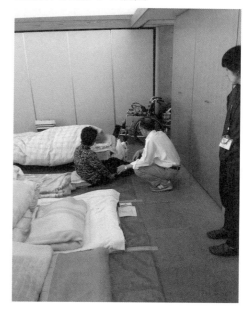

避難所を回診する院長

から補助があり、月収の6～8割程度が補償されるようである。これも永遠に続くわけではないが、被災後の心理的な状況や家屋の改修などを優先し、転職活動を積極的に始める人は少ないという。そのため、田舎の小規模病院の採用難は、いつもと変わらず課題である。

　この雇用者への補助金については、当院は幸いにも事業が継続できたので該当しないが、一時的に収益が激減する事業者にとっては選択肢の1つとなる。休業中に職員に月収をある程度支払う場合、その一部を補助金から支援してもらう制度がある。このため、熊本県下の被災した医療機関でも、即解雇をしたところと、雇用を維持したところに分かれる。管理者としては非常にセンシティブで難しい決断であり、一概にどちらが正しいのかは言えない。もう少し時間が経ってみないと正確に振り返れないが、補助金があるといっても全額ではないので、ある程度の資金的な余裕があり、事業再開が数カ月でめどが立つのであれば休職による継続雇用が望ましいが、時間がかかるようであれば余裕資金との相談といったところではないか。

5. 施設設備の改修に関する対応

　雇用に次いで課題となるのが、事業継続のための意思決定である。熊本地震においては大きな被害に遭ったところでも、法人全体で廃業という医療機関は今のところ発生しておらず、入院機能を停止しながらも外来のみ再開するなど、何らかの形で事業を継続している。こうした事業者も、被災した施設設備を改修するためにはかなりの費用がかかる。この場合についても、いくつかの選択肢があることが分かった。

1）完全に自己調達資金で対応する

　自由度は高いが資金力がないと難しく、借り入れたとしても、計画外の負債が増えることとなる。ただし、独立行政法人福祉医療機構から特別な融資を受けることが可能であり、熊本地震の場合は建築資金や機械購入資金、長期運転資金が、当初3年間は無利子で7.2億円まで借りられる。

2）地震保険で対応する

　毎月の掛け金がかなり高額になるため、熊本県医療法人協会の会員病院で加入しているところは少ない。当院はたまたま加入していたが、どこまで補償されるのか、結果は分かっていない。これまで十数年掛けてきた保険金と、何十年に一度しかない大地震時にいくら補償されるかによっては費用対効果が明らかになるだろう。なお、審査に必要な書類としては、①被災状況の写真、②修理業者の見積書、が要求される。

3）公的な補助金を活用する

　厚生労働省と中小企業庁の２つの補助金の可能性がある。どちらも最終的には国庫負担のため二重に得ることはできないが、当院では両方に応募している。

　厚労省の補助金は「熊本地震に係る医療施設等災害復旧費補助金」で補助率は通常２分の１であり、救急や災害などの政策医療に関しては補助率が高くなる。

　中小企業庁の補助金は「熊本県中小企業等グループ施設等復旧整備補助事業」で、医療法人の場合300人未満の法人であれば補助率は３分の２である。ただし、１法人だけでは申請できず、複数の事業者が共同して復旧に向けて協力するという計画の立案と実行が求められる。どちらの補助金も公的な資金を利用するため、罹災証明書や納税証明書、被災状況の写真、複数業者の見積書、事業計画などの膨大な資料が要求される。さらに、審査を経て、ようやく結果が分かるようだ。現段階では各種資料をそろえて提出が完了したところであり、実際に補助金が得られるかは分からない。

　先述の雇用に関する助成金も必要資料があり、資料作成にそれなりの労力を要する。普段から補助金の対応をしていないところは、あわてふためくほどの作業量である。しかし、こうした補助金が得られるかどうかで経営状況は大きく変わるので、積極的に対応していきたい。

6. 終わりに

　当院が熊本地震で経験したことをまとめた。どれも失敗談のようなもので、事前に知っていれば、より的確な対応ができたという反省点ばかりである。過去の大地震においても同じような経験をした医療関係者は多いはずだが、私自身不勉強で分からないことばかりで、何を見たらその情報が得られるのか、今も手探り状態が続いている。

　医療機関の管理者が突如大地震に襲われて、さっと目をとおすだけで、今後発生する問題がシミュレーションできるようにまとめたつもりである。筆者の失敗が次に生かされることを期待したい。

第2章

対応策は、普段の備えしかない

医療法人社団慈恵会　新須磨病院　理事長・院長　澤田　勝寛

　1995年1月17日午前5時46分、突然大きな地響きとともに、大地震が神戸を襲った。マグニチュード7.3の淡路島北部の直下型地震。死者6,433人、負傷者4.3万人、倒損壊家屋25万棟以上という、戦後最大の大災害となった。多くの市民がさまざまな被害をこうむった。子どもや親や肉親を失った悲しみ、住み慣れた家が倒壊もしくは焼失したつらさ、長期間の避難所生活の苦しみ、それこそ筆舌に尽くしがたい苦難があった。折に触れては、家族や職員とも地震の話をするが、その回数もめっきり少なくなった。当院の被害は甚大でその復興には心血を注いできたが、そのときのつらさや苦しみはほとんど忘れてしまっていた。

　そして、2011年3月11日午後2時46分、東北地方三陸沖に、マグニチュード9.0という阪神・淡路大震災の150倍という衝撃力を持った大地震が発生した。大地震は、4階建てのビルをものみ尽くす大津波を引き起こし、多くの人命とともにリアス式海岸の町や村を根こそぎ奪い去った。さらには、福島第一原発に甚大な損傷をもたらし、レベル7という放射能汚染が広がり、いまだ収束されていない。

　東日本大震災と命名された大震災は、広域性、死者数、日本経済への影響、放射能汚染など、阪神・淡路大震災とは比較にならないほどの大きな被害をもたらしている。

　さらに2016年4月、熊本を大地震が襲った。

　個々の被災者や被災病院の状況は、共通する部分がかなりある。1995年に当院が受けた被害とその対応を振り返りつつ、被害対策について考えてみた。

病院概要

- 名　称　医療法人社団慈恵会　新須磨病院
- 所在地　兵庫県神戸市須磨区衣掛町3-1-14
- 病床数　147床（7対1入院基本料）
- 電　話　078-735-0001
- H P　http://www.jikeikai-group.or.jp/shinsuma/

1. 阪神・淡路大震災当日の様子

　1995年1月17日の朝、倒壊した家々の間を縫うようにたどり着いた病院は、天井からポタポタと落ちる水の音が異様に響く奇妙な静寂に包まれていた。照明の消えた薄暗い病棟で、夜勤看護師の冷静さと、院内に負傷者はいないという報告が救いであった。医療器具は散乱し、壁には大きな亀裂が入り、廊下のあちらこちらに水溜りができ、自動販売機が廊下に横たわっていた。棚は倒れ、点滴ビンは砕け散り、薬やカルテも散乱していた。

　やがて停電の中、多数の負傷者が運び込まれてきた。家屋の下敷きになり、すでに息絶えている人。ピアノの下敷きになり圧死の状態で運び込まれたわが娘にすがりつく母親。息を吹き返さない妻の胸をいつまでも押し続ける初老の男性。顔中血まみれになりながら母親を抱きながら運び込む若い男性。

　うめき声、号泣、悲鳴が交錯する阿鼻叫喚の世界。まさに地獄。誰もが必死だった。泣きながら負傷者の手当てをする若い看護師もいた。人手もない。電気も水もない。器械も使えない。薬も足りない。無力感を覚えつつ、とにかく1人でも多くの人を救わなければならない。医療に携わる者としての使命感のみで、みんなが懸命に働き続けた。

2. 外傷の種類

　外傷として切創、打撲、骨折、四肢の挫滅、胸部外傷、腹部外傷、頭部外傷、熱傷などがある。
　この中で、四肢の挫滅によるクラッシュ症候群が注目された。クラッシュ症候群は、瓦礫などの下敷きになり、四肢が長時間にわたり圧迫を受けたときに起こる。圧迫が解除されると、筋組織から出た壊死物質が血中に流れ込み、急性腎不全や高カリウム血症を発症する。腎不全が進行し、早期の血液透析が必要となった。震災後しばらくしてから、これがクラッシュ症候群であると知ったが、当時はこの病態を論じる人は少なかった。

3. トリアージ

　病院に最初に来るのは自分で歩ける軽症の人である。軽度の打撲や切創でも、出血や腫れがあれば不安である。この時点では、多数の死傷者が出ていることなど知る由もない。病院が機能不全に陥っていることも誰も知らない。とにかく治療を求め、負傷者が病院に集まってくる。それから徐々に重傷者が運び込まれてくる。板に乗せられて運び込まれた人もいる。顔に土がこびり付き、口に泥が入り、息をしていない人もいた。
　病院機能が損なわれ、治療スタッフも治療器材も限られた中で、重症と軽症が混在した多くの被災者を診察し治療することは難しい。トリアージが求められる。

優先順位をつけて重傷者から治療を行う必要がある。明らかに死亡が確認された人に対しては、蘇生は行わない。打撲や切傷程度の軽傷の治療は後回しにする。

震災後、トリアージタッグが配布された。黒は死亡。赤は重症で治療を最優先。黄色は要治療だが時間的余裕がある。緑は治療不要。脳内出血、血胸や血腹などは救急処置を行わなければ命にかかわるので赤のタッグとなる。

4. 裏切られた思い込み

神戸には地震は起こらない、日本の高速道路は倒れない、安全と水はただ、ガス・電気・水道はあって当たり前、電話も交通網も整備されている、食事は1日3度、毎日お風呂、と思い込んでいたことが、見事に裏切られた。

地震後に公表された活断層マップをみて、神戸に地震が起こらないというのは、単なる無知に過ぎなかったことが分かった。活断層とは葉っぱの筋のようなものであり、その上に乗っているか否かで、被害の程度が大きく異なる。当院のある須磨南地区は、倒壊家屋が多く被害は甚大であったが、わずか1kmほど北に上がると被害は軽微であり、地震後しばらくするとファミリーレストランが開店していた。神戸市の被災地を鳥瞰すると、モザイク状に被害地域と非被害地域が混在しており、活断層の有無が被害の程度に大きな影響を与えていたことが分かる。

前年、アメリカのノースリッジで起こった地震のときに、日本の建築専門家が「日本では考えられませんね」と言っていたことを今でも覚えている。人のことをいえた義理ではないが、何ごとに対しても、明日は我が身と心すべきであるとの教訓であろう。

東日本大震災の被災地、東北地方三陸海岸は昔から津波による被害があったので、堤防の強化や高台への避難という意識は高かった。しかし今回の津波は、堤防を破壊し、家も車ものみ込みながら押し寄せた。地震の規模も津波の高さも想定を超えた大きなものであり、準備していた避難場所でも難を逃れることができなかった人たちがたくさんいたようだ。

5. ライフライン

日本では、電気・ガス・水道は、誰でも・いつでも・どこでも・いくらでも、使えて当たり前であった。地震ではこれらがすべて使えなくなった。照明のみならず、電化製品はすべて使用できない。こたつも電子レンジもポットも使えない。テレビも見られず、懐中電灯が頼りの生活では、夜は眠るしかなかった。

ガスは最も回復が遅れた。ガスは漏れると引火爆発する。一般家庭はガス風呂が多い。毎日の風呂は望むべくもない。もっとも、水がないので風呂も沸かせない。飲料水はペットボトルで用が足りる。しばらくするとコンビニで入手可能となった。問題は生活用水である。特に水

洗トイレの水に困った。避難所では穴を掘り、用を済ませたあとは、土をかけて処理をした。

　病院はもっと切実である。特に生活用水は職員と患者の分が必要である。透析にも大量の水がいる。貯水槽にはわずかな水しか流れ込まない。行政と自衛隊の給水が命運を決める。雨乞いならぬ、水乞い（行政への交渉）を粘り強く行った。

　通信に関しては、携帯電話は今ほど普及しておらず、中継基地も壊れ、ほとんど使い物にならなかった。インターネットもマニアだけの道具だった。ほとんどが電話でのやり取り。県の無線基地も大きな被害を受け、ほとんど役に立たなかった。交通網も寸断され、交通規制の遅れた道路には、身動きができないほどの車がひしめいていた。自転車と徒歩だけが確実な移動手段であった。

　東日本大震災でも同様であり、被災地がはるかに広域であるため、ライフライン復旧への道のりは遠かった。携帯電話やインターネットは普及しているが、基地局の損壊、停電の影響で、被災地ではあまり役に立たなかった。

　電力会社が推進した「オール電化」もその脆弱性が露呈し、企業と同様に「選択と集中」の欠点が如実となった。オール電化ではなく「ハイブリッド」、選択と集中ではなく「選択と分散」といったリスクヘッジが求められる。

6. 病院が備えるべきこと

1）建造物や設備の備え

　新築するなら免震構造がベストである。既存建物の補強は、難工事の覚悟が必要だ。ライフラインで最も困難を極めたのは、生活用水の確保である。特に、水洗トイレは大量の水を使用する。透析も同様である。水道管が各所で破損したので、貯水池から遠い当院では、中間取水と漏水により水が枯渇した。院内の貯水槽への給水もままならず、高架水槽を必要としない4階建ての外来棟へは水が届かなかった。受水槽の位置が給水車より高くなると、自然落下での給水は困難である。給水車から水の供給を円滑に受けるためには、大きな受水槽を、給水車停止位置より下に設置することが重要であることも初めて知った。

　電気については自家発電装置があるが、使用するすべての電力を自家発電でまかなえる病院はそれほど多くない。また、備蓄燃料の量は限られており、短時間稼働したあと、間もなく停止した病院があった。可及的大規模な自家電源設備を整える必要があるが、人工呼吸器や血液透析器をバッテリー付きの機種にするだけでも緊急避難にはなる。

　ガスはわずかな漏出でも大事故につながるため、最も復旧が遅れた。空調のランニングコストは電気に比べガスは安いので、当院ではガスによる空調システムを導入していた。そのため、暖房が長期にわたって使用できなかった。動力源を電気とガスの2つの異なるシステムとすれば、病院全体が完全にシステムダウンすることはなくなる。

「安定した供給」、「発熱が軽微で環境に優しい」、「火災の危険性が少ない」ことをウリにして、電力会社は「オール電化」を推進してきた。今回の原発事故により、動力源を電気のみに頼る「オール電化」の弱点が浮き彫りとなった。

2）組織体としての備え

　震災で「平時のリーダーは必ずしも有事の指揮官ならず」ということが分かった。非常事態が続くと、震え上がり落ち込んでしまう人、極端にハイテンションになり周りをかき回す人、黙々と仕事をこなす人など、人はさまざまであることが分かる。そのような環境下で、リーダーは「ノブレス・オブリージュ」が求められる。平時の「アフターユー」ではなく、有事には「フォローミー」でリーダーシップを発揮しなければならない。

　被害個所の復旧や負傷者の搬送など、日常業務以外になすべきことは山積する。組織を横断して、そのような業務を遂行する特別班を編成することは有用である。マニュアルとして組織図が描かれていても、いざ災害が発生すると、誰が出勤できるかもしれず、平時の組織図は無意味となる。

　患者と職員の安全確保を最優先とし、組織としては体制の復旧に全力を注ぐことが必要だ。病院の機能を保つために、ライフラインの確保とその安定供給が急務となる。そのためには電力会社、水道局、ガス会社、NTTと粘り強い交渉がいる。警察、消防、自衛隊、保健所、市役所、県庁へのさまざまな要請や現状報告はむろんのこと、建築会社、電気屋、葬儀社の手配、そしてマスコミへの対応も必要となる。

　資金的な問題も発生する。被災を受けた医療機関はその間、ほぼ収入はなくなると覚悟しなくてはならない。公的援助はある程度は期待できるが、最終的には自己の財務力しかない。平素からの、資金調達や自己資本の整備が重要である。

3）医療面の備え

　被災地の病院には、近隣の負傷者が押し寄せてくる。中核病院ともなれば、もっと広域から重症患者が運ばれる。ライフラインが破綻し、人員もそろわない病院は機能を果たすことはできず、救命という点では無力に近い。

　SPDが普及したため、医薬品や医療材料の備蓄は少なくなっている。かといって、災害のために病院でそれらを大量に備蓄するのは無意味であり、円滑な供給体制を行政と一体となって考えるべきである。

　阪神・淡路大震災でも、東日本大震災でも、民間の医薬品問屋や医療機器問屋は、病院に薬や器材を切らしてはいけないという、強い使命感をもって活躍したと聞いた。

　被災した病院では透析ができないので、他施設に依頼せざるを得ない。透析条件で重要なのは、ドライウエイトと透析時間、そしてダイアライザーである。他施設に透析を依頼したとき

に、透析条件の問い合わせが多く、ただでさえ混乱している現場はその対応に苦労した。長期透析になると細かい条件も重要ではあるが、緊急時には除水とカリウムの除去が優先されるべきで、短期であればアバウトな設定で透析を行っても、何ら問題はない。

医療機器の破損は避けられない。当院でも15トンのガンマナイフが動き、CT・MRIは大破した。地震後、透析機器などの医療機器の固定を推奨する意見もあったが、利便性を損なうことや、地震以外の災害ではかえって避難の障害になる可能性が示唆されている。むしろ、機器転倒による人的被害を避ける意味で、入院ベッドの配置を考慮する必要性はあると思った。

7. 危機管理のこと

東日本大震災における政府の対応をみて、初代内閣安全保障室長の佐々淳行氏は「危機管理ではなく管理危機だ」と喝破した。

有事ではＣ３Ｉが重要だ。コマンド（指令）、コミュニケーション（伝達）、コントロール（調整）の「３Ｃ」と、インフォメーション（情報）の「Ｉ」である。情報を集め、選別し、決断し、一元化して指令伝達する。部署間で軋轢があれば調整することも必要である。

阪神・淡路大震災のとき、院内でもいろいろなうわさが飛び交い、情報が錯綜した。被害状況も復興状況も今後の見通しに関して、何ら事実に基づかないうわさが蔓延し、不安をあおる。「誰が正しいかではなく、何が正しいか」が重要である。正確な情報を広く職員に知らせる必要もある。

民間病院であるがゆえ、倒壊ならぬ倒産の風評、給料が支給されないとのうわさが流れ、職員の不安を増幅させた。そこで、３日目に災害対策本部を設置し、情報を集め吟味し、現況と今後について『災害対策ニュース』として発行し、情報の一元化を図った。『災害対策ニュース』は本部解散まで計15回発行した**（資料）**。

東日本大震災の対応をみていると、情報の一元化が全くできていなかった。原発事故に対して、官邸が発表し、東電が記者会見し、原子力保安院が解説している。原発事故は一企業の問題ではなく、国家マターとして対処しなければならない。意見やパフォーマンスは不要である。意見は評論家に任せればいい。必要なのは意志と指令である。

当時の政権の主たるメンバーは、労組出身者が多い。生産的な活動の経験が乏しく、批判とあげ足取りを生業にしてきた。ディベートは巧みであるが、自らが責任を取ることもなく、対案を出すことはなかった。自衛隊を「暴力装置」と揶揄した元官房長官が官房副長官として再任命され、内閣官房参与も20人ほどに膨れ、権限不明の船頭ばかりが増えた。おまけに、復興構想会議なるものまでつくられた。「船頭多くして船山にのぼる」の喩えがあるが、船頭もなく、山にものぼれず、船が沈まねば……という危惧をいだいた。

2011年３月24日、イギリスの経済雑誌『エコノミスト』は、「A crisis of leadership, too（日

資料　職員への情報提供を目的に計15回発行した「災害対策ニュース」

平成7年1月21日

職員各位

新須磨病院災害対策本部

災害対策ニュース1号

　大地震発生から5日目となりました。職員の皆様の献身的、超人的な不眠不休の活躍により当院は何とか小康を保ち得ています。皆様に心より深く感謝いたします。このような非常事態のため通常の病院業務は現在のところ破綻し、指示系統は混乱、不確実な情報が氾濫しています。この事態に対処すべく下記のように災害対策本部を設置し、病院業務の復旧にあたっています。

　災害対策本部
　　本　部　長：澤田善郎　補佐：松本　悟、澤田勝寛
　　本部長代理：小島三郎、阿佐部要
　　担当責任者：川井行雄、松岡トミエ、平田美文、雨堤鋭四郎、前田文夫、竹本昌代、多田淑子、
　　　　　　　　岡本光浩、池田昭、森本　昇
　　特別機動隊：岸辺　洋、湊山真枝夫

[破損状況]
　　ヒビワレはありますが、基本構造に損傷は認めません。
　　本館の1.5MRIが大きな損傷を受けています。
　　ガス：復旧時期は今のところ分かりません。
　　水：本館は本日より使用可能ですが少し濁っており、しばらくは飲用をひかえてください。外来
　　　　棟につきましては、本館屋上よりパイプを引き、まずは透析への水の供給を行う予定です。

[勤務について]
　　出勤できる職員が限られ不規則な勤務状況ですが、一応原則として看護婦以外は午前8時30分から午後4時30分とします。勤務時間の変更等については、所属科長と相談のうえ決めてください。なお、勤務時間の記録は、タイムカードに記録するか、不能の時は所属長に申告してください。

[職員の入浴について]
　　エリーネスで職員の入浴ができるように手配しました。当面の間、病院北側より午後5時にマイクロバスを運行する予定です。(本日運行します。日曜日は休みです。一応来週も運行します。)

[給料について]
　　概算払いで現金支給をします。災害時の出勤については、後日別途特別手当を支給します。

[病棟再開について]
　　本日より、病棟の点検と補修工事を開始します。病棟の整備も含めて1週間をめどに2階、3階を再開し、当初は各科混合病棟で再開する予定です。

[その他]
　　レントゲンの一般撮影は23日から本館で撮影可能です。CTは現在点検中です。
　　食料は患者、職員とも確保されています。
　　＊混乱を避けるため、今後すべての通達、情報の提供は一本化し、災害対策本部より行います。

本はリーダーシップも危機である）」という記事を載せた。

8. リスクマネジメントとリーダー

　災害対策は、リスクマネジメントそのものである。リスクマネジメントの要諦は、予知予防するリスクアセスメントと、発生した被害を最小限に抑えるダメージコントロールに尽きる。たび重なる地震で、地震予知は不可能であることは明白となった。津波を堤防で防ぐことはできないことも分かった。被害を抑えるためには、平素からの備えが重要である。普段から起こり得るリスクを思い描き、準備するしかない。

　人は通常、イメージできないものはマネージできないものである。しかし、大規模災害では、往々にして想定を超える事象が発生する。そんなときこそ、強い意志と決断力を持ったリーダーが求められる。

熊本地震　思ったこと、思い出したこと～阪神・淡路大震災の経験から～

　2016年4月、熊本地震が発生した。阪神・淡路大震災と同じ、直下型の大地震である。倒壊した家屋をみると、神戸の地震を思い出す。頻発する余震のため、屋内で眠ることに不安を覚え、車中泊の人も多く、そのせいで、エコノミー症候群も多発した。

　熊本で被災し、神戸の長男のもとへ身を寄せている老夫婦を診察した。熊本にある家は倒壊。近くに適当な住宅はなく、空いているのは遠隔地。おまけに、上階になるので足腰の不自由な年寄りには住むのはつらい。狭くて安普請でも仮設住宅のほうがいいと、完成を待っているとのこと。3日間、パン一片で飢えを凌いだと聞いて、胸が熱くなった。

　何もかもがデジャブの世界。まるで21年前の阪神・淡路大震災そのもの。熊本の人たちの苦難は手に取るように分かるつもりであるが、何もできないことに忸怩たる思いがある。

　熊本地震は「天災は忘れたころにやってくる」どころか、忘れる前に発生した。阪神・淡路大震災での経験をもとに、熊本地震で思ったこと、思い出したことをまとめてみた。

1. 違和感のあるテレビ報道

　ネクタイにジャンパー。頭にちょこんと乗せたヘルメット。奇異な姿のレポーターが余震のなか、「危険です、身の安全を確保してください」とマイクに向かって叫んでいた。「ご覧ください、今にも崩れそうな建物です。あぁ！危ない！」と叫ぶレポーターもいた。いったい誰に向かって何を伝えようとしているのか。

　阪神・淡路大震災では当事者、東日本大震災では傍観者となった経験から、テレビ報道にずっ

と違和感を覚えていた。

　被災地の様子が分かるのは、非被災地の人たちだけである。被災地では、どこで何が起こったかも分からない。ただ大きな揺れにおののき、逃げ惑うのみである。テレビを見る余裕もなく、見る術もない。

　「危険です、身の安全を確保してください」の放送を聞くことができるのは、身に危険のない非被災地の人のみ。阪神・淡路大震災で、全体の概要を知ったのは数日後のことであった。

　ガソリンスタンドの列に割り込んだ取材クルーや、自分の弁当を無邪気にツィートしたアナウンサーがいた。

　体育館で寝泊まりしている被災者に「眠れますか」と無神経にマイクを突き付けるレポーターもいた。彼らの幼さと非常識さには辟易する。

2. 地震予知は諦めてはどうか

　「今後も震度5以上の余震が続く恐れがあります。警戒してください」。気象庁から繰り返される言葉は聞き飽きた。

　余震なら聞かなくても分かる。知りたいのは本当の地震予報である。地震は各地で発生している。起こってから繰り返されるのは「余震予報」ばかり。

　熊本地震でも予知情報はなかった。おまけに、初回に起こったM6.5が前震、翌朝に起こったM7.3が本震と、新たな用語まで出てくる始末。

　地震調査研究に関する費用は阪神・淡路大震災や東日本大震災といった大地震の後には増え、2012年には350億円にのぼり、東大地震研究所を中心とした「地震村」にその予算がつぎ込まれている。いい加減、地震予知は不可能と諦めてはどうか。

3. BCP（Business Continuity Plan　ビジネス継続プラン）

　大規模な災害・事故が発生した場合に、企業や行政組織が基幹事業を継続し、早期に事業を再開するために策定する行動計画のことである。

　事前に業務の優先度を確定し、バックアップシステムの整備や要員確保などの対応策を立てておくことで、被害やサービスの受け手への影響を最小限にとどめることができる。

　地震で被害にあったとき、本屋や服屋が営業をやめても困らない。新聞配達が途絶えても影響はない。しかし、自衛隊、消防、警察の活動が途絶えては救助ができない。病院は負傷者を治療しなければならない。被災した現場でいかに事業を継続するかが問われる。

　熊本は防災計画でM7クラスの地震が起きたとき3万6,500人が避難すると想定し、22万食の食料を備蓄した。ところが、今回は市内だけで10万8,266人が避難し、1日で備蓄が尽きた。

大規模災害でのBCPは、ほとんどが想定外に終わると考えたほうがよさそうである。

4. 医療関係者の使命感

　自衛隊、警察、消防、医療に共通するのは、業務そのものが国を守り、人を守ることである。全員とはいわないが、それなりの高い使命感を持って職務に励んでいる人は多い。

　病院職員も、病院を頼ってくる被災者を何とかしなくてはと思う気持ちは強い。電気もない、ガスもない、人手もない。検査もできず、医療機器も止まった状態でも、痛みと恐怖におののく負傷者を、何としても救わなくてはという使命感が一層強くなる。

5. 情報の一元化

　当院では阪神・淡路大震災発生当時、管理体制は乱れ、業務は混乱を極めていた。

　一息ついた病院には職員の不安が一気に広がる。給料は出るのか、勤務時間はどうなるのか、昼ご飯はどうするのか、患者はどこまで受け入れるのか、病院のどこが壊れているのか、などなど。不安が不安をあおり、流言飛語が飛び交う。

　C3Iすなわち司令、調整、伝達、情報の一元化の重要性を思い知った。災害対策本部を立ち上げ、災害対策ニュースを発行し、指示命令系統と情報の一元化を図った。

6. 陽はまた昇る

　新田次郎の名作『八甲田山死の彷徨』の神田隊長の行動はひとつの教訓となる。

　冬の八甲田山の雪中行軍で、神田隊は雪と寒さに行く手を阻まれる。倒れる兵士、踏ん張る兵士がいるなかで、神田隊長は「神は我々を見放した。潔くみんなで死のう！」と伝える。それを聞いた隊員は、堰を切ったようにバタバタと倒れていった。

　リーダーシップの教本といってもいいような本である。リーダーは決して弱音を吐いてはならず、「陽はまた昇る」ことを説き、常に「得意淡然、失意泰然」という態度を示すことが重要である。

第2章

今、事務ができる防災
～新しい視点からの避難誘導～

医療法人社団健育会　竹川病院　経理　**島川　真一**

　竹川病院を含む健育会グループは、9つの医療施設と11の介護施設から成り立っています。「光り輝く民間病院グループ」をグループミッションと位置づけ、病院・施設にかかわるすべての方々の心が豊かになるようなサービスの提供を目指して活動しています。

　健育会グループは、1953年に東京都板橋区東坂下に開設した当院から始まり、2006年には都内で初の療養型病床群となりました。その後、2007年6月に現在の板橋区桜川に新築移転し、現在は全3病棟のうち1つの病棟を療養病棟、2つの病棟を回復期リハビリテーション病棟として運営しています。

　樹齢300年を超えるけやきに囲まれた緑豊かな環境のなかで、確かな医療と質の高い看護・介護ケアを提供し、患者さんの早期の社会復帰と生活の質を高める役割を担う総合リハビリテーション病院を目指しています。

1. 東日本大震災を契機に

　2011年3月11日に起きた東日本大震災は、私たち健育会グループにも大きな被害をもたらしました。なかでもグループ病院のひとつである宮城県石巻市の石巻港湾病院（現石巻健育会病院）の被害は甚大でした。地震から津波が押し寄せるまでの30分の間に、3階以上に全員を無事に避難させることはできたものの、建物1階天井付近まで津波が押し寄せて内外が大量の瓦礫で埋め尽くされ、医療機器・厨房設備などが使用不能となり、病院としての機能のほとんどを奪われてしまいました。

病院概要

名　称　医療法人社団健育会　竹川病院　**所在地**　東京都板橋区桜川2-19-1　**病床数**　161床（回復期リハビリテーション病棟106床、療養病棟55床）　**理事長**　竹川節男　**院　長**　田中　眞

そのような状況のなか、健育会グループでは理事長の指揮のもと、震災直後に災害対策本部を設置し、24時間体制で情報収集と発信を行い、患者さんおよび職員の安否確認や関係者からの問い合わせに対応するための電話窓口を設置するなど、継続的な支援ができる体制を整えました。

被災地における物資や食糧不足はとても深刻なものでしたが、東京などから車やヘリコプターを手配し、救援物資（食糧・医薬品・防寒着・ストーブなど）をいち早く届けました。

また、グループ施設から医療チームの人員派遣（医師・看護師・ケアワーカーなど）、家屋が倒壊した患者さんのご家族の受け入れなど、現地とグループ施設が一丸となり、復興のために対応したこともあり、被災した施設の建物は約半年で完全復旧することができました。

当院自身も東日本大震災による被災体験をしたことと、グループの一施設として復興支援に携わったことを通じて、災害が発生したとき、事務職員として何ができるかということを改めて考えさせられました。そして、災害が発生したときに、瞬時に各職員が患者さんの安全確保のための行動がとれるような事前の準備、つまり、周到な防災対策が大切だと感じるようになりました。

2. あるべき防災体制の検討

災害は突如として起こり、私たちの生活環境を著しく変化させます。災害の発生により、病院として何よりも優先しなければならないことは、患者さんの安全を確保することです。

私たちの予測できないわずかな時間で環境を変えてしまう地震や火災、その他の災害は、発生してからの対応では間に合わないことを、先の東日本大震災で改めて認識しました。

そして、災害による被害を最小限に抑え、患者さんの安全を確保するためには、職員の行動すべきことや避難経路、連絡方法などを全職員が十分に理解するための事前の防災体制が極めて重要だと気づきました。

災害はいつ、どの程度の規模で、どのような態様で発生するかは誰にも正確に予測できません。そして、災害において優先すべき行動はその状況ごとに異なり、職員の個別具体的な行動は、各部署責任者や職員の迅速で柔軟なものであることが大切であり、それはあらかじめマニュアルなどですべての行動を詳細に決めることは現実的ではありません。

いかなる災害であっても、病院の使命である「患者さんの安全を確保する」ことを達成するには事象を細かく区分して、その区分ごとに詳細な行動マニュアルを作成するのは有用ではありません。

したがって、災害による被害を最小限に抑え、患者さんの安全を確保するための防災体制としては、どのような災害であっても、各職員に、現場の状況と個別の環境に柔軟に対応した迅速かつ適切な行動が必要とされます。そして、その実現のためには、防災体制として、災害発生時の防災行動指針や病院内の避難経路、組織的な避難・救助を行うための連絡ルートを容易

に把握でき、いつでも、いかなる状況でも、各職員が病院として統一した行動をとるためのツールが必要であるとの結論に達しました。

3. 当院の取り組み

前述のあるべき防災体制を踏まえて、当院における防災体制を見直し、現状の防災体制の問題点を洗い出し、対策を講じました。

1）従来の防災対策の問題点

例えば、ある場所で火災が発生した場合、各職員が患者さんを避難させる場所を即時に理解し、少しでも早く火元から避難させなければなりません。そのためには、全職員が病院として統一した行動をとること、また職員間の連携と協力が不可欠です。その実現には、「行動の手順」と「行動の方向性」、つまり「避難手順」と「避難経路の正確な理解」についての十分な周知・徹底が必要です。

災害発生時のような緊急事態は特殊な環境ではありますが、そのような状況でも職員が「避難手順」や「避難経路の正確な理解」に忠実に従い、行動しなければなりません。そのためには、非常に単純で理解が容易なものであり、かつ、迅速に手順を把握できるツールが必要です。

① 危機管理マニュアル（避難手順）

従来の災害発生時における情報伝達と避難手順を定めるマニュアルは、「危機管理マニュアル」（**写真1**）でした。危機管理マニュアルは、災害別に職員の行動手順を定め、あるべき行動を規定しているという点においては不足のないものでした。

しかしながら、危機管理マニュアルは大量の文字で埋められた文書であり、災害発生時に保管場所の書棚から取り出して、あるべき行動を即時に理解することは想定しにくく、十分に有用なマニュアルとは言い難いものでした。

職員個々人の理解度にかかわらず、全職員が病院として統一された避難手順をとるためには、書棚にて保管されるような堅苦しい文書を利用するのではなく、現場のなかに日常的に保

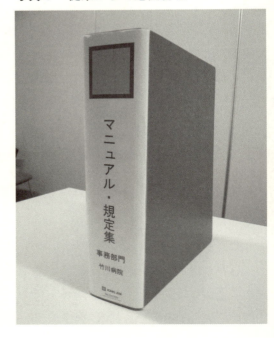

写真1　従来からの危機管理マニュアル

管され、かつ瞬時にその手順を視覚的に容易に理解できるものではなかったという問題点がありました。

② 避難誘導の院内掲示（避難経路の正確な理解）

従来から、各病棟の消火器や消火栓の設置場所にフロアマップを掲示していましたが、掲示場所が限定されていました。

また、マップを見て容易に避難経路を把握することができず、今いる場所がマップ上で識別しにくいことが判明しました。瞬時に避難の方向を把握できるフロアマップとしては不十分であり、視覚的に容易に理解できないという問題点がありました（**写真2**）。

写真2　活動前のフロアマップ

上記より、あるべき防災体制として必要な「避難手順」と「避難経路の正確な理解」のいずれにおいても問題点が存在し、改善が必要であることが分かりました。

2）災害時アクションカードの作成

まず、危機管理マニュアル（避難手順）についての対策として、危機管理マニュアル自体は廃止せず、新たに「災害時アクションカード」を作成しました。

災害時アクションカードは、現場のなかで日常的に保管され、視覚的に容易に理解できるものとなるよう、意識して作成しました。これまでのマニュアルの約半分のA5サイズとし、災害時の拠点となるナースステーション内の共有スペース（災害監視盤）に設置しました（**写真3、4**）。

また、リングで綴じて目につく場所に設置することで非常時にすぐ確認できるようにし、カードには目的のページがすぐ開けるようにタグをつけ、認識しやすいよう

写真3　病棟用に作成したアクションカード

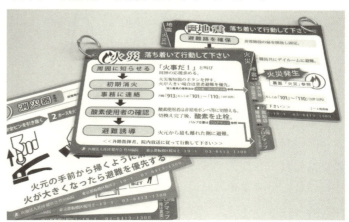

工夫しました。

さらに、ページ構成は①初期行動マニュアル、②消火器具や避難器具の使用方法、③このカードを設置するフロアと1階のフロアマップとしました。

初期行動マニュアルのページには、病棟職員のとるべき行動を時系列で記載し、各項目の右側には、それぞれの段階でとるべき内容が確認できます。

消火器具・避難器具に関しては、イラストを使って、使用方法がイメージしやすいように工夫しました。フロアマップには各階の職員が1階まで降りて、院外に避難するまでの経路がイメージしやすいように配慮しています。

また、各病棟職員へのアクションカードとは別に、事務職員用のアクションカードを作成しました。これは災害発生時、病院職員は患者さんの安全を確保するための行動が求められますが、事務職員は病棟職員の支援のみならず、災害対策本部の設置・対外的な連絡・被害の拡大を抑える役割が必要なためです。

事務職員用アクションカードには、災害発生時からの院内全体の流れを記載するとともに、対応内容を時系列で記載し、院内放送や通報手順のマニュアルも作成して、伝えるべき内容の漏れがないように工夫しています。

そして、事務職員用のアクションカードは、事務所内の防災警報盤に設置しました（**写真5、6**）。

視覚的に理解しやすいアクションカード（病棟用、事務職員用）の作成により、従来、なじみの薄い存在であったマニュアルが現場にて保管され、職員は視覚的に容易に手順を把握できるようになりました。

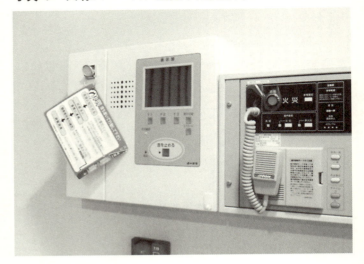

写真4　共有スペースに設置した病棟用アクションカード

3）ポケットカードの作成

災害が発生したときに、職員がどの場所にいるかは事前に予測することはできません。また、職員の勤務経験の長短により、避難手順についての理解に差異が生じてしまうのは、不可避なのかもしれません。

しかし、災害発生時において、職員の経験の長短によって避難手順に乱れが生じることは避けなければなりません。

写真5　事務職員用のアクションカード

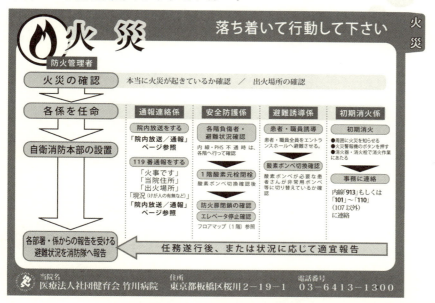

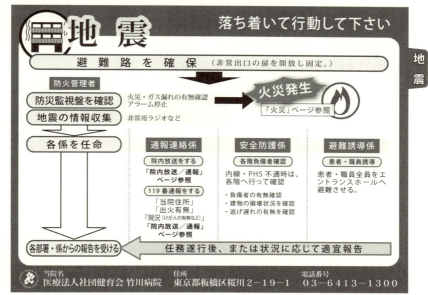

　各職員の経験に差異があろうとも、いつでも、どのような状況においても、あるべき行動の手順を参照できるように、職員が常に携帯できる名刺サイズのアクションカードとして、ポケットカードを作成し、全職員に配布しました（**写真7**）。

　ポケットカードは、組織として職員間の理解の差異を縮めるように、継続して防災教育を行いながらも、その教育によっても差異をゼロにすることは容易ではないと認識したうえで、いかなる理解度であっても、職員があるべき行動を迅速にとるためには、常時、職員があるべき行動を認識できるものを持ち運べばよいという考えから作成されました。

さらに、ポケットカードは、設置型のカードでは設置場所が延焼している場合や地震で物が散乱している場合等、カード自体を取ることができなくても対応できるツールです。

表と裏にそれぞれ火災・地震が発生したときの初期行動を記載したこのカードは、病棟やリハビリテーション室に設置しているアクションカードと同様、それぞれフロアに応じた初期行動の内容を記載しており、職員証ケースに収納可能なサイズとすることで、各職員が常に確認できるものとしました。

このカードを作成したことにより、全職員が常に病院として統一した行動がとれるための体制ができました。

4）新たなフロアマップの作成

「避難経路の正確な理解」に関しては、新しくフロアマップを作成しました。

現在位置と非常階段の位置が分かりやすいように病室と非常階段部分にのみ着色し、また、全病室

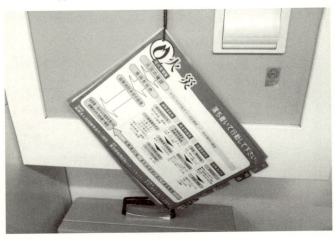

写真6　防災警報盤に設置した事務職員用アクションカード

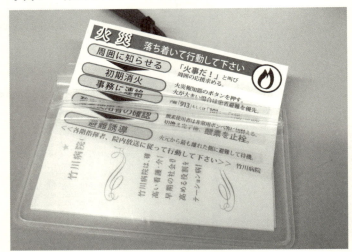

写真7　作成したポケットカード

において出入り口の方角とマップの方向を一致させること、階数・病室号数の必要事項のみをより大きく記載する工夫を施して、視覚的に位置を把握しやすくしました（**写真8**）。

このフロアマップは、職員や患者さんが確認できるツールとして、車イスを利用されている患者さんでも見やすいように、通常の掲示物よりも低い位置に張り付けました。

全職員が避難経路を正確に理解できるように作成したフロアマップですが、全病室に設置したことにより、どの病室に入院される患者さんへも、マップを使って避難経路の説明ができるようになったという、付随的な効果も確認されました。

別表　活動による職員の理解度調査の向上

質問内容	活動前（%）	活動後（%）	増減
災害時対応の理解が深まった	—	Yes=72	—
消火器具の使用を理解している	Yes=73	Yes=92	+19
避難器具の使用を理解している	Yes=45	Yes=82	+37

＊アンケート調査の概要
　調査方法：全職員にアンケート票を配布し、調査員がアンケート結果を回収（115件を回収）
　調査期間：平成23年9月および12月のそれぞれ1ヵ月間
　調査対象者：調査期間に当院在籍中の全職員

5）活動の成果

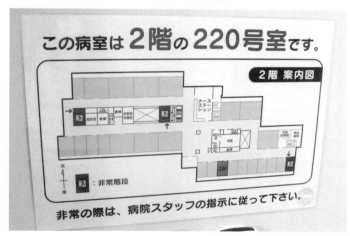

写真8　新たなフロアマップ（病室）

　アクションカードの作成、ポケットカードの作成、新たなフロアマップの作成の活動結果を評価するため、活動の前後に、職員に対して理解度調査をアンケート形式で実施した結果、災害時の避難手順や避難経路などの理解が深まったことが分かりました（**別表**）。

　災害時アクションカード・ポケットカード・新たなフロアマップを利用した防災訓練を行ったところ、災害が発生した時点から避難誘導の完了・消防隊への報告までの時間を短縮させることにもつながりました。

　災害時アクションカード、ポケットカード、新たなフロアマップの作成により、職員の災害時の避難経路や避難手順についての理解も深まり、あるべき防災体制に近づくことができました。

4. 今後の課題

　今回の活動により、職員の防災に対する理解の深まりと意識の高まりを実現することができ、活動としては成功であったと思います。しかし、今回の活動をもって終了とするのではなく、継続して防災対策を充実させ、常に万全の体制を整えていなければならないと考えています。

1）継続的な防災教育および訓練の徹底

　「天災は忘れたころにやって来る」という言葉があります。この言葉が示唆するのは、天災

が起きて間もないころは、人は天災について万全の備えをしますが、時の経過とともに、少しずつ防災に対する意識が薄れてしまう傾向があることを指しているのかもしれません。

東日本大震災から5年以上が経過しました。今日、日本の社会環境は変化を続け、そして当院もその環境の変化から逃れることはできません。環境の変化があっても、常にそのときの環境に最適な防災体制をとるために、常に現状の防災体制の見直しを図るとともに、災害に関する職員の理解と意識を維持するための取り組みが不可欠だと思います。

緊張感のある防災訓練を定期的に実施し、突然の災害発生時において、全職員が患者さんを冷静に誘導するために、愚直に防災教育・訓練を繰り返すことが大切だと考えています。単純でありながらも、不断の防災教育・訓練を行っていくことが、防災体制の充実のためには最も大切なことだと考えています。

2）地域の災害支援拠点としての役割

今回の活動は、災害発生時における患者さんの避難誘導のための手順と避難までを想定した取り組みでした。

しかし、災害による被害とは、災害が発生した直後だけではありません。被害は災害が発生した時点から避難後も拡大するかもしれません。災害の被害を抑えるためには、災害発生時と同じくらい、避難が完了してからの対応もまた重要になると思います。

災害により交通網が寸断され、日常生活に必要な食料・衣類・医薬品等が不足するかもしれません。そのような窮乏環境であっても、地域の災害を支援するひとつの拠点として、どのような役割を担えるのかについて今後検討を行い、その支援のための手順づくりを進めていきたいと考えています。

chapter 2

第2章

災害体験から得た教訓は、迅速なリーダーの意思決定 人も機械も限界があること

開設以来最大の危機
物資不足・ライフライン確保にどう対応したか

医療法人生愛会　附属介護老人保健施設
生愛会ナーシングケアセンター　理事長　**本間　達也**

事例・災害対策

1. 開設以来、最大の危機　パニック状態に陥る

東日本大震災発生から5年以上の月日が流れました。

当施設が3.11以降、この大きな危機をどう乗り越えてきたのか——そこから得た教訓は一体何であったのか。後日、再び起こり得るであろう大災害に備えるために、私たちの遭遇した経験が、他の多くの施設の方々へ少しでも参考に供していただければと思います。

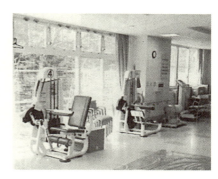

■

平成23年3月11日午後2時46分は、私にとって、終生忘れられない「日時」となりました。

福島県は比較的地震の多い地域で、多少の揺れには慣れっこのところもありましたが、その日の地震はとても長いものでした。当施設のある県北地域は、太平洋沿岸部からは遠く離れていることもあって、津波による甚大な被害にあっ

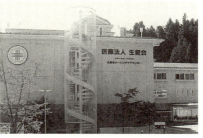

施設概要

施設名	医療法人生愛会　附属介護老人保健施設　生愛会ナーシングケアセンター
所在地	福島県福島市大笹生字向平13-1　開設　平成9年4月　職員数　200人
併設事業所	生愛会　生活期総合リハビリテーション医療ケアセンター　生愛会中央医療クリニック　通所リハビリテーション　地域リハビリテーション相談センター　生愛会居宅介護支援センター　信陵地域包括支援センター　特別養護老人ホーム　生愛ガーデン　グループホーム生愛レジデンス

た宮城県、岩手県などとは比較できませんが、それでもライフラインの停止をはじめ、福島中通り地域の建物は倒壊、屋根瓦の破損、塀の倒壊、道路の寸断など、多くの被害が出ました。

追い打ちをかけるように、翌12日には、東京電力福島第一原子力発電所で起きた水素爆発によって、近隣の畑でつくられている野菜や果物が放射能に汚染されているといった報道から、パニック状態に陥りました。

今振り返ると、誰もが無我夢中の日々でした。地震発生から5年以上たった現在でも、原発事故とその風評によって心身に受けた被害は癒やされていません。それでも地震発生直後から、本当に市民一丸となって頑張ってきたように思います。復興の歩みはまだまだ満足できるようなものではありません。時間がたてばたつほど新たな課題も山積してくるなど、震災前に戻るまでにはまだ長い時間が必要で、十分とは言えませんが、しかし、病気に

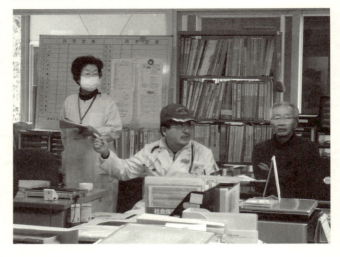
陣頭指揮をとる本間理事長（写真中央）

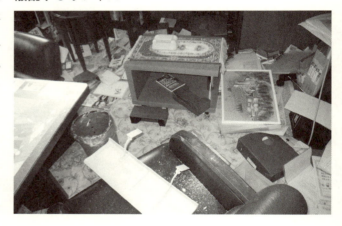
散乱するオフィス

たとえるならば、あの震災直後の急性期を脱して、徐々にではありますが、回復期に向かっているようにも思います。

5年有余で、未曾有の災害の中で呆然自失することなく、それぞれの立場、役割を考えながら「今、何をしなければならないか」にすべてのベクトルを合わせてきました。その背景には、行政・消防分野、地域自治会の人たちも含めて「何としても震災前のわが街に復興をさせるのだ」という、強い使命感による一人ひとりのねばり強い東北魂があったからだと思います。

2. 危機状態の行動パターン　足し算ではなく「引き算」で

当施設もこの大震災の被害で一時、非常事態に陥りました。たくさんの利用者をお預かりしている以上、何よりも利用者の安全確保を優先していかなければなりません。

他の施設も同様ですが、災害発生後はあらゆる事態に対応していくうえで、とにかく職員1人でも2人でもマンパワーが必要でした。しかし、テレビや新聞で放射能の問題が報道されるたびに不安が増大して、介護・看護職員のなかでも子どもを他県に転校させるための退職などが頻発するといったこともありました。

　発生直後からの約1カ月間、私たちは予想をはるかに超える経験をしました。当時の状況はというと、通信手段である固定電話も携帯電話も全くつながらないし、メールも送れない。何よりも、ライフラインがすべてストップしていました。

　発生直後から約1週間は水道が使えず、停電のままですから、当然、エレベーターも使えない。幹線道路が随所で崩落しているために、頼みの物流が途絶えて、食材や医薬品の備蓄も底をつきかねないという危機的状況でした。

■

　絶え間なく数百回に及ぶ余震におそわれる不安と混乱のなか、もう平常時での考え方や通常の行動パターンが何の意味も持たないということを実感したものです。次々と起因してくる物事や事象に対する対応・対策の基本は、すべて足し算ではなく「引き算」で思考して決定していかなければならないという、通常とは全く逆の発想でした。

　平常時であれば、医療や介護——特に介護は、利用者への多面的なサービスを積極的に機能させていくわけですが、このようなサービス提供ができる状態ではありませんでした。積み上げ方式ではなく、どこまでが許容範囲かを見極めることが優先されたということです。

　当施設にとって、開設以来、最大の危機でした。ただ、振り返ってみると、こうした状況下にあったことによって、平常時ではおそらく長い時間を要したと思われる「組織の円滑化」が図れたこと、職員・利用者・ご家族、さらに地元の関係者との信頼をさらに強固なものにできたことは、何物にも代え難い貴重な経験となりました。

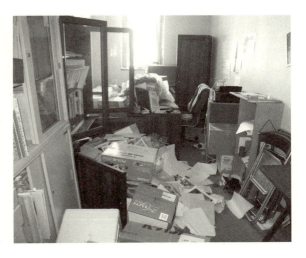

3. 発生時の対応〜災害対策本部の設置〜生命を守れ

　まず震災発生後に着手したのは、災害対策本部の設置でした。地震発生時の混乱によって職員間の縦横の連絡がほとんどとれない、私の指示が職員に伝わらないなど、そのとき施設内の各部署で起こっているさまざまなトラブルや施設内外の情報を一元化しなければ、組織全体が

混乱する。組織が混乱すれば利用者に大きな影響を与える。それらを防ぐために、震災発生当日の夕方には私を本部長とする災害対策本部を設置しました。

各ユニットの幹部職員を３時間おきに１階ロビーに集合させて、各部署の詳細な情報を共有することにしました。そこで今起きている事柄、その日のうちに解決すべき事柄、明日しなければならない事柄など、迅速に日没までに（夜は暗やみになってしまうため）対応する態勢を整えました。

災害対策本部としてまず指示を出したのは、当然のことながら「利用者の安全の確保」でした。車いすの利用者全員を２階・３階のサービスステーション前のフロアに集結させること、寝たきりの方はベッドのまま移動をさせることなど、とにかく全利用者を集めてケアができる態勢を整えました。

特徴的であったのは通所サービスです。結果的に、その後２週間は通所サービスはできませんでした。しかも、発生直前に通所サービスに来られた方は交通遮断のため、地震発生以降数日間はご自宅に帰ることすらできませんので、ショートスティでお預かりしました。

その方々には地震発生当日から泊まっていただきましたが、通信網が寸断されていますから、ご家族に「お預かりしている」ことの同意を求める文書すら送ることができない状況でした。

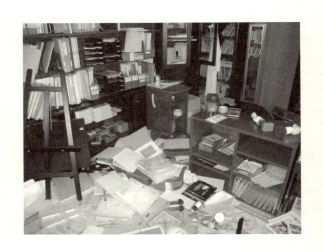

次々に発生する諸問題にどう対応していくか――。災害対策本部は昼夜を徹してそのための作戦会議を開き、対応に追われました。

4. 食料不足対策のために　苦肉の策でカロリー制限

第１に「食の確保」です。

東北地区の動脈である東北自動車道や国道４号線が通行不可となって、物流機能が完全にストップしていましたから、当分、食材や備品類が入ってこない見通しでした。そのために、食事に関しては可能な範囲で節約をする方針を打ち出しました。

平常時は、心疾患や糖尿病の制限食なども含めていろいろな食材を取りそろえていますが、食材が入ってこない間は、なんとしても限りある食材量で持ちこたえることを徹底しました。

日々利用者にお出しするメニューは、さしあたってワンプレートとして（このワンプレート式は食器を洗う際の水の節約にもなりました）、医師の管理のもとで、ある程度のカロリー制

限を実施。本来ならば1日に1,200kcal摂取のところを800kcal程度に制限をすることにしました。

　肝心のお米の在庫を点検して愕然としました。当日を入れてあと3日分の備蓄しかない状態で、これではとても賄うことはできません。早速、地元の農家の方々の理解と協力を取り付けて、一定量の米を何とか確保することができました。こうしたときのためにも、日頃からの地元の方たちとの交流がいかに大事かを改めて実感したものです。

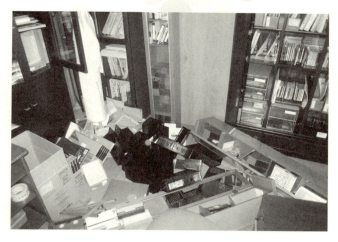

　配膳もまた、職員全員による人海戦術でこなしました。エレベーターが止まっていたため、1階の厨房から2階、3階にいる利用者の部屋まで食事を運ぶことができません。そのために職員が総出で、各フロアへの階段にずらりと整列をして、リレー方式で配膳を運び上げるといったことも行いました。

　次いで「水の確保」は苦慮しました。

　市内全域が断水となっていて、飲料水が確保できないのです。給水車に長い列ができ、規定の水量を得るために1時間以上要する状態で、当施設の必要水量はとても賄いきれないため、さてどうするか知恵を出し合ったものです。考えた末に実施したのは、施設の近くの丘陵から湧き出るきれいな水を汲み上げて飲料水として利用することでした。

　食や水に関して振り返ってみると、終戦直後（私自身は体験してはいませんが）の焼け野原の食糧難のなかで、誰もが今日一日をどう生き伸びていくか、そのためのギリギリの知恵と発想に似ていたように思います。

5. 照明は手巻き充電型懐中電灯　風評被害で物資の供給に苦心

　第3は「備品類の確保」でした。

　停電でエアコンは停止状態です。自家発電でカバーできる電力は2時間が限度。夜は照明がつきませんから、暗くて利用者の安否がとりにくいために、非常時のケアを行えるような態勢に整えることを優先しました。

　ガソリンスタンドが休業状態で、軽油供給も止まったために発電機も限界でした。3月とはいえ、まだまだここ東北は、春は名のみの寒さです。暖をとっていただくために、利用者には衣服の厚着と毛布などで、とにかく寒さを凌いでいただきました。

入浴用やトイレ用の生活用水にも頭を悩ませました。結局、一定水量を確保するために、施設のすぐ下を流れる八反田川の水を汲んできて、それを生活用水として利用しました。非常時でもあり、利用者の入浴は極力控えて清拭のみにしてもらい、衣服も着替えるのは下着だけとしていただくなど、とにかく節水に努めました。利用者もこの状況をよく理解され、ジッと我慢をしていただいたことには本当に頭が下がります。

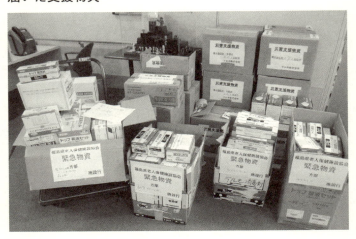

届いた支援物資

たび重なる余震が続いていただけに、いつまた大きな地震が来るとも限りません。入所者100人、特養30人、グループホーム9人の計139人分の入浴、トイレ用の生活用水を考えると、一定量の生活用水を確保しなければなりません。これは必須条件でした。

今でも川の水を利用しています。たとえ水道水の復活後であっても、また地震多発で断水もあり得る――との不安もあったことから、地元消防団の協力をいただき、生活用水10トンを大きな浴場にためるなど、とにかく「水」の確保には万全を期すこととしました。

ここでもお米の確保同様に、福島の豊かな自然に囲まれた環境に助けられたこと、地元の方々の協力と理解に深く感謝したものです。

■

さて照明についてですが、福島の3月の日没は夕方6時頃でしょうか。それ以降、電気が点灯しない真っ暗の中で、相変わらず頻繁に余震が続いている状況は、利用者にとって本当につらい体験であったと思います。

とにかく、明るさを取り戻すことが先決でした。そのために、乾電池のいらない手巻き充電式のラジオ付き懐中電灯を使用することにしました。

施設の専用車も日頃から送迎・輸送用手段として不可欠ですが、ガソリンの入っていない車は単なる鉄の塊です。

その教訓から「常在戦場の心構えでいこう」という観点で、施設専用車のガソリン補給を怠らないように努めました。現在は「燃料ゲージの針が4分の3を指したら必ず燃料補給をすること」を内規として定め、施設の車両はたえず満タンの状態を保つように徹底していますが、これもあの震災から学んだ大きな教訓の1つです。

「医療品、衛生材料の確保」については、迅速に、国、県、市、そして各団体に支援物資の要望書を提出しました。時期的にも介護・看護職員の中でインフルエンザが流行しており、そ

の予防薬が少し遅れて入荷されるなど、総体的に不足してはいましたが、それでも底をつくことがなかったことは幸いでした。

6. 近隣施設への搬送支援など老健事務局としての役割も

　幹線道路が通行可能となり、ガソリン供給などがある程度安定してきました。それに伴って物流が動き出しましたが、一方、風評被害は相変わらずの状態で、福島県に出入りしたがらない業者がいるなど、支援物資の安定供給までにはその後、多くの時間と労力を要したものです。

　支援物資に関しては、当施設だけの問題ではありません。全国老人保健施設協会・福島県支部の事務局になっている関係上、県下全域の施設の救援物資についても対応していかなければなりませんでした。

　県内の老健宛の支援物資の運搬、分配に支障を来さないように、まず支援物資を1カ所に集中させ、その後、県内6カ所（福島、二本松、郡山、白河、会津若松、いわき）にキーステーションを設置。これは行政区分ではなく、現実的なアクセスを重視して区分けを行ったもので、結果として、県の老健協会加盟69施設には48時間以内に物資を届けることができました。

　それ以外の対応では、避難中の高齢者のリスク回避への支援です。市内避難所からの通所利用者で、要介護高齢者の方たちの入浴支援や、避難所では運動ができる場所も少ないことから簡単な柔軟体操を行うなど、体調管理にも努めました。

　受け入れ面では、例えば福島市医師会の要請で、原発地域である双葉町、浪江町の避難所の要介護虚弱高齢者を受け入れました。

　福島第一原子力発電所から30km圏内の要介護の方たちが自衛隊のトラックで続々と移送されてきて、高校の体育館の床に寝かされている。「医師会だけでは手に負えない。老健協会のほうで何とかお願いしたい」という状態でした。

　避難移動によっては、重篤な脱水症状がみられるなど、市内の避難所のどこでも寝たきり、座りっぱなしで、生活不活発病の発病が懸念されました。さらに近隣県下も含めた各介護施設にどう受け入れてもらえるか、その折衝、搬送に忙殺されたものです。

　要介護虚弱高齢者を栃木県の特養に緊急搬送したときなどは、東北自動車道のいたるところで液状化現象によって道路が隆起しており、そのために、搬送による高齢者の体力の消耗がいかに激しいかを痛切に感じたものです。

7. 市販の災害マニュアルでは到底対応できなかった

　まず日頃から「どういう危機管理体制で臨むべきか」ということです。
　体験から言えることは、「食材、物品、資材、人材が底をついている状態である」との前提

に立って物事を進めるということです。その枯渇に対する危機感から発想しなければ、こうした大きな災害から利用者の安全を確保していくことはできません。お米があと3日分しかない、食材も乏しい、断水が続いている、さてどうするか、ということから発想しなければ、実のある有効な対策は絶対に生まれません。

一例を示せば、「災害発生時は固定電話は使えませんので、携帯電話で安全確認を」といったことをよく聞きます。しかし、いざ災害が起きた場合は、携帯電話の基地局が倒壊していたら何の役にも立たないのです。

メールも携帯も、通常に使えるのは何事もない平常時であって、災害時はほとんど使えないと思って行動することです。当時を振り返ると、あの通信状況、ライフラインの寸断、食料・医療備品の不足、職員の県外転出という混乱した状況下、どうしたって冷静沈着にはなれません。

第一、どう対処すべきかの手順書がない。

市販されている災害マニュアルも数冊読んでみましたが、だいたいが震度3とか4といったレベルの対策であって、今回のような震度6以上を想定して書かれていないのです。

しかし、こうした混乱の中で役に立ったものが1つありました。震災前に、たまたま私が全老健のリスクマネジャー認定管理委員会の委員長をしていたこともあって、職員の1人にこの資格取得を奨励してきました。これが幸いして、職員の中にリスクマネジャー認定資格の1期生がいたことです。

認定管理委員会発行のマニュアル資料には、災害時のポイント――「食料のストックがない場合どうするか」、「幹線道路が分断されていたらどうするか」といった対処策が記されていて、とりあえず、それに沿って対策を練り上げることができました。混乱する状況下で、比較的スムーズに指示を出していけたことの大きなバックボーンになったと思います。

8. 震災体験からの5つ教訓〜組織の長の見識とは〜

震災後に「危機管理に直面した際、最も大事なことは何でしょうか」とよく聞かれます。次頁にその教訓をまとめましたが、同時に私の体験から4点挙げておきたいと思います。

第1は、まず何よりも「誰が指示を出すか」です。指示系統が一本化していないと、混乱のなかでさらに混乱を招くことになる。その好例が東京電力福島第一原子力発電所にみるように、本社と現場の指示の食い違いです。現場では「こうしなければ危険だ」と言っているのに、本社部門の横やりが入るといったことに似ています。

平常時から災害を想定して、その際の「指揮命令系統を一本化しておく」ことです。当施設があの混乱のなかで二次災害も出さずに推移できたのは、リスクマネジャーの指示命令が行き届いたことが寄与したと思っています。リーダーシップとは、その場面において最も熟知した者がリーダーとなって、指示対処の判断を出すことです。どの場面であっても、お山の大将が

リーダーでは判断を間違えます。

　第2に、災害訓練は大事ですが、老健、特養、病院のいずれも、患者や利用者がいるなかで、そのためだけに時間を割いて訓練をすることはなかなかできません。したがって、所轄の消防署の消防訓練と抱き合わせるなどで「いざ発生」の際のスキルアップを怠らないことが必要です。

　さらに第3は、日頃から地元との友好関係を築くことです。当施設も3日分しかお米の在庫がなかったときに農家の方が快く協力してくれたこと、地元消防団による生活用水の補給協力など、地元の多くの人たちの助けを得て、大きなトラブルもなく今日を迎えています。

　介護施設にとって、地元の行うイベントや定期的な道路清掃等にも積極的に参加をして日頃から地域交流を重ねることは、「いざ」というときの強力な理解者を得ることになると実感しています。

東日本大震災からの教訓

教訓その1	迅速な意思決定と組織の決定権限が大切。調整ばかりでは何も前に進まない。リーダーシップは個人に与えられるものではなく、組織がつくり上げるものである。
教訓その2	建物の損壊は、本震よりもたび重なる余震で徐々にボディブローのように効いてくる。
教訓その3	機械にも人間にも限度がある。今回の震災によって、改めて人間の力で行動できる範囲でしか緊急時は対応できないことを痛感した（例：ガソリンがなければ車（鉄の塊）は動かない。高層の建物などはエレベーター（鉄の箱）が停止すると、人の移動にも物資の運搬にも大きな制限が生じる）。
教訓その4	事にあたってマニュアルでは対処できない。瞬時にクリエイティブに対処する。これは震災直後のトップマネジメントの理念でもある。
教訓その5	指示命令を一本化すること。リアルタイムで、瞬時に変わる状況に対して、迅速にスピーディーに対応する。
〈最後に〉	①医療とは最先端もあるが最前線もある。 ②老健とは、医療、介護、予防、住まい、生活支援サービス等の地域包括ケアの中核を担う地域ネットワークの拠点である。 ③利用者は「睡眠」、「食事」、「排泄」が安心して行える環境にあって初めて心からの笑顔、笑いができるのだと気づいた。

　最後の第4はとても重要です。

　それはどのような場合であっても、組織の長たる者は「ドンと構えて動くな」です。確かに、これだけの大きな震災を目前にしては、混乱を抑えることの難しさもあります。しかし、トップが慌てふためいて次々に起こる事態に右往左往していたら、職員や利用者の不安はさらに増大して、混乱を増大させることになります。

　どのような事態が起こっても、不動の構えで報告をじっくり聴き入れ、どう対処するかを判断することです。「この施設の職員と利用者は、私が絶対に守る」という気概と姿勢──千万人と言えどもわれ往かん──の腹をくくった態度を見せることです。

　それが組織の長たる者の行動様式であり、危機管理に際して求められる見識であると思います。

第2章

利用者の「安全確保」で手一杯の状況下、予想もしていなかった事態に

社会福祉法人東松島福祉会　特別養護老人ホーム　やもと赤井の里

施設長　土井　孝博

1. ここまで津波は来ないだろう……

当施設のある宮城県東松島市は、東日本大震災によって1,100人以上の方がお亡くなりになるなど、町全体が大きな被害を受けました。

一瞬にして家屋の瓦礫がたい積し、にぎわっていた商店街も住宅街も津波で流されて、荒涼たる原野のように変わり果てた街並み。破壊された堤防、津波にえぐられた県道と水道管、JR陸前赤井駅は完全に水没、仙石線も津波によって線路は曲がり、私道も削られて湖のように……。

当施設でも、非番で自宅にいたスタッフの1人は津波で自宅を流されて、一家4人共に帰らぬ人となりました。また、両親の面倒をみるために遠方の避難所からの通勤はとても困難という理由から、やむなく退職するケースもありました。

約6年前のあの地震と津波による被害に対して、当施設が利用者さまの安全をどう確保したのか、あるいは、予想外の事象にどのように対処し

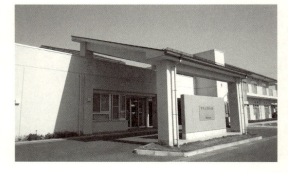

施設概要

名　称 社会福祉法人東松島福祉会　特別養護老人ホームやもと赤井の里　**所在地** 宮城県東松島市赤井字川前四番83番地　**開設年月** 平成18年8月22日　**利用者定員** 特養30人、短期入所20人、デイサービス20人、認知症対応型デイサービス12人　**職員総数** 介護職員36人他総計71人　**関連併設事業所** 特養・ショートステイせせらぎの里　特養・ショートステイ成田の里　居宅介護支援事業所、ヘルパーステーション

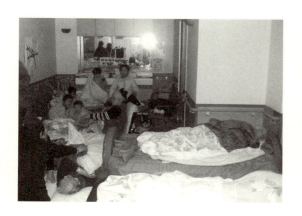
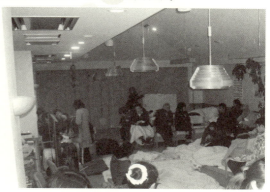

続々と避難してくる近隣住民

たか――改めて、当時を一つひとつ振り返りながら、今後の介護施設における地震・津波対策の参考の一助に供していただければ幸いです。

■

　地震が発生した午後２時46分ごろは、ちょうどショートステイの方々の送迎準備に入る時間帯でした。一方、施設内では利用者さまのおやつや入浴の時間でもありました。施設外の業務では、居宅介護支援で訪問しているケアマネジャー、ヘルパーステーションにいる職員など、すべて通常の日程に沿って業務が遂行されていました。

　当施設のある地域は、赤井地区の中ではJR陸前赤井駅周辺と違って、比較的、低くない場所に位置しています。したがって、近隣の人たちも含めて「ここまで津波は来ない」という思いがありました。現に、地震や津波に関し東松島市が作成している「津波浸水予想マップ」によれば、この地域は津波浸水予想に入っていないということもあって、すっかり安心しきっていたのです。

　地震発生後――。

　津波が運河を越え、定川堤防を決壊させて当施設付近まで押し寄せてきたのは、地震発生からおよそ50分後ではなかったかと思います。何といっても、最初の地震の揺れが半端ではなかったのです。

　「これはかなりの被害が起こっている」と直感しました。施設本体にも相当のダメージが出ているのではないかという不安のなかで、まず着手したのは避難口の確保でした。職員全員が避難通用口の確保のため、施設の窓とドアの開放に一斉に走りました。

2. 利用者さまの安全を確認

　次いで、利用者さまの安全確保のための移動作業に移りました。「転倒している人はいないか」、「落下物、備品等でけがをしていないか」を詳細に点検、見届けをしている最中に、「津波警報」

のけたたましいサイレンが鳴り響いてきました。

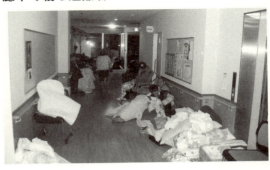
廊下で寝る避難者

　すでに電気が消えてエレベーターは停止状態。津波が押し寄せれば1階は危険です。早速、ショートステイとデイサービスがある2階への非常階段口を使い、寝たきりの利用者さまは2～3人で抱えて全利用者さまを一時的にデイサービスのスペースに移動しました。ベッドは移動が難しいのでそのまま1階に放置して、2階に布団を敷いて寝ていただきました。

　そうこうしている間に津波が激しい勢いで川を逆流して、当施設付近に押し寄せてきていることがはっきり見えました。

　「情報」はほとんどありませんでした。わずかに、停電になった後に聞いた最初の情報はラジオからで、ニュースは「仙台空港近くの荒浜海岸付近で300人くらいの遺体が上がった」というものでした。

　「これは大変な事態になった」。改めて職員全員が震撼したものでした。

3. 予想もしていなかった事態に全職員が対応

　沿岸部からこの施設までは、直線距離にして約5kmあります。津波が到達した時点では、すでに全利用者さまを2階に移動し終わっていましたので、幸いにも、利用者さまにけがやトラブルは1つもありませんでした。

　しかし、目前に迫ってきている津波によってこれからどうなるのか、予想できない事態を前にして職員の不安は増大するばかりでした。

　津波が来ていったんは水が引いたので、これで終わりかと安堵したのも束の間、第二波が押し寄せてきました。第二波は、容赦なく1階の施設事務所、居室全体に泥水、瓦礫と共に流れ込み、浸水の水位はアッという間に20cmほどの高さにまで達していました。

　一瞬にして、施設はまるで湖に浮かぶ孤島のように変貌し、一歩も出ることができない状態です。窓から外を見ると、家財道具や野菜、自転車、瓦礫が引き潮に押し流されていく。これは現実ではない、そう思いたくなるほど一変した近隣の風景──想像もできない光景でした。

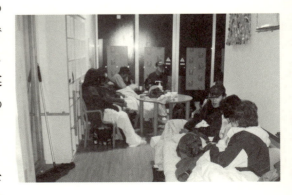

■

　こうした状況下で、全職員が予想もしていな

132

かった事態が待っていました。

　近隣住民が続々と施設に避難してきたのです。避難理由は多様でした。いったんは指定避難所の市立体育館に出向いたが、すでに浸水していて戻ってきたご家族。2km先の指定避難所となっている中学校までは「とてもたどり着けそうにないから」というご家族。水没した小学校のほうに逃げた子どもの安否確認のために、おじいさんを預かってほしいと連れてきた人などです。

　近隣の人だけではありません。仕事で沿岸部に向けて車を走らせていた営業マンも避難してきました。内陸部と沿岸部の境目となるこの周辺から先が完全に浸水しているために、瀬戸際の地点でやむなく車を放置してきたそうです。

　さらに、周辺の建設工事現場からとりあえず避難してきた人たちなど、いっときは老若男女、総勢200人ぐらいの避難者を受け入れることになりました。

　今、仮にこのようなことが発生したならば、近隣の人たちもそのときの経験を生かして、津波警報発令とともに即刻、山側に向かっていちもくさんに避難するか、指定避難所の小学校に逃れるか、迅速な行動を起こすと思います。

　しかし、あのときは誰もが「ここまで津波は来ないだろう」という感覚がどこかにありました。津波警報を聞いたうえで、当座、必要なモノをリュックに詰め込むなどの準備に手間取り、いざ、指定の避難所に向かおうとしたときは、すでに眼前に津波が押し寄せ、到底、指定の避難所まで行くことができない状態でした。

　当施設と東松島市では、簡易な災害協定を締結してはいました。その内容はあくまでも「災害時、けがをした人や要援護者に簡単な治療を施して指定避難所に誘導する」程度のもので、正式に指定避難所として位置づけられてはいません。したがって、これほどの避難者を受け入れる —— 指定避難所の役割まで果たす —— とは、職員の誰もが思ってもいなかった事態でした。

　まさに想定外の出来事でした。利用者さまの安全確保作業が終わった途端に、避難をしてきた近隣の人たちの対応に追われることになったのです。

　多数の避難者をどこで受け入れるか —— 。

　1階フロアはすでに完全に浸水しているため、利用者さま同様2階の廊下やデイサービスのスペースに避難していただきましたが、時間の経過とともに避難者は増える一方で、ほとんど満員の状態になりました。

　この緊急事態に対応していくためには、全職員の理解と協力、そして情報の共有が不可欠です。緊急災害対策委員会は設置しませんでしたが、刻々と避難者数が増えていく施設内の状況に対応しなければなりません。

　早速、その日の夕刻から、各職種のリーダーを集めてのミーティングを開催。「今日はどういう体制でいくか」、「どの部門で問題が発生しているか」、「食料や飲料水、医薬品の確保にどう対応するか」。これらの細かなミーティングによって、指定避難所ではないけれども、地域

事例・災害対策

のために、できうる限りの支援をしていくことを確認しました。

生活相談員は、各ユニットの現場に入って、利用者さまお一人おひとりの健康状態の確認、スタッフの行動把握、避難者の状況把握等、それらの細かな情報を全職員に逐次報告してできるだけ共有化を図りましたが、「利用者さまだけでも手いっぱいのなか、これだけの人にどう対応するか」――時間が経過するにつれて、職員一人ひとり、事の重大さと深刻さに圧倒される思いでした。

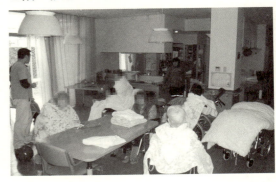

2階に移動した利用者の皆さん

4. 食料は約2日分が限度　200人を賄う量はない

最も頭を悩ませたのは、避難者を含めた食料の確保です。食品、備品類のストックは、利用者さま向けの備え分プラスαしかありません。さらに、量は2日分プラス食料庫に若干ストックされている程度でした。

200人近くの被災者を賄うためには、どのくらいの日数を耐え忍べばいいのか、ほとんど予想がつきません。街全体がパニック状態であり、市役所も指定避難所ではない当施設の避難者状況を把握していないため、救援物資はほとんど期待できません。

市役所から初めて食料物資（パン類、乾パン類、おにぎり類、飲料水）が届いたのは、地震発生から3日後です。

厨房・調理部門は、限りある食材で調理の工夫を余儀なくされ、まして電気が使えずガスコンロのみで調理するという最悪の状況のなかで、なるべく温かいものを差し上げるよう努力することにしました。

利用さまには、きちんと3食お出ししましたが、昼食はそれまでおやつのメニューであったものを代替させてもらったり、ご飯は少しふやかして炊き、雑炊風にしてみたり、麺を軟らかくゆでて量を増やして提供したり、可能な限りの工夫をしました。

また当施設では、通常の調理はクック・チル方式（真空調理方式。調理したものをすぐに出すのではなく、調理後に2～3℃で、急速冷凍をかけて保存し、お出しするときに温め直す方式）を採用していましたので、それらのストックも解凍して利用しました。

それでも人数相当分にはほど遠いものでした。米も底をつき始めていて、いよいよ近隣の農家と交渉に入らなければならない寸前まで食料が減少していました。

水道に関しては、受水漕に一定の水が溜まっていたのですが、給水のメドは立ちませんし、これも少しずつ使用することにしました（市手配の給水車が来たのはずっと後のことです）。

あと何日で受水槽のタンクがつきるか、その後どうするか頭を痛めました。利用者さまの入浴は、身体を拭く程度で我慢をしていただくしかありませんでした。

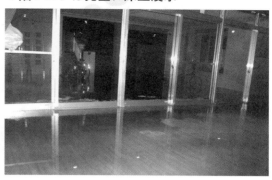
1階フロアは完全に床上浸水

給水車が来るようになっても、ポリタンクを持参して確保する程度では、とてもこれだけの人数を賄えるものではありません。そうしたなかで、耳よりな情報が舞い込みました。内陸部にある被災しなかった特養の敷地内の井戸から水が出ることを知らされたのです。早速お願いをして、井戸水を運び込むことで何とかしのぐことができました。

電気に関しては、非常用の発電機を設置していました。地震の発生と同時に発電機は作動したものの、使用時間は4時間が限度。その後は、完全な暗闇のなかで過ごす日々が続きました。

医薬品・介護用品のストックは、せいぜい1週間分程度です。利用者さまの薬も徐々に不足してきていましたが、主治医のクリニックも被災しているために補充ができない状態。「ではどうするか」、「どこに働きかけるか」といった喫緊の問題が次々に起こっていました。

5. 職員は避難者からの苦情処理や対応に追われた

多数の避難者を受け入れながら、先の見えない窮乏に耐え忍ぶ日が続きました。

こうした状況のなかで近隣の避難された皆さんと触れるうち、改めていろいろ考えさせられる出来事もありました。なかでも近隣の皆さんの「施設に対する理解度」が十分ではないこと。これは日頃の私たちの近隣の方たちへの広報活動不足が一因だと、大いに反省させられました。

前述のように、近隣の方たちの受け入れは市からの要請ではありません。あくまでも施設の自主的判断で受け入れたものです。指定避難所ではありませんが、リュックサック1つを背負って子どもの手を引き、高齢者を連れて避難してきた以上、「ここは介護施設です。お受けできません」と、けんもほろろに拒否することはできません。「介護」という、人の心と体をサポートする事業形態である以上、困っている避難者を受け入れることは当然のことです。

地震発生以降、利用者さまもその状況を理解して、ジッと我慢してくださっています。夕食に出したおにぎり1つにしても、食糧不足を補うために少なめの量ですが、何とか温めて利用者さま、避難者の方々に提供しました。

しかし、避難者の中には「なんだ、食べるものはこれだけか」といったような苦情とも不満ともいえる声が出るなど、食料窮乏の実情を理解していただけない面がありました。

東北の3月は春とはいえ、まだ寒い季節です。

寝具類も余裕があるわけではありません。暖房も利かないから部屋で寒さに耐えています。利用者さまには厚着をさせ、毛布を配るつもりでした。ところが、避難者の方々がわれ先にそれを奪い合うといった場面もありました。その後、事情を説明して返却してもらい、適正な調整をして利用者さまの余った分を被災者にお渡ししました。

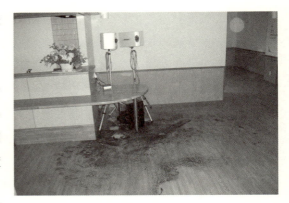

　避難してこられた方々の中では、身内の安否や先行き不安の複雑な心境により、いらだつ場面がしばしば。そのつど、苦情やトラブルに対応する職員にとっては、介護以上に疲労困憊の連続でした。

■

　通信が途絶えているために、多くの避難者の身内の方が安否確認に訪ねてきます。その対応にも追われました。
　「○○さんは避難していますか」、「○○の息子ですが、父はこちらにいませんか」等。その対応と避難誘導に追われて、肝心の避難者の人数把握と受け入れ名簿を作成する余裕すらありませんでした。ある程度の時間が経過し、避難者名簿の記入用紙に回覧形式で名前を書き入れてもらうなどによって、ようやく全体が見えてきました。
　避難者の中には要介護者で在宅介護を受けている方もいれば、日頃、酸素ボンベをつけている方も。ご家族も焦っていたのか、肝心のボンベを自宅に忘れたために急遽、消防団にお願いをして、水没寸前の道路にトラクターを走らせ、職員が後部に必死につかまりながら、その方の自宅までボンベを取りに行くといったこともありました。
　それでも酸素は尽きるために、水が引いた段階で赤十字病院に搬送するなど、職員は利用者さまの介護と併行して、避難者のあらゆる事象に対応すべく奔走しました。
　避難所である２階を見回ると、気分の悪くなった方もいました。急患の方もいました。被災者の方々が、入れ替わり立ち替わり施設に避難してきます。対応する職員50人もまた、それぞれ自宅の被災や身内の安否の不安を抱えながらも、それを微塵も見せずに、肝心の利用者さまのケアをきちんとこなしている。その姿を見るにつけ、頭が下がる思いでした。

6. 被災した施設からの受け入れ　ボランティアに助けられる

　こうした状況が10日間ほど続きました。
　避難していた方たちも、この時点で100人前後に減少していました。自宅が被災していない方々には事情を説明してお帰りいただき、また一方で、周辺の浸水も徐々に引き始め、浸水し

ていた指定避難所も運営され始めたことから、自宅が被災した方々にはそちらに移動していただくことにしました。

できるだけ早く、本来の介護機能を取り戻さなければなりません。そうしなければ、要介護者の受け入れがどんどん遅れてしまいます。

福祉施設に避難している要介護者にとっては、環境の変化は確実に体調に影響してきます。元気であった方でも日増しに衰弱が激しくなってきているとか、明らかに認知症が進んでいるといったように。

要介護者を受け入れるためにも、1日でも早く施設内部の環境を復旧させること。この間、被災した施設からも職員と共に要介護者の受け入れを打診されていたこともあって、まず、施設の復旧作業に向けて、清掃業者に依頼をして、浸水した1階フロアの清掃、回復に着手しました。

また、県、市と交渉をして現在の1人部屋を2人部屋に利用することを提案。定員を超えても被災した他の施設からの要介護者を受け入れることにしました。その結果、本来は定員30人ですが、55人まで受け入れることになりました（平成28年8月時点では通常定員）。

■

定員をはるかに超えた介護を進めるうえで、介護施設職員のボランティアの申し入れは本当に助かりました。宮城県の老人福祉施設協議会が窓口となって、愛知県や北海道などの延べ33施設から職員の方々が2週間交代で応援に来てくださったのです。

被災地に滞在することによる精神的な負担もあったと思われますが、復興支援に尽力すること、被災地の現状を見聞することで経験を深めることの2つの目的を持って参加されたのです。いずれの地域も、地震、津波は「対岸の火事ではない」ということから、その意識はとても高いものでした。

職員と共に介護シフトに入っていただきましたが、いざというとき「どこまで想定すべきか」、「このケースにはどう対応するか」など、ボランティアとして自ら手を挙げて参加してくれただけに、支援に立ち向かう「覚悟」が違っていたように思います。

7. 地域の方々との連携の大切さ　震災以降、活発な交流深める

5年以上が経過した現在も、教訓とすべきことやこの震災から教えられたことはたくさんあります。なかでもポイントとすべき点を挙げるとすれば、以下の3点であると思っています。

第1に「地域との連携の大切さ」です。

地震発生時以降、指定避難所ではありませんでしたが、避難して来られた方たちを躊躇なく受け入れたこと。他の避難所の食事は、かまぼこ1枚と冷たいおにぎり半分といったなかで、少量でも温かい食事を提供したこと。

職員一人ひとり、自宅や身内の被災による不安があったはずなのに、気持ちよく対応してくれたことなどが、多少なりとも近隣の方々に評価されたのだと思います。

　その後、近隣の方々とは以前に比べて相互理解が深まり、1階の浸水による泥水除去の作業には、「あのときのお礼です」と、多くの方がスコップを持って手伝いに来てくださいました。

　この震災をきっかけにして、各区の区長と防災協定を結ぶこともできました。当施設の防災訓練には地域の方々にも参加してもらい、訓練終了後は一緒に炊き出しを食べるといった交流から、相互の信頼が広がりました。

　最近では、地域の民生委員の方も「ちょっと相談に乗ってほしい」と頻繁に施設に来られるようになりました。それがきっかけで、当施設のサービスを利用していただくことにつながるなど、相互の協力と理解が高まったことは大きな収穫でした。

　第2は、どの程度の地震、津波を想定することが妥当なのか、そのための生活を想定した場合どうあるべきか──です。

　多くの場合、ライフラインだけが注目されます。確かに生存のために大事ですが、例えば、今回の地震の際は、いっときに200人近くの避難者を受け入れましたが、実はトイレについて想定できていませんでした（後追いで緊急に簡易トイレを設置しましたが）。

　食事や水にのみの確保に目が行きますが、その裏側にある「トイレ対策」を想定しておくことは、ぜひとも必要であると痛感したものです。

　これに関連して、これまで火災を想定したマニュアルは作成していましたが（避難先程度のもの）、震災を含む詳細なものはありませんでした。今回の規模の地震になると、想定されるマニュアル集では対応できないということを思い知らされたものです。

　東日本大震災以降に、環境防災委員会によって「地震・津波対応マニュアル」（327ページ参照）を作成しましたが、想定外の事象──例えば、今回のように被災者が避難してくるといったことが必ず起こると考えなければなりません。そのためにも、たえず新しい情報も加味しながら、見直しを図っていきたいと考えています。

8. 介護は私たちの使命ですから

　第3は、この地震対応をとおして得た職員の使命感です。

　今回の地震発生前に、職員を多く配備していたこと、震災後はデイサービスを中止し、入居している利用者さまに手厚く対応したことも幸いして、利用者さまには何とか1人の犠牲者も出すことなく、この難局を切り抜けることができました。体制の強化だけでは乗り切ることはできなかったことでしょう。

　自宅の被災をはじめ、職員は日々、介護業務を兼ねながら身内や親類縁者の安否確認に出向く日々。一人ひとり、かなりつらい状況であったはずなのに、介護の仕事をきちんとこなしつ

つ、さらに避難者の面倒までも。「これは私たちの使命ですから……」と軽く受け流して、明るく淡々と介護業務に専念してもらった──この言葉はなにものにも代え難い至言であり、これからも介護職の誇りとして大事にしていこうと思っています。

3 いざというときに生かせる"実動訓練"

◆小規模病院における災害対策と実動訓練
　　　　　医療法人社団友愛会　岩砂病院・岩砂マタニティ／142

◆安心・安全を目指した災害時対策
　　　　　独立行政法人国立病院機構　浜田医療センター／154

◆災害に強い病院を目指し、災害シミュレーションに取り組む
　　　　　医療法人　埼玉成恵会病院／165

第2章

小規模病院における災害対策と実動訓練

医療法人社団友愛会　岩砂病院・岩砂マタニティ
医療技術部部長兼リハビリテーション科　科長　**田中　利典**

1. はじめに

　岩砂病院・岩砂マタニティ（以下、当院）は、岐阜市北部に位置する内科と産科を中心とした132床の小規模病院です。法人は病院事業のほかにも、訪問サービス、通所サービス、入所サービスなどの介護保険事業を多岐にわたって展開しています（**写真1**）。

　災害拠点病院ではない当院ですが、2011年3月11日に発生した東日本大震災をきっかけに、「地域の医療を支えるために何かできることはないだろうか」と動き出したのが、BCP委員会です。あの痛ましい記憶は、誰もが一個人としてどう災害に備えるかという意識が高まったばかりでなく、何より医療に携わる者として大きな使命感がわいたのではないでしょうか。

写真1　岩砂病院・岩砂マタニティ

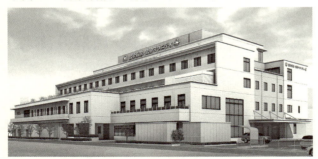
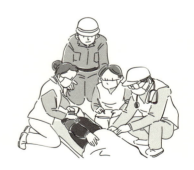

▲2012年2月　新築移転
　免震構造　5階建　災害拠点病院ではない

施設概要

| 名　称 | 医療法人社団友愛会　岩砂病院・岩砂マタニティ | 所在地 | 岐阜市八代1-7-1 |

電　話　058-231-2631　**診療科**　内科、小児科、婦人科、産科、リハビリテーション科、放射線科
病床数　132床（産科病棟：32床　回リハ病棟：40床　内科病棟：60床）　**関連事業所**　訪問介護、訪問看護、居宅介護支援事業所、地域包括支援センター（3カ所）、デイサービス（2カ所）、グループホーム（2カ所）、介護老人保健施設、デイケア、訪問リハ

2. BCP委員会の活動〜使えるBCPの策定〜

　当院では2012年8月にBCP委員会をキックオフし、約4年が経過しました。メンバーは病院長（委員長）を筆頭に各部署の所属長で構成されており、月に一度、定期的に開催されています。またトップマネジメント層にコミットされており、BCP策定の大きな推進力となっているのも大きな特徴です。

　この委員会では、"使えるBCP"を目標に掲げています。たとえ計画が緻密で素晴らしいものであったとしても、人（職員）がその計画を理解し実行できなければ、なんら意味がありません。つまりBCPが"使える"ためには、計画そのものに実効性があることはもちろん、計画を病院組織に浸透させることが重要です。そのため、単にBCP文書の策定をゴールとするのではなく、職員一人ひとりの災害対応能力を向上させるために、特に「教育・訓練」に力を入れています。

3. なぜBCPが必要なのか？

　そもそもBCPとは事業継続計画（Business Continuity Plan）のことであり、災害やパンデミック、さらにはテロなどのリスクが発生した場合においても、医療提供体制を継続するために事前に策定しておく計画です。どんな状況に陥っても医療提供体制を継続できるということは、社会的責任が果たせるだけでなく、病院の経営や職員の雇用を守ることができます。さらには患者や地域住民、取引先といったステークホルダーとの信頼関係の構築にもつながります。

　では具体的に、BCPは何を計画しておくのでしょうか。仮にたった今、地震が発生したとします。被害の程度にもよりますが、BCPが策定されていないからといって、すぐに病院としての機能を失うわけではありません。私たちは必死に医療提供体制の立て直しを図り、押し寄せる患者にでき得る限りの対応をしようと、使命感に駆られながら身を粉にして復旧に努めます。つまり、時間はかかるかもしれませんが、いつかは復旧するのです。

　しかし、このような災害においては、病院は"早期復旧"が求められます。病院が他の産業と決定的に異なることは、被災した患者が大量に発生することで、普段よりも多くの患者に対応しなければならない、つまり業務量が爆発的に増えるという点です。ですから発災後、「まずは何から手をつけようか」と考えたり、「事前に○○の対策をしておくべきだった」と後悔することは、早期復旧に向けての大きな障害となるのです（**図表1、2**）。

4. 当院BCPの特徴

　BCPの本質は、「早期復旧」が大きなウエイトを占めていると考えています。そのため、当

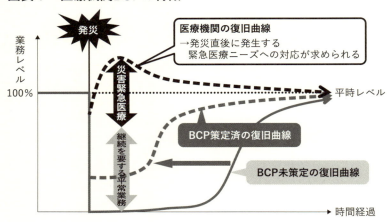

図表1　医療機関BCPの特徴

図表2　病院の早期復旧

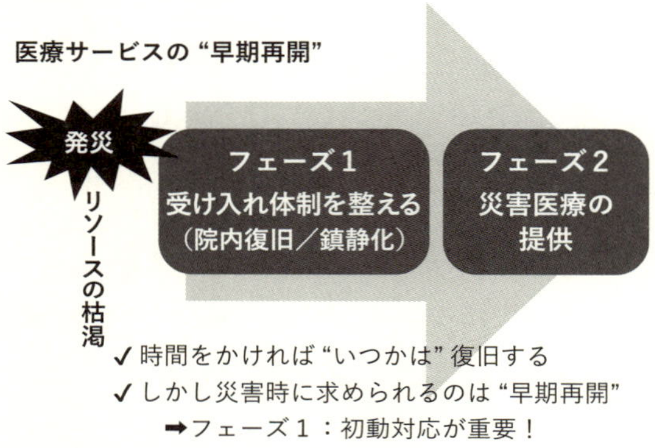

院では"ミッション"を意識した「事前対策」と「初動」に重点を置いています。そしてこれらを検討するにあたって、「ミッションシート」というツールを使っています。このシートは、各部署において職員配置が大きく異なる日勤帯と深夜帯の2パターンを作成しています。具体的なミッションシートの活用方法は、図表3のとおりです。

① ミッションを設定する

　ミッションとは、いつまでに（＝RTO：目標復旧時間）、どんな状態にするか（＝RLO：目標復旧レベル）です。発災後、時間の経過とともに発生するニーズを洗い出し、そのニーズを満たしたあるべき姿、つまりゴールを考えます。

② ミッションを達成するための行動手順を考える

　次に、①で設定したミッションをクリアするために、具体的な行動手順を検討します。ここでのポイントは、最初は順番を考えず、思いつくままにゴールに向かってやるべきことを挙げ

図表3　ミッションシートの活用方法

業務ミッション・シート　　No. 1

部署（場所）：		責任者：
復旧時間（RTO）：		分
業務：	ミッション	
完了させる状態（RLO）：		

完了に至る実施事項（何をどうする）	順序	補足 ＊（実施事項の補足や必要なリソース等）	所要時間	累積時間	誰が	関係者 （関連部署）

主な流れ：
- ミッション遂行のためのTo Do＝緊急時の行動フロー → リソースの洗い出し → 所要時間の割り出し
- 方針
- 事前対策／代替手段／残存リスク
- ミッションと累計時間に乖離
  → ①手順の見直し
  　②事前対策による所要時間の短縮化
  　③訓練による所要時間の短縮化

ていくということです。そして行動を洗い出した後に、優先順位をつけ、一つひとつの行動に要する時間を付与します。

なぜ、最初は順番を意識せずに行動を挙げるかというと、災害時に取るべき行動といっても、どうしても普段の業務フローに沿って考えてしまうからです。しかし災害時だからこそ、やらなくてもよいことや優先しなければならないことが日常と大きく異なるはずです。このプロセスではそのことを強く意識することができ、いってみれば脳内における災害訓練にもなっています。

③ リソースを洗い出し、事前対策・代替手段を検討する

②で整理した一つひとつの行動に対して、必要となるリソース、つまりその行動を達成するために必要なモノやヒトを洗い出します。そして、それらが災害時にも使用できるようにするために事前に対策すべきことは何か、あるいは、使用できない場合にどんな代替手段が考えられるか、ということを検討します。対策のなかには、コストの問題からすぐに対応できないことや、そもそも手立てがないということもあります。しかし、それらを残存リスクとしてきちんと認識しておき、実際の災害現場で右往左往しないことが重要だと考えています。

④ 訓練を実施する

こうして作成されたミッションシートは、部署内ミーティングなどの場で定期的に「読み合

わせ」を行ってもらっています。これも立派な訓練となり、職員に普段から災害時の行動を意識してもらうことで、組織への浸透を図っています。また、このミッションシートどおりに実際に動いてみることで、行動の迅速化や問題点の抽出ができます。この実動訓練については、この後、触れたいと思います。

⑤ミッションの擦り合わせ

　最終的には、各部署が設定したミッションを時間軸で同期します。この作業によって、院内全体の復旧レベルを俯瞰することができます。また、関連部署で違和感がないかを確認し、必要に応じてミッションの見直しを行うことで、全体の最適化を図ります。災害対策本部はこの全体の復旧イメージを持つことで、実際の災害時において計画どおりに復旧できているのか見極めることができ、何かしらの決断を迫られた際の有効な判断材料にもなり得ます。

　ミッション、つまりゴールのイメージを共有することで、職員のベクトルの向きを同じにすることができます。災害時に職員のベクトルがバラバラでは、皆がやみくもに動くこととなり、無駄な行動が生じることで復旧が遅れてしまう可能性もあります。さらに、ここでいうミッションはゴールの状態だけでなく、"いつまでに"という時間を意識している点が大きなポイントです。それは、発災直後の日常業務レベルを超えたニーズ（＝緊急医療）に対応するためにも、おのおのがタイムマネジメント視点を持っているということが非常に重要になるからです。

5. "ヒト"と"モノ"の事前対策

　ミッションシートから浮かび上がった事前対策は、部署ごとに実施していきますが、コストなどの問題から病院全体で検討しなければならないものもあります。お金さえあればそれらはすべて解決できるかもしれませんが、現実的には困難です。そのため当院では、災害対策本部が必要と思われる事前対策に対応するのかしないのかの仕分けを行い、対応することについては優先順位をつけて、中長期計画に位置づけるようにしています。

　また、発災と同時に圧倒的に枯渇するのが"ヒト"です。"ヒト"つまり、職員なくして医療提供はできません。そのため、災害対策本部は「職員参集マニュアル」を策定し、自動参集の基準を明確にしました。ちなみに当院では、地震が発生した場合、「①震度6弱以上」の地震で、「②病院から10km以内に居住」している職員のうち、「③幼児・要介護者がいない」職員は自動参集としています。この条件に当てはまらない職員は、先に参集した職員の交代要員となれるように準備しておきます。職種ごとに、どれくらいの参集が見込めるのか、という分析も行っています（**図表4**）。

図表4　自動参集基準における職種別参集度合

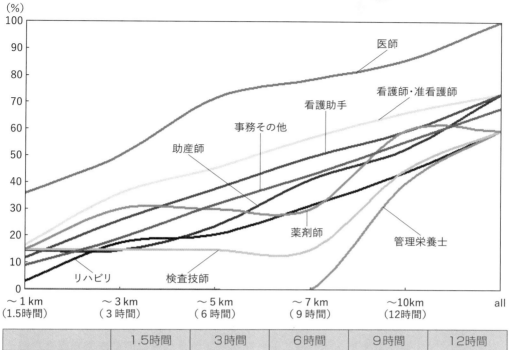

	1.5時間	3時間	6時間	9時間	12時間
医師＋看護職	18.3%	33.0%	43.8%	55.9%	65.6%
全職員	13.0%	26.4%	36.0%	47.1%	58.8%

図表5　BCP定着化に向けた教育・訓練計画

対象者	随　時	毎月〜半年	半年〜1年	毎　年
コアメンバー（委員会事務局）	・経営層への報告 ・訓練のフィードバック	・部門間調整	・外部セミナー受講 ・部署内訓練企画	・病院全体の点検／是正 ・大規模訓練企画
管理職（委員会メンバー）	・事前対策の実施	・各部門の点検／是正（ミッション、手順の見直し）	・部署内訓練計画	・大規模訓練計画
一般職員		・意識づけ（ミッションの理解／手順の読み合わせ）	・部署内訓練 ・安否報告訓練	・大規模訓練 ・院内全体研修
災害対策本部	・事前対策の実施 ・関係機関との調整	・安否確認訓練	・本部立ち上げ訓練	・大規模訓練

事例・実動訓練

6. 実動訓練の実施〜ミッションシートを検証する！〜

　冒頭で述べたように、委員会ではBCP定着化のために「教育・訓練」に力を入れており、その計画の中には年に一度の大規模訓練を位置づけています（**図表5**）。この訓練はいわゆるトリアージ訓練とは異なり、トリアージを実施するためにいかに早く院内を復旧させるか、ということに主眼を置いています。

　訓練では、各部署で作成したミッションシートに沿って実際に動いてみることで、内容（手順と遂行時間）を検証するだけでなく、災害対策本部との連動を検証することや課題を抽出することも目的としています。

　訓練の方法は、シナリオ非提示型のシミュレーション訓練です。具体的には、模擬患者役にあらかじめアクションカードを渡しておき、訓練中に行ってほしいこと、つまり訓練対象職員に対する負荷を仕込んでおきます。そして、訓練対象職員はそのことを知らずに訓練に臨みます。目の前の患者役の職員が起こす行動に対応しながら、手順を遂行してもらうわけです。大規模訓練では複数部署と災害対策本部を訓練の対象とし、模擬患者役の職員を合わせておよそ100人強の職員が参加します。2014年度に実施した訓練を、ここで少し紹介したいと思います。

【第2回BCP実動訓練　概要】（写真2〜5）
対象部署：2階エリア（産科外来、産科病棟、医事科、小児科外来）、災害対策本部、放射線科、託児所

写真2　患者役職員が新生児を抱き訓練する病棟内

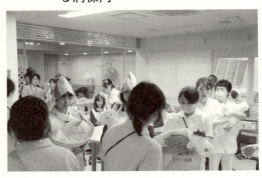

写真3　産科外来での訓練

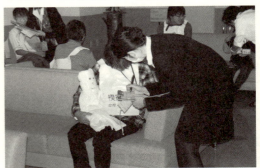

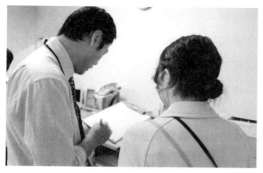
写真4　災害対策本部の設置

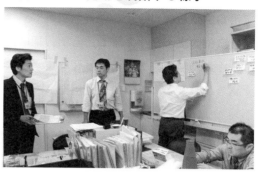
写真5　BCP発動を判断する様子

想定：

発災日時	2014（平成26）年11月14日（金）午前10時30分　発災
前提条件 （インフラの状況）	建屋：倒壊しない
	什器：転倒、落下あり
	電気：地域停電、自家発電作動
	病院情報システム：全停止 （→紙カルテ運用）
	水道：停止
	ガス：停止
	交通網：電車、バス停止

各部署ミッション：

〈産科外来〉発災から15分→緊急外来患者の対応が可能となる

〈産科病棟〉発災から15分→病棟患者の安全確保ができ、他部署への応援が可能となる

〈災害対策本部〉発災から15分→災害対策本部を設置する

　　　　　　　　発災から30分→BCP発動を判断する

　訓練は業務終了後に行いますので、想定の時間とはズレが生じますが、なるべく実際に発災したらこうなるであろうというリアルな状況に近い環境をつくったうえで実施します。例えば、外来受付周りにパンフレットや書類を散乱させたり、非常用電源につながっている照明以外はスイッチを切ったりなどです。また訓練中に、余震を知らせる緊急地震速報の館内放送もしました。

7. 訓練の結果

　今回の訓練では、ミッションの目標復旧時間はほぼすべての部署でクリアすることができ、さらに手順の理解を深めることができました。しかし災害対策本部では、本部立ち上げの館内放送を忘れてしまったり、情報を種類ごとに整理しきれないなど、各部署でさまざまな課題が浮き彫りとなりました。このように新たに抽出された課題を整理し、改めてミッションシートを見直し、さらにその内容を関連部署へフィードバックするという一連の作業をとおして、広くかつ深みのある連携が部署間で図られ、災害対応がさらに実効性の高いものとなっています（**図表6**）。

　また訓練終了後には、参加者全員に対してアンケート調査を行っています（**図表7～13**）。その結果からは、訓練対象職員・患者役職員の両者共に、訓練を通じて積極的に病院の機能を知ろうとしたり、自発的な連携の姿勢、そして訓練そのものを好意的かつ前向きにとらえる姿勢が生まれるなど、災害に対する意識の変化が見られました。

　このように職員全体の災害時対応の意識が向上することは、非常時における連携の重要性を感じさせるばかりではなく、日常業務においても積極的に他部署と連携を図ろうとする姿勢に発展します。

　チーム医療が推進される今、このような訓練をとおして相互理解が生まれることは、BCPという枠を超えて、病院の組織をも強くすることにつながっていると思います。

図表6　BCP実動訓練の結果

成果目標	結　　果
ミッションの検証	・目標復旧時間をクリアできた ・復旧手順の理解が深まった
災害対策本部の気づきと連動検証	・本部立ち上げの館内アナウンスを忘れ、情報把握が遅れた ・情報を種類ごとに整理して報告できず、本部長判断が遅れた
課題抽出	・大きな声で情報交換をすることが重要（周囲に状況が伝わらず、連携がうまく図れない） ・他科との相互連携が必要（産科外来＋放射線科だけでなく、婦人科外来との連携）（小児科外来は想定していたよりも早く復旧できたため、他科の応援要員として手順に位置づけておく） ・院外薬局との連携が必要 ・情報整理の方法を再検討することが必要（付せんの使い方など情報整理のルールづくり） ・発災直後の帰宅希望者への対応方針が必要 ・トリアージタグの院内運用ルールが必要

図表7　ミッションを体感しながら、初動手順を理解することができましたか？

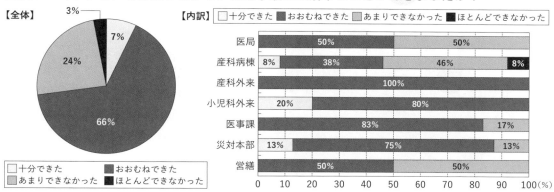

図表8　非常時の行動をさらにスピーディーにするための改善ポイントの洗い出しができましたか？

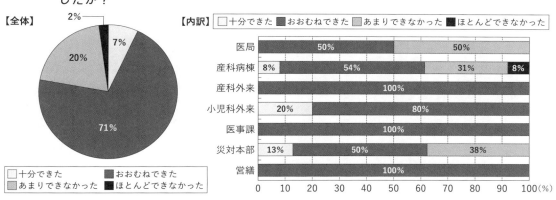

図表9　情報収集・整理は適切に行えましたか？

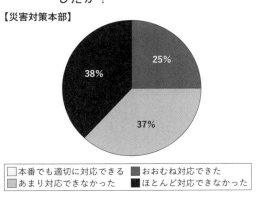

図表10　今回の訓練で、あなたはどのような対応を受けましたか？（患者役職員のみ回答）

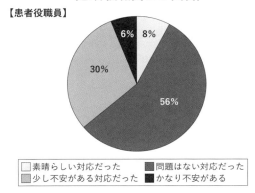

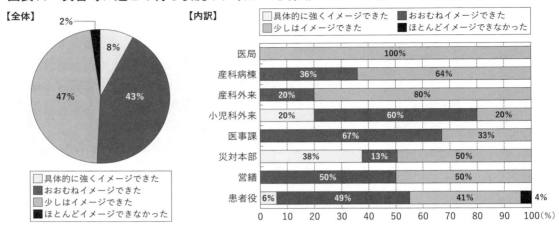

図表11　災害時に起こり得る状況や、取るべき行動のイメージができましたか？

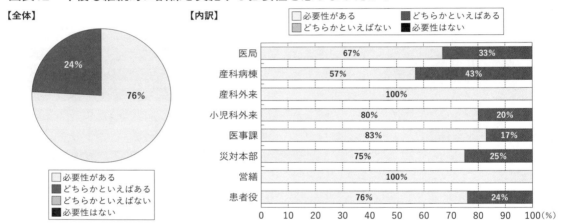

図表12　今後も継続的に訓練を実施する必要性を感じましたか？

図表13　訓練の感想（自由記述）

「院内の設備を把握しておくことは、災害時に限らず日常においても必要」
「患者役として他部署の動きを見ることで、自部署に生かせることを多く発見できた」
「他部署の状況が分かり、どのように連携を取るべきか考えやすくなった」
「今後も訓練を繰り返し行い、先を予測した動きが取れるようになりたい」

8. これからの課題

　BCPは生き物です。それは、職員が入れ替わればそのつど教育が必要ですし、病院の置かれた環境が変わればBCPそのものの見直しが必要になるため、常に更新が必要だからです。ですから今後も委員会活動を通じて、BCPを手当てしていかなければなりません。また、現在は法人の中で病院が先行してBCPに取り組んでいますが、法人内連携のために、介護保険事業所と

ノウハウの共有を進めているところです。

　さらに、病院の機能分化が進む今、機能の面においても当院が単独で解決できる問題ではありません。つまり、BCPも地域完結型で取り組む必要があるのです。現在、ようやく近隣の病院と、災害対応についてお互いが持っている知恵を共有し、病院が協力し合うことで地域をどう支えていくことができるか考える場をつくり始めたばかりです。今後も、その輪を広げていきたいと考えています。

9. レジリエンス認証

　内閣官房国土強靱化推進室は、事業継続に関する取り組みを積極的に行う事業者を「国土強靱化貢献団体」として認証する制度を、平成28年4月より開始しました。当院では、これまで取り組んできた災害時対策を今後も継続して改善するためのツールとしてこの制度を活用することとし、第1回目レジリエンス認証の申請を行いました。その結果、認証取得団体（44団体）の中でも唯一の医療機関として認められ、当院にとって大きな励みとなったことは言うまでもありません。さらに2年後の更新審査に向け、訓練を中心とした職員教育の実施と初動対応能力の向上を図り、法人組織と地域医療、そして国土の強靱化に貢献していきたいと思っています。

第2章

安心・安全を目指した災害時対策
病院全体で取り組む災害対策

独立行政法人国立病院機構 浜田医療センター

副看護師長（救急看護認定看護師） 當田　晶子
脳神経外科部長　救命救急センター長　加川　隆登

はじめに

　島根県は東西に長く、救命救急センターや大学病院は県の東部に偏在しています。独立行政法人国立病院機構浜田医療センター（以下、当院）は、島根県浜田市の人口約5万人の医療圏に位置する365床の総合病院で、地域災害拠点病院として島根県西部唯一の救命救急センターを有しています。また、島根県西部における救急医療・看護、そして災害時に地域の中核として機能する役割を担っています。

病院外観

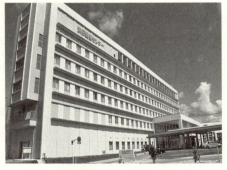

▲2009（平成21）年新築移転　地域災害拠点病院として島根県西部唯一の救命救急センターを有する

　災害時は、医療施設の能力を上回る医療ニーズが生じると予測できます。そのため、傷病者の安全を守り、被害を最小限にするためには訓練が重要になります。そこで当院では不測の事態に備え、2010年に災害マニュアルの改訂を行いました。そして、2011年1月に災害派遣医療チーム（以下、DMAT）を立ち上げ、同年より災害訓練を開始しました。2013年に地域災害拠点病院の指定を受けると、翌2014年には、災害拠点病院としての要件の1つである救急患者搬送用のヘリポートを整備しました。

　本稿では、災害時における当院の準備について、災害

施設概要（2016年7月1日現在）

名　称　独立行政法人国立病院機構　浜田医療センター　**所在地**　島根県浜田市浅井町777番地12　**TEL**　0855-25-0505　**指　定**　3次救急病院、救命救急センター、地域災害拠点病院　地域がん診療連携拠点病院、臨床研修指定病院、地域医療支援病院　**病床数**　365床（一般病床230床、救命救急センター10床、地域包括ケア病棟60床、回復期リハビリテーション病棟50床、緩和ケア病棟15床）　**入院基本料**　7対1　**診療科**　27診療科　**看護単位**　10単位　**看護方式**　固定チームナーシング　**総職員数**　661人（うち常勤看護師316人、非常勤看護師35人）

マニュアルの改訂と災害訓練を紹介します。

1. 災害マニュアル改訂のきっかけ

　当院には2005年に作成された既存の災害マニュアルがあり、災害規模に応じた対応レベルと災害対策本部の設置、職員の招集と各トリアージエリアの運営について記載されていました。しかし、2009年に新築移転したため、既存のマニュアルでは対応できない個所が出てきたのです。

　当院周辺の状況から、近隣で多数の傷病者が発生した場合には、その多くの患者が当院に搬送されることが予測されます。そのため、地域災害拠点病院として、災害死を最小限にするためにトリアージを行い、赤エリア（最優先治療群の治療を行う場所）を充実させ、広域医療搬送を行う必要があったのです。そこで、組織図や備蓄、ゾーニング、各部署の初期対応や参集した職員の再配置、再配置後の職員の行動について新たに追加する必要がありました。

　そのようななか、病院機能評価の受審を契機に、救命救急センターの看護師を中心とした災害マニュアルの改訂を行うことになりました。

　浜田市は1983年に豪雨による水害に見舞われ、旧病院は床上浸水の被害を受けました。しかし、当時の体験を持つ職員はほとんどいませんでしたので、災害時に多数の傷病者を受け入れた経験はなく、災害対応について知る職員は少ないのが現状でした。いつ起こるか分からない災害に対する備えを、多忙かつ多職種がかかわる医療現場で行うことは容易ではありませんでしたが、改訂作業をとおして災害対応に関心を持ってもらいたいと考え、各部署から情報を集め、試案を作成し検討していきました。

2. 災害マニュアル改訂の実際

　島根県防災計画や他院の災害マニュアルを参考に、①病院全体の対応、②傷病者の受け入れ体制、③各部門の対応、の3つを主な項目として作成していきました（**表1**）。

　そして、項目ごとに話し合いを進め、①については、当院のライフラインとそれが途絶した場合の供給体制を基軸とし、災害対策本部の設置基準や災害レベルとその対応について院長と話し合いました。また②については、防災担当者に確認したところ、「もし災害が起きたら全力で病院を守りたい」とのことでした。

　傷病者受け入れ時には院内のゾーニングが必要なため、院内を歩いて回り、患者の流れや資器材を考慮してトリアージレイアウトを作成しました。多数の傷病者受け入れ時に、最も重要で優先すべき場所は赤エリアです。ストレッチャー、酸素ボンベ、挿管セット、熱傷セットなど、救命救急センターが保有する資器材数を確認し、受け入れ可能な患者の数について救命救急センターの看護師と話し合いました。

表1　災害マニュアルの主な3項目

①病院全体の対応	組織図、災害対策本部の設置基準、災害レベルと対応、発災時の対応のフローチャート、トリアージレイアウト、ライフラインの備蓄と途絶に対する対応、ME機器の所有状況と各機器の充電可能時間、非常食と緊急時の供給の取り決め、研究検査科・薬剤科・放射線科の初期対応、発災時の各部署からの報告用紙、院外各団体への連絡先など
②傷病者の受け入れ体制	参集した職員の動き、トリアージの方法、紙カルテの運用、既設・新設部門の役割など
③各部門の対応	災害対策本部や赤エリアをはじめとする既設・新設部門の役割、活動内容、必要物品や必要物品の調達場所、各病棟職員の動きや受け入れ態勢、避難方法など

　発災時の救命救急センターのレイアウトや発災直後の行動計画、役割分担を検討し、赤エリア対応の質や量を上げるために多くの医師や看護師が集結できるよう計画を立てるとともに、各部門に出向き情報を集めました。栄養士は、非常食と緊急時の供給の取り決めについて「いざというときのために炊き出し訓練をしたい」と話していました。放射線科では、停電時の対応について、緑コンセント（送電が停止してもバッテリー装置により瞬断せず、自家発電電源に切り替わる無停電コンセント）がどこにあるかを確認しました。また通常、放射性医薬品は耐火、耐震性のある保管庫に保管・施錠してあるため、発災時には保管庫の点検が必要となります。

　災害時は、広域医療搬送が救命につながる可能性を高めます。マニュアル改訂を始めた2009年当時、当院にヘリポートはありませんでしたが、島根県の飛行場外離着陸場許可状況から、近隣の運動競技場や河川敷が臨時ヘリポートになると予測し、ヘリコプターを依頼する際の手順を明記しました。また、DMATを受け入れる可能性を考慮し、院内参集場所を設置しました。

　試案は救命救急センターの看護師や医療クラークがデータ化し、院長、救命救急センターのセンター長、看護師長が共に修正を重ね、主な改訂点をまとめました（表2）。そして、院内の救命救急センター運営会議で検討し承認を得、2010年に既存の災害マニュアルを改訂した「浜田医療センター災害対策マニュアル」の完成に至りました。

　改訂作業をとおして各部署で備蓄や災害対応について改めて確認し、話し合え

表2　災害マニュアル改訂時の主な変更点

【2010年改訂時】
・組織図を追加
・新病院でのゾーニング（トリアージポストや各トリアージエリアなど）
・ライフライン・備蓄の記載
・備蓄を考慮した災害モードの決定と災害モードごとの対応
・各エリアでの必要物品リストの見直しと保管場所の確認
・赤エリアに職員・医療資器材の配分が多くなるように変更
・既設・新設部門の役割や活動を明記
・DMATの受け入れ態勢や広域医療搬送について
【2014年改訂時】
・組織図に当院DMATを追加
・ライフライン・備蓄を最新情報へ更新
・新設部門「GM」の廃止
・各エリアでの必要物品リストの見直しと保管場所の確認
・近隣のDMAT所有病院の一覧表を追加
・アクションカードと、その使用法を添付

たことは、不測の事態に対する関心を高めるとともに、その重要性を再認識できた大きな一歩となりました。

3. 3.11 医療班の体験を無駄にしない

　災害マニュアルが完成した翌年、東日本大震災が発生しました。当院からも発生1カ月後に、国立病院機構医療班として5人が派遣され、仙台医療センターを拠点に東松島地区で7カ所の避難所の巡回診察を行いました。派遣2日目の夜中、震度6の地震に見舞われ、仙台医療センターにはバイクや自転車で職員が参集してトリアージポストを立ち上げ、傷病者の受け入れを開始しました。筆者たちは、黄エリアを担当しました。

　帰院後、「今、できることは何だろう」と考える一方で、被災地から離れた日々の暮らしのなかで記憶が薄れ、危機感がなくなっていったのを覚えています。一人ひとりが「明日、災害が起こるかもしれない」という危機感を持って暮らすことは困難ですが、今できることは、医療班での貴重な体験を無駄にせず、平時から災害対応に関する啓発、普及を行うことだと思いました。そして、それらは個人のレベルではなく、病院全体で取り組む必要があるのです。

4. 「浜田医療センター災害対策マニュアル」を有効性のあるものに変える

1）災害マニュアルを院内へ周知する

　2011年5月に、改訂した災害マニュアルの説明会を行い、当院の備蓄や災害モード、災害本部の立ち上げ、各部署の役割などを伝達しました。東日本大震災の直後ということで災害対応に関心が高かったこともあり、多くの職員が参加しました。

2）災害マニュアルを使用した災害訓練を開始

　災害マニュアルを使用して、訓練を行う計画を立てました。しかし経験がないため、病院全体を対象にした大掛かりな訓練を行うには不安がありました。そこで、東部の救命救急センターから災害医療に詳しく訓練に精通したDMATを招聘し、訓練の設定や物品準備、災害対応の概要やルールの説明、ファシリテーションを依頼しました。当院の救命救急センター看護師は、院内の運営、準備を行いました。

　DMAT 15人の指導のもと、2011年6月に状況付与型、模擬患者を使用した机上災害訓練を実施しました。災害本部、トリアージエリアを立ち上げて傷病者の受け入れ訓練、模擬記者会見ではメディアへの対応の訓練も行いました。

　終了後、参加者へのアンケート結果からは「災害対応についてもっと知りたい」、「また訓練をやってみたい」、「災害マニュアルを見るよい機会になった」、「災害時の行動がイメージでき

写真1　災害実働訓練（2011年9月4日）

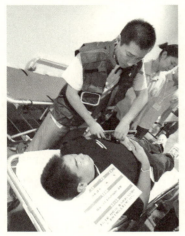
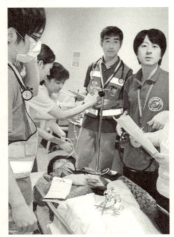

赤エリアで模擬診察を行う医師

写真2　机上災害訓練／院外DMAT7隊受け入れ（2011年11月19日）

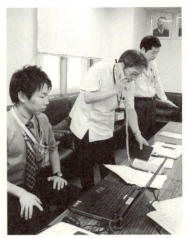

災害対策本部で災害優先電話を使用し、県と連絡を取る院長

た」という意見が多く挙げられ、研修受講後の参加者の満足度は高く、災害対応に関心を持ち、マニュアルの周知や災害時のイメージ形成を促すことができたと思います。

　一方で、多くの情報のなかでは災害レベルの判断ができず、災害対策本部を設置するかどうかの判断ができませんでした。さらに、災害対策本部を設置しても意思決定ができず、本部と各部署で連絡が取れない状況が生じました。これらのことから、災害対策本部の情報処理の対応不備、災害対策本部と各部署の連携が困難であり、指揮命令系統や情報伝達、本部の意思決定に問題があることが明らかになったのです。

　そのため、本部機能を高める訓練や情報処理対応訓練が必要となり、災害時には情報の収集と共有が大切であるとのことから、管理課が中心となって災害時優先電話やトランシーバーの使用方法の確認、全館放送設備を赤コンセントに接続、衛星電話の購入、広域災害救急医療情報システム（EMIS）を導入しました。

　その後も、試行錯誤しながら災害訓練を行いました。訓練時は島根県、鳥取県、広島県のDMATを招聘して指導を受け、さらに地域との連携を図るために2次医療圏の医師、保健所長、事務職員、看護師も招いて訓練を行いました。そして、そのたびに災害マニュアルに対する多くの意見をいただき、対応が不十分な部分については改善を重ねていきました。

写真3　机上災害訓練（2012年9月15日）

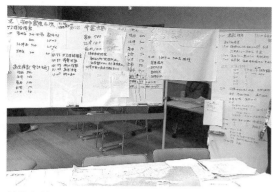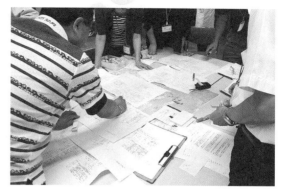

情報収集・共有を中心にしたロールプレイ訓練実施。図やトランシーバーを使用して情報収集、記録、評価を行う参加者

5. 机上災害訓練から災害マニュアルの脆弱性を抽出する

1）机上災害訓練〜広域災害〜（表3、写真1〜3）

　2014年に救急患者搬送用のヘリポートが完成することを受け、2011年から広域医療搬送を視野に入れた机上災害訓練を開始しました。このときにはすでに当院もDMAT体制が整っていましたので、今回は当院の救命救急センター看護師とDMATが訓練の企画案を作成し、必要な物品の準備を進めていきました。

　病院の機能が強化されるだけでは災害対応は不十分なため、訓練前には地域の消防機関とも相談を重ねました。さらに、近隣のヘリポートや救命救急センターを所有する病院、その搬送時間を調べて訓練の設定を決めていきました。また災害対策本部強化のため、厚生労働省が実施する統括DMAT研修を修了した当院DMAT隊員を本部要員として配置しました。

　事前準備の段階から、近隣のヘリポートや救命救急センターを有する病院、搬送時間を知ることができたと同時に、災害マニュアルに記載された広域搬送適応患者の搬送先選定の難しさを体験できました。

　そして、訓練を重ねることで災害対策本部は以前よりスムーズに立ち上がり、本部に配置したDMATが情報を整理することで、患者の流れや院内の状況が把握しやすくなることが分かりました。これまでは、本部とは別に統括診療部長が指揮する「GM」という新設部門を立てて現場指揮や入院先の決定を行い、災害対策本部と各部署の仲介をしていました。しかし、災害対策本部との役割分担が不明瞭であり、この部門があることによって各部署からの情報伝達に混乱が生じていたため、その後の訓練から「GM」を廃止しました。

2）机上訓練〜局所災害〜（表3、写真4）

　2013年に起きた山陰豪雨災害を機に、翌年は今後、起こる可能性が高い局所災害について訓

表3　2011〜2014年までに行った災害訓練の詳細

2011年6月4日〈机上災害訓練〉模擬患者のマグネットを使用した机上訓練	
【訓練目的】	1. 災害時の各部門の役割、災害対策本部と各部門間の連携の理解 2. 情報収集・伝達と情報に基づいた意思決定 3. 多数傷病者受け入れの初動と患者の流れの理解
【訓練設定】	近隣の列車事故　傷病者多数
【参加人数】	院外DMAT15人／当院職員61人／院外参加者15人
2011年9月4日〈災害実働訓練〉病院をゾーニングし、トリアージエリアを展開	
【訓練目的】	1. 本部の立ち上げと院内の情報収集・連絡体制の確認 2. 多数傷病者受け入れ時の全体の動きと個人のタスクの確認
【訓練設定】	地震　当院の被害なし　傷病者25人
【参加人数】	当院職員40人
2011年11月19日〈机上災害訓練〉模擬患者のマグネットを使用した机上訓練	
【訓練目的】	1. 傷病者受け入れ時の各エリアの動きと個人のタスクの確認 2. 院外DMATの受け入れと協働を理解する
【訓練設定】	島根県東部地震　震度7　多数傷病者　当院の被害なし　広域医療搬送適応患者1人 他院からのDMATの受け入れ（中国地区DMAT実働訓練との合同訓練）
【参加人数】	院外DMAT7隊／当院職員50人
2012年9月15日〈机上災害訓練（午前）〉情報収集・共有を中心にしたロールプレイ訓練 **〈災害実働訓練（午後）〉病院をゾーニングし、トリアージエリアを展開**	
【訓練目的】	午前：1. 情報の収集・整理、的確な評価を行い、災害医療対策について検証する能力を向上させる 午後：1. 当院災害対策本部の設置と運営の検証 　　　2. 多数傷病者受け入れ時の情報収集・伝達と本部および各部門での初動体制確立の検証
【訓練設定】	午前：仮想病院における地震発生時の初期対応、トランシーバーを使用した情報伝達 午後：地震　25人の傷病者　当院の被害なし
【参加人数】	院外講師1人／当院職員45人／院外参加者約10人
2013年1月26日〈机上災害訓練〉広域訓練　模擬患者のマグネットを使用した机上訓練	
【訓練目的】	1. 浜田医療圏および近隣の医療圏を含む地域に震災が起こった際の浜田医療センターの役割を確認する 2. 浜田医療センター災害対策マニュアルに基づく災害対応を行うことでマニュアルの脆弱性を抽出し、改訂の基本資料とする
【訓練設定】	広域災害　地震　当院の被害なし　傷病者100人
【参加人数】	院外DMAT4人／院内職員40人／院外参加者5人
2014年2月15日〈机上災害訓練〉局所災害　模擬患者のマグネットを使用した机上訓練	
【訓練目的】	1. 局所災害発生時における当院の災害対策本部の院内統制および地域連携の確認 2. 本部機能（GM廃止）を改訂した当院災害マニュアルの検証 3. 局所災害発生時における各部門の患者受け入れ態勢の確認
【訓練設定】	近隣の高速道路での交通事故　傷病者50人
【参加人数】	院外DMAT4人／院内職員50人／院外参加者49人

練を行いました。広域災害訓練と同様に、当院の救命救急センター看護師とDMATが企画案を作成し、参加者を対象に事前勉強会を開催しました。勉強会では、災害対応についての考え方、トリアージの方法やトリアージタグの記入方法の指導を行いました。訓練中には、当院の救命救急センター看護師とDMATを指導者として各エリアに配置しました。　また、連絡係として災害対策本部にDMATの業務調整員を配置し、本部要員の役割分担、クロノロジーの記

載等の情報管理をして本部機能の向上を図りました。

「GM」が廃止されたことで、救命救急センター看護師とDMATが中心になって訓練を進めたところ、指揮命令系統の簡素化や本部の情報が整理され、各部署との連携や情報伝達がこれまで以上にスムーズに行えるようになりました。

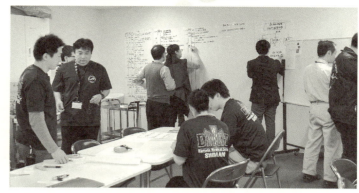

写真4　机上災害訓練（2014年2月15日）

訓練の進行管理を行う当院スタッフ

6. 訓練の学びからマニュアルを改訂

各種訓練をもとに、2014年には再び災害マニュアルの改訂を行いました。改訂にあたって各部署から修正案を募ったところ、2010年の災害マニュアルより詳しく、最新の情報が記載され、早見表を添付するなどと、とても分かりやすいものになりました。

さらに、各種訓練から得た改善策として、2013年後半に作成したアクションカードを追加しました。アクションカードには、災害の早期収束に向けた具体的な行動などを記し、現場活動が円滑に進むようにしました（表4、資料）。

7. 訓練、マニュアルを整備した結果

災害マニュアルを周知して訓練を重ねることで、そこで得た学びから災害マニュアルの改訂を進めていきました。そのおかげで最近では、病院全体で災害対応に関する備えを行うことができてきたように思います。

外来看護師は外来検査中に災害が起こった場合の対応策を考え、手術室看護師は発災時の初期対応について検討し、看護研究として発表しました。また産婦人科病棟では、2015年度中に新生児や妊婦、褥婦の避難訓練を計画しました。

災害訓練を体験した看護師が、そこで得た知識や情報を自部署に持ち帰り、自発的に対策を考えることができています。そして、近隣のDMATや2次医療圏の医療者と共に訓練を行うことで、顔の見える関係を築くことができました。近隣DMATに良質な指導をしてもらうことで、実際の災害をリアルに再現して実施することができ、訓練をとおして有意義な討議を行うことができたと思います。

8. 今後の課題

　当院の周辺ではときどき水害の被害があります。今後の災害マニュアル改訂時には、水害時に必要な対応についても具体的に示していく必要があります。これまでは、多数の傷病者を受け入れる訓練を中心に行ってきましたが、病院が被災した場合に安全に入院患者を避難させる訓練も必要です。

　当院のヘリポートは、病院とは別棟の屋上にあるため、ヘリポートへ模擬患者を搬送する実働訓練や、作成したアクションカードを使用した訓練も必要となります。さらに、赤エリア、病棟、検査科など部署ごとに訓練を行えば、平時の緊急時にも役立ちます。これらの訓練を行い、災害マニュアルに反映させていくことが今後の課題です。

　また当院には、訓練評価の明確な指標がないため、訓練時に病院の役割や展開する医療の質を評価する指標を持つ必要があると考えます。

　当院にはチーム医療を推進し、医療者が互いに連携する土壌があります。災害静穏期における災害への備えを病院全体で行うことができたのは、このような環境があったからです。島根県西部の中核病院として、今後も病院全体で災害対応を行っていきたいと思います。

【参考文献】

1）中田敬司：『災害時における情報収集と伝達』、救急医療ジャーナル、2008. 10、P44〜55.
2）MIMMS日本委員会監訳：『Hospital MIMMS大事故災害への医療対応』、永井書店、2010.
3）鵜飼卓、山本保博他：『災害医学』改訂2版、南山堂、2009.
4）勝見敦、須崎紳一郎、原田尚重：『災害訓練』、救急医学、第32巻、第2号、2008、P137-141.
5）大橋教良：『HICS（Hospital Incident Command）に学ぶ災害時の病院組織の考え方』、救急医学、第32巻、第2号、2008、P163-166.

表4　浜田医療センター アクションカード使用の手順

災害時　アクションカード　使用手順

> **アクションカードとは**
> 行動を促し、判断を導く、活動の事前指示書である

災害時アクションカードとは緊急時に集合したスタッフに配布される行動の指標となるカードです。災害時に限られた人員と医療資源でできるだけ効率よく緊急対応を行うことを目的としています。それぞれのアクションカードには、マニュアルに準じて個々の役割に対する具体的な指示が書き込まれています。その役割に付いた人がアクションカードを読めば、行うべき初期対応が分かるようになっています。

☆アクションカードの置き場所
　病棟・手術室：スタッフステーションの防災グッズと共に保管する。
　外来：各フロアの防災グッズと共に保管する。
　新部門：救急室のDMAT資器材置き場に保管する。新設部門立ち上げ時に各部門のリーダーが配布する。
　　　　　引き出しに『アクションカードがあります』と表示をする。

初期対応アクション・カードの運用法

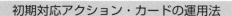
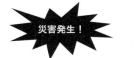
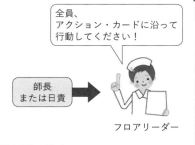
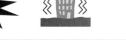
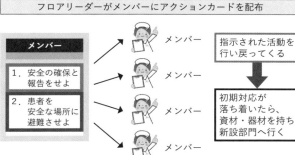

☆使用時の約束
①師長・日責の指示に従う
②アクションカードを受け取ったらその内容に沿って行動する
③落ち着いて行動する

浜田医療センターアクションカード一覧表

【既設部門】	【新設部門】	
救命救急センター 　　：リーダー看護師・ 　　　メンバー看護師 外来：リーダー看護師・ 　　　メンバー看護師 病棟：リーダー看護師・ 　　　メンバー看護師	赤エリア：リーダー医師・ 　　　　　メンバー医師 　　　　　リーダー看護師・ 　　　　　メンバー看護師 黄エリア：リーダー医師・ 　　　　　メンバー医師 　　　　　リーダー看護師・ 　　　　　メンバー看護師 緑エリア：リーダー医師・ 　　　　　メンバー医師 　　　　　リーダー看護師・ 　　　　　メンバー看護師	家族対応 　　：リーダー看護師・ 　　　メンバー看護師 病院正面玄関口トリアージエリア 　　：リーダー看護師・ 　　　メンバー看護師 霊安室：リーダー医師・看護師

〈参考文献〉中島　康：『アクションカードで減災対策』、日総研出版、2012.

資料　赤エリアのアクションカード（医師・看護師）

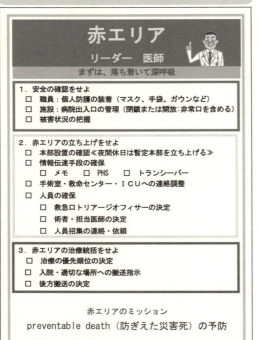

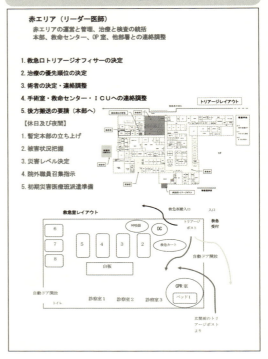

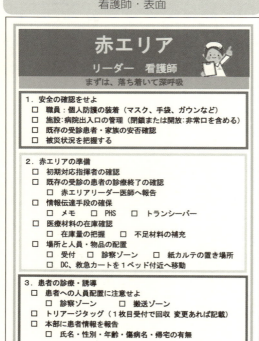

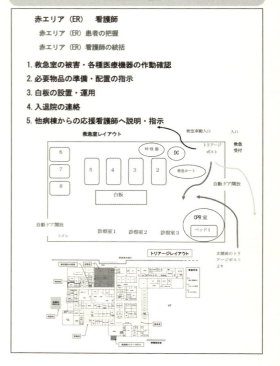

第2章

災害に強い病院を目指し、災害シミュレーションに取り組む

医療法人　埼玉成恵会病院　看護部　救急師長　塩谷　健
看護部長　上田真由美／看護部　ICU主任　小林小弥香／施設防災課　島崎　俊郎
病院長　長谷川岳弘／事務長　関口　哲夫／薬局長　戸口　明
日本医科大学付属病院　高度救命救急センター　助教　五十嵐　豊

1. はじめに

　埼玉成恵会病院（以下、当院）は埼玉県の中央に位置し、関越自動車道の東松山インターチェンジに近接する195床の急性期病院です。2次救急病院として救急医療にも力を入れ、救急隊と共に救急症例検討会を開催して連携強化に日々努めています。

　災害医療への取り組みとして、2012年に多目的リハビリ棟が完成しました。普段はリハビリ棟として運用していますが、収納してあるパーテーションを組み立てれば、災害時の臨時診察棟としても機能するように建てられました。

　しかし、2014年2月の大雪で、多くの職員が出勤できず、食事の提供が遅れたり、同じ職員が長時間勤務となったりなど、大変に混乱しました。雪の予報がありながら、事前の対応をしなかった結果の混乱でした。その後、検討会を行い、自然災害も含め、災害に対する認識不足等の問題が見えてきました。

　院長の発案により2014年度のテーマが、「災害に強い病院づくり」と決まりました。そこで、まず初めに、院内に大

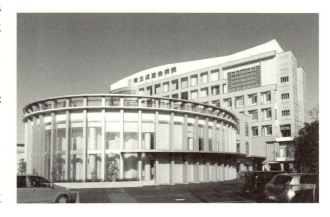

施設概要

名称 医療法人　埼玉成恵会病院　**所在地** 埼玉県東松山市石橋1721　**電話** 0493-23-1221　**許可病床数** 195床／入院基本料：10対1　**平均在院日数** 17日　**職員数** 386人（うち常勤医師19人、看護要員167人）　**病院理念** 育成と恵愛の精神を持って、信頼される病院を目指します。

規模災害対策委員会（以下、委員会）が立ち上げられました。

問題点を抽出、改善し、マニュアルを整備していくなかで、本当にマニュアルどおりに動けるのか、今後の活動にフィードバックする必要があるとの意見から、災害シミュレーションを行うことが決められました。

災害シミュレーションはマンパワーを活用した究極のチーム医療と考え、1人でも多くの職員が体験できるように、参加対象は全職種で行う方針となりました。

2. 問題の抽出

当院では、毎週火曜日に全職員対象の朝会があります。その場を利用して病院の方針等を職員に伝達し、災害時対応の問題点をブレインストーミング法により自由に挙げてもらい、他のアイデアと結合させて、さらにそれを一人ひとりに出してもらいました。委員会で問題点をKJ法でテーマごとに分類したところ、減災、スタッフ参集、建築・設備、備蓄、地域連携、災害医療となりました。

このテーマごとに責任者を決め、改善していくことになりました。

3. 災害シミュレーションへの準備

1）他施設の見学

災害シミュレーションはどう行うのか、書籍による研さんだけではなかなかイメージがつかめず、他施設の災害シミュレーションを見学させていただきました（**図表1**）。

このことにより、全体の流れや各部署の役割、必要な備品、院内の掲示物、事前訓練の必要性など、多くのことを学べました。そのことが、災害シミュレーション開催に向けて大きく前進したと感じました。

図表1　防災訓練見学

①新潟県小千谷総合病院防災訓練見学
・看護部対象に小千谷総合病院発災後、DVDの鑑賞

②9都県市合同防災訓練の見学
・2014年度草加市立病院患者受け入れ訓練見学
・遺体安置所設置訓練見学
・防災講演会聴講　12人

③群馬県利根中央病院DMAT訓練後、患者受け入れ訓練見学

2）スタッフ育成

委員会だけで準備をするには限界があり、1人でも多くのスタッフが準備に加わることで、活動の裾野は広がります。

そこで、集団災害セミナーやMCLS等に参加して、スタッフの育成に努めました。

また、インストラクターコースにも参加して、院内でも研修会が開ける体制を目指しました。

3）抄読会

院外の研修に参加するには限界があり、参加していない職員にも災害医療の知識を学んでもらうため、全職員対象に抄読会を開催しました（**図表2**）。テキストを用意して、災害時に必要な情報、病院防災マニュアル作成の仕方、アクションカード、トリアージを学びました。

具体的には毎月1回、昼休みの30分間を利用して各部署に参加してもらい、参加できなかったスタッフには、資料を用意して伝達してもらうようにしました。

4）救急隊との連携

毎年行う救急症例検討会は、災害医療をテーマに開催し、病院と救急隊からそれぞれ2題の発表をしてもらいました。当院の災害医療への取り組み、大雪の日の対応、東日本大震災への派遣の様子などを発表し、研さんし合いました。特別講演として日本医科大学付属病院救命救急科災害・危機管理部門の五十嵐豊先生に「病院における災害医療～国内・海外の災害現場の経験から～」をテーマに講演していただき、災害シミュレーションにもアドバイザーとして参加していただきました。

5）トリアージ訓練

院外の研修に参加したメンバーを講師とし、災害時の基本行動（CSCATTT）とトリアージについて、全職員を対象に座学を行いました（**写真1**）。

写真1　大規模災害事前学習会

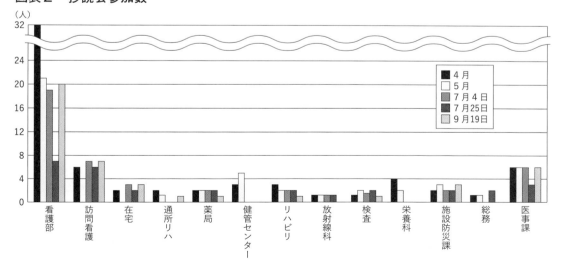

図表2　抄読会参加数

写真2　トリアージ訓練1　　　　　　　　　写真3　トリアージ訓練2

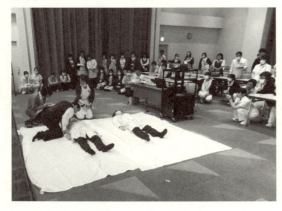
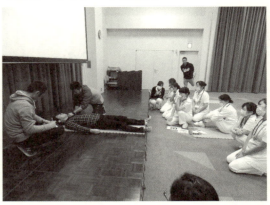

　その後、トリアージの訓練を繰り返し行いました。コ・メディカルスタッフにもこの訓練に参加してもらい、トリアージタグの記入の仕方を学んでもらいました（**写真2、3**）。さらに、近隣の消防署の救急救命士などにも協力いただき、トリアージ訓練には多くの方が参加してくださいました。

6）アクションカードの作成

　見学に行った施設からいただいた資料をもとに、委員会でアクションカードを作成しました。災害だから特別なことを行うのではなく、通常業務の延長線であるような内容にして、各部署の意見を入れながら修正しました（**図表3**）。

　アクションカードの定義は、行動を促し、判断を導く、活動の事前指示書です。つまり、これは「お守り」を持つことに通じ、また災害直後の混沌とした状態に備え、道標となる行動が書かれているため心に余裕が生まれ、パニックの防止や安全な活動につながります。このカードにはやるべき行動を整理し、報告すべき内容とタイミングも記載しました。

4. 災害シミュレーション

　今回の災害シミュレーションの想定は、首都直下型地震で病院周辺も被害甚大というシナリオにしました（**図表4**）。シミュレーション参加者は166人で、地震発生後、シナリオに従って避難訓練を行い、災害対策本部を立ち上げました（**図表5、6**）。

1）災害対策本部

　各部署の被害状況を災害対策本部に報告し、その内容をホワイトボードに記入して、整理した情報をEMIS＝広域災害医療情報システムに入力しました（**写真4**）。その際、今回は通常回線が不通という設定で、スマートフォンとパソコンをテザリングで回線につなぎました。

図表3　アクションカード

災害対策本部長

職種：院長または代行者　氏名（　　　　　）
場所：災害対策本部（ポケナンバ内線1511）、防災センター内線1508
業務：対策本部の迅速な立ち上げ及び円滑な運営

内容：
1) 大規模災害が発生しました。災害対策本部の設置を宣言して下さい。職員召集のための全館放送を事務長に指示して下さい。「災害指示カード」は防災センターにある。

　また、以下の事項を確認し、災害対策本部に集合した職員に指示して下さい。
　（内容は随時更新されます）
　発災時刻（　　　　　）　災害の場所（　　　　　）
　搬送される予想被災者数
　被災者到着推定時刻（　　月　　日　　時　　分）

2) 病院運営の可否を決定して下さい。
　病院自体の被災状況に応じて運営の可否を決定する。

3) 外来一般診療の制限や中止、予定手術の決定を行って下さい。
　一般外来の制限レベル
　一般外来の停止レベル
　各レベルに応じた全館放送を行うよう事務長に指示する。
　予定手術の中断か否かの判断

4) 各病棟における入院患者の退院可能性について報告を受け、状況把握に務める。
　状況を把握し、状況に応じて報告により病棟内の空床者数を把握する。
　室床数を把握し、退院可能な患者数を災害対策本部担当者から報告を受け把握しておく。

5) 各業務担当者を災害対策本部担当者から任命し、必要な場合は合同退院始を行う。
　トリアージDr：災害対策本部担当責任者を派遣し、センター救命処置室へ派遣しDrを任命させる。
　各ゾーンDr：災害対策本部担当責任者を救命センター救命処置室へ派遣し各ゾーンのDrを任命させる。
　各ゾーンNs：救急看護師長を形成外科外来待合室へ派遣し、各ゾーンのNsを任命させる。
　災害対策本部事務責任者：災害対策本部事務局へ派遣し事務担当者を任命させる。

6) 各関係機関への連絡等を行ってください。
　自治体、医師会、消防、警察、保健所、自衛隊等への連絡状況。

7) 各ゾーンから入院の要請に対しては、搬送先を決定するまたは出勤医師の病棟もしくは出勤先を確保。各ゾーンの災害対策本部担当責任者が入院先の病棟、搬送方法を決定し、医療機関へ依頼する。

8) 定期的な記者会見を行ってください。
　メディア担当は、災害対策本部事務長と協議し、定期的な記者会見を実施前に行う。

トリアージNSリーダー

氏名（　　　　　）

職種：看護師
場所：病棟支関ホール
業務：来院患者の状態把握と迅速な選別

1) 大規模災害が発生しました。このカードを受け付取ったら、災害対策本部より以下の事項を確認し、記入してトリアージ職員に伝達してください。（内容は随時更新されます）
　発災時刻（　　　　　）　災害の場所（　　　　　）
　搬送される予想被災者数　被災者到着推定時刻（　　　　　）
　レッドゾーンDrリーダー（　　　　　）　イエローゾーンDrリーダー（　　　　　）
　グリーンゾーンDrリーダー（　　　　　）　ブラックゾーンDrリーダー（　　　　　）
　災害対策本部指示者担当責任者（　　　　　）

2) 病棟支関ホールにトリアージセンターが設置されます。トリアージセンター担当者を確認して氏名を記入し、トリアージセンター事務リーダーが配置している、設置後の確認を行うこと。設置に必要な器材はトリアージセンターに収容している。（裏面参照）
　1：Ns　　2：Ns　　3：事務リーダー　　4：
　5：　　　6：　　　7：　　　　　　　　8：

3) 来院するすべての患者のトリアージを施行してください。混乱が予想されるため緊急事態であることを患者に説明してください。
　来院したすべての患者はトリアージを行うこと。タッグは各ブースに設置
　（トリアージ未施行患者は何人たりとも院内に入れてはならない）
　START法により迅速に判断して、チームメンバーにエロ通して各ゾーンに配置させる。
　記載役のトリアージタッグは患者の左手首に装着、不可能な場合は、左手首、右手首、左足首、右足首、首の順に装着。

4) トリアージのみを行ってください。
　実質的な治療は行わない。（例外：気道確保（部隊予防）、止血）
　患者1人当たり30秒目安とするが、1～2分程度を目安に。

5) 各ゾーンへの患者の移動を事務リーダーもしくは、搬送リーダーに指示してください。
　重症患者→レッドゾーン：救急センター救命処置室（救急病棟入口より）
　中等症患者→イエローゾーン：救急センター災害病棟処置室（救急病棟入口より）
　軽症患者→グリーンゾーン：リハビリ棟ホール（リハビリ棟入口より）
　死亡患者、治療不要死亡患者→ブラックゾーン：ケアセンター（ケアセンター入口より）

6) 業務終了と判断した場合は災害対策本部担当責任者に連絡し、指示を受けてください。

7) 基本的に持ち場を離れないでください。災害対策本部看護部長の許可を得ること。離れる場合、業務交代する場合は、災害対策本部看護任者を後任者に直接手渡すこと。また、業務交代する場合は必ずこのカードを後任者に直接手渡すこと。

8) 人員不足等トラブルが生じた場合、災害対策本部看護部長（PHS7100）に相談してください。

2）患者役への事前説明

　患者役は50人として、事前に患者設定を説明し、リアル感を出すため外傷にムラージュを行いました。

　患者設定が複雑な人は、指導員の救命士に申請し、バイタル変化、状態変化のあるときにリードしてもらいました。

写真4　EMISに入力中

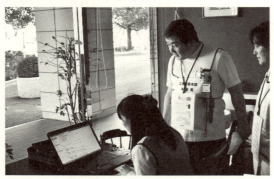

図表4　災害シミュレーションの想定

災害シミュレーション想定

訓練日時：2015年2月21日（土）13時30分

災害種別：13時30分　首都直下型地震が発生
　　　　　震源　台東区　震源の深さ10km（震度6強）

被害状況：東松山市に甚大な災害が発生している
　　　　　病院周辺　震度5強
　　　　　商用電源利用できず

図表5　災害シミュレーション参加者

シミュレーション参加数　166人

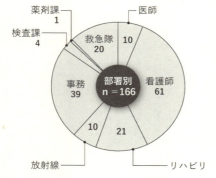
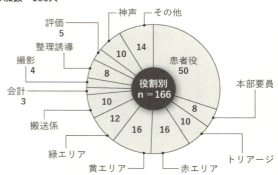

※神声：模擬患者が演技しにくいところを説明したり、バイタル測定時に細かいデータを伝える役割。

図表6　災害シミュレーション　シナリオ

災害シミュレーション　概略

日　時	内　容	行　動	場所等
13：00	模擬患者の準備開始 訓練の案内放送	見学者対応	リハビリ棟3階 インフォメーション（案内所） 見学者カード配布
13：30	訓練開始 外来棟3階模擬病棟 　①特別浴室で火災	地震発生の放送 地震発生に対する初動開始 火災発生の放送 初期消火 避難・誘導 病棟より状況報告	防災センターへ集合（放送）
13：45	②災害対策本部の立ち上げ	本部設営 　③災害患者受け入れ体制 　　アクションカード配布	喫茶室へ集合（放送） 各集合場所へ 　医師：救急センター 　看護師：外来棟 　事務系、男性職員：リハビリ棟 災害対策本部
14：00 14：05 14：15	災害患者の受け入れ訓練 模擬患者集合完了 患者出し	適宜EMIS入力訓練 各トリアージブースの設営開始 患者（30人）の受け入れ開始	トリアージセンター 　↓ 各ブース
14：40 15：00 16：00 16：10 16：30	患者出し ゾーン内ブリーフィング 全体会 訓練終了	商用電源回復 第2弾患者（20人）の追加投入 片づけ	外来棟整形外科待合

①3F特別浴室から火災　　　　初期消火・避難誘導訓練
②災害対策本部設営　　　　　喫茶室へ設営
③災害患者受け入れ体制　　　アクションカードにより行動
※事前に役割分担説明会実施　模擬患者シナリオ・説明会実施

3）各ブースの運営

　各ブースでは打ち合わせをした後、ビブスを配布して患者の受け入れ準備をします（**写真5、6**）。

　患者の受け入れを開始すると、各ブースに患者が移動して医師から検査指示が出た場合、CTは10分、単純撮影は5分の撮影時間をカウントした後に、結果を渡してもらいました。

　また入院・転院する患者は、すべて災害本部に報告してコントロールをしました。

　定刻になったら訓練を終了して、各ブースで反省会を行い、指導員の救命士に講評してもらいました。

写真5　各ブースで打ち合わせ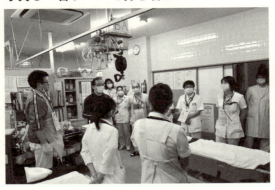

写真6　ビブスを配布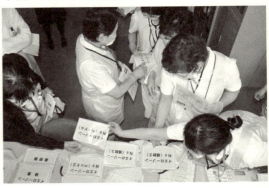

5. アンケート結果

災害シミュレーション後に行ったアンケート調査の結果は、**図表7～10**のとおりです。

図表7
今回のシミュレーションに何かしらの役割で参加しましたか

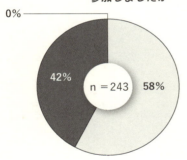

0%
n=243
はい 58%
いいえ 42%
無回答

図表8
事前説明会等でシミュレーションの流れについて十分に理解できましたか

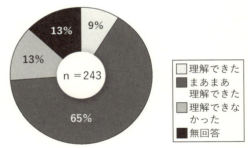

n=243
理解できた 9%
まあまあ理解できた 65%
理解できなかった 13%
無回答 13%

図表9
今回の災害シミュレーションは、実際に災害が起きたときに役に立つと思いますか

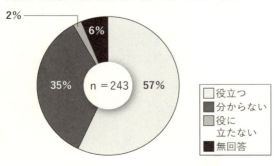

n=243
役立つ 57%
分からない 35%
役に立たない 6%
無回答 2%

図表10
このような災害訓練の取り組みは継続したほうがよいと思いますか

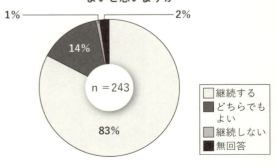

n=243
継続する 83%
どちらでもよい 14%
継続しない 1%
無回答 2%

6. 災害シミュレーションを終了して

　災害医療は究極のチーム医療です。災害が起きたときは、多数の傷病者を治療するために全職員で取り組む必要がありますが、今回、各部署の垣根を越えて災害シミュレーションを行うことができました。

　アクションカードを作成したことにより、手元にカードがあるので、やるべき行動と報告すべき内容とタイミングが明確になり、混乱することなく行動できました。また、情報が災害本部に集約されることにより、そこから命令が発信できるので、共通の目標に向かって行動できました。

　災害シミュレーションを行ったことで、抄読会、講習会で伝えきれなかった災害への備えや重要性を実感してもらえたのではないかと思います。また、トリアージの精度や情報の整理など、たくさんの課題が見つかったことにより、災害に強い病院を目指す第一歩を踏み出せたと思います。

　今回、他施設や近隣の市町村の防災担当者、消防署にも見学に来ていただきました。災害時の対応について意見交換して、地域の災害対応も一歩前進したのではないかと思います。

　起きてほしくはありませんが、30年以内に発生するといわれている首都直下型地震に備え、継続して取り組み、体制を整えていきたいと思います。

【参考文献】

山崎達枝『災害時のヘルスプロモーション（2）―減災に向けた施設内教育研修・訓練プログラム』荘道社、2010.

Simon Carley『Hospital MIMMS大事故災害への医療対応ホスピタルMIMMS大事故災害への医療対応―病院における実践的アプローチ』永井書店、2009.

集団災害医学会セミナーテキスト

大友康裕（編さん）『多数傷病者対応MCLSテキスト』日本集団災害医学会、2014.

4　"DMAT"の活動から得られた教訓

◆平成28年熊本地震での飯塚病院DMAT活動とその教訓
　　　　　　　　　　　　　　　　　　　飯塚病院DMAT／176

◆事務職員からみた大規模災害対応
　　　　　　　社会福祉法人恩賜財団　福井県済生会病院／184

◆災害時医療支援におけるカルテはどうなっているのか／電子カルテBCP（事業継続計画）
　　　　　　　　　　　　　　　　　　　山形市立病院済生館／193

◆災害医療コーディネートでは避難所マネジメントが重要
　　　　　　　　　　　　　　JA愛知厚生連　安城更生病院／206

◆熊本地震におけるPCAT先遣隊の活動と教訓
　　　　　　　　　　　　　　　　　医療法人博愛会　頴田病院／214

chapter 2

第2章

平成28年熊本地震での飯塚病院DMAT活動とその教訓

飯塚病院DMAT　鮎川　勝彦、森本　秀樹、大峯　将幹
橋本　康平、辻口　大輔

　自然災害、特に地震は予測が困難であり広域に及ぶ。熊本地震の本震は、地震警報も間に合わず発生した。首都直下型地震や東海地震、南海トラフ地震を想定した訓練など地震対策は行われているが、熊本地震はあまり警戒されていなかった。日本各地に走る断層も、地震が発生して初めて知られるものも多い。地震が少ないと思われている地域でも地震が起こりうることを肝に銘じ、地震対策や訓練を繰り返していく必要があることを痛感させられた。DMATの災害時医療対応の基本コンセプトは、CSCATTT（C：Command & Control 指揮・統制、S：Safety 安全、C：Communication 情報伝達、A：Assessment 評価、T：Triage トリアージ、T：Treatment 治療、T：Transport 搬送）である[1]。今回の地震では、期間は短いがDMATとして熊本赤十字病院を拠点に活動した（図1）。CSCATTTをベースとした飯塚DMATの活動内容と得られた教訓について述べたい。

1. 熊本でのDMAT活動の実際

1）出動するまで

　2016年4月14日午後9時26分、熊本県熊本地方で震度7の地震発生。私は病院内で翌日の大学の講義の準備をしていた。携帯電話の地震通報のアラームが鳴り響き、直後に部屋が揺れた

病院概要

| 名　称 | 株式会社麻生　飯塚病院 | 所在地 | 福岡県飯塚市芳雄町3-83 | 電話 | 0948-22-3800 |
| 病床数 | 1,116床（一般978床、精神138床） | HP | http://aih-net.com | | |

が、落下物はなかった。

　午後9時44分　厚生労働省DMAT事務局より携帯電話のメールに「DMAT待機要請」の連絡が入った。救命救急センターに病院の被害状況、DMAT隊員の動向を確認に行ったところ、特に病院の被害はないということだった。

　一部の看護師、ER-Aide（救急救命士や臨床工学技士、臨床検査技師、事務職など医師・看護師の補助者）がDMAT出動準備を始めてくれていた。

　私は出動調整可能と伝え、翌日の講義の準備を続けた。学会出張も重なり、他の医師から出動可の連絡はなかった。

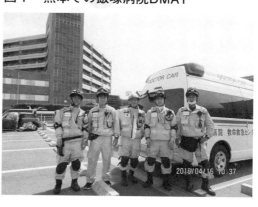

図1　熊本での飯塚病院DMAT

　4月15日午前0時55分、厚生労働省DMAT事務局より九州・沖縄ブロック災害医療担当者向けに「DMAT出動要請」があり、参集拠点本部は「熊本赤十字病院」であった。

　午前1時58分、福岡県知事から当院にDMAT出動要請のFAXが送付されてきた。準備してもらったパンと飲料水を受け取り、午前2時48分、飯塚DMATは5人（医師1人、看護師3人、業務調整員1人）で管理当直医師・管理師長ら病院スタッフに見送られ出発した。

　飯塚市から国道200号線、大分自動車道小郡インターで高速自動車道に入った。鳥栖で九州自動車道に移り、緊急自動車であったため、最寄りの熊本インターまで走行できた。一般道路に降り、熊本赤十字病院に午前4時55分に到着した（図2）。

　午前5時、参集拠点本部であり、DMAT本部となった「熊本赤十字病院　研修・研究センター403多目的ホール」にて到着報告を行った。

　朝までには九州から76隊が参集したが、飯塚DMATは46番目の到着であった。先着隊の一部はすでに任務を受け、出動していた。

　私は午前7時を待って、知り合いの大学職員に当日の講義を休講せざるを得ない状況を伝えた。

2）活　動

　午前7時20分、全体会議があり、15カ所の避難所が設置されていること、救護所の評価のため16チームを新たに派遣することが発表された。飯塚DMATは、広域災害救急医療情報システムEMIS（Emergency

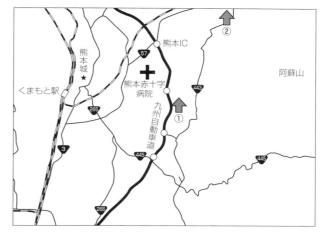

図2　熊本の略図

Medical Information System）に入力できていない病院の被害状況の代行入力を任された。

　午前8時25分、震源地付近である益城町の52床の一般病院（図2中の①）に入院中で、酸素吸入中の4人の患者のうち1人を熊本市民病院に移送する任務を任された。

　午前9時、熊本赤十字病院を出発し、午前9時25分、転院元の病院に到着。駐車場および病院正面玄関には地割れがあり、停電中で院内壁もひび割れがあり、倒壊寸前であった（図3-1、図3-2）。

　飯塚DMATは、3階に入院中の90歳代女性で肺気腫、肺炎、褥瘡で約1カ月入院し、酸素1リットル吸入中の患者を、外傷患者搬送用の担架（バックボード）に移した（図4）。ヘッドライトで足元を照らしながら狭い階段を使い運び出し、熊本市民病院に搬送した。

　午前10時45分、本部に帰り着き、以後待機となった。

　午後4時、全体ミーテイングがあり（図5）、宿泊・食事自己完結の指示が出る。病院外に

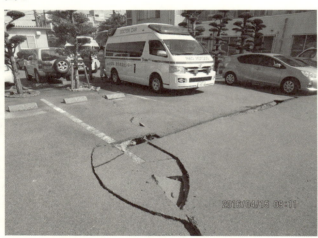
図3-1

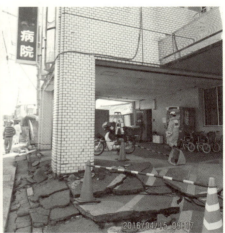
図3-2

4月15日　転送依頼を受け向かった病院の駐車場（3-1）および玄関前（3-2）の地割れの様子

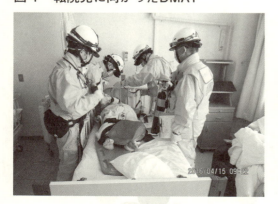
図4　転院元に向かったDMAT

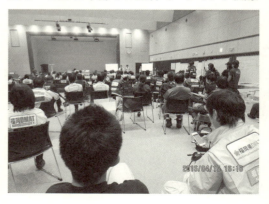
図5　DMAT本部での全体ミーテイング風景

出た隊員から地震速報の号外を見せてもらい、熊本地震の全体像を垣間見ることができた。

3）4月16日午前1時25分本震（益城町震度7）

　DMAT本部となった多目的ホールで毛布1枚を貸してもらい仮眠中だった午前1時25分、ドーンという激しい音と揺れにより飛び起きた。その後も余震が続いた。

　午前2時、被害を受けた外傷患者が熊本赤十字病院に多数押し寄せてきた。本部待機中のDMATが診療補助を要請され、飯塚DMATは外来に設置された緑エリアで、まずトリアージ（男性4人、女性6人）にあたった。熊本赤十字病院の複数の職員がアクションカード（後述）を首に懸け、整然と活動していた（**図6**）。

　縫合が必要と判断された20〜30人の患者がいたので、午前4時から医師・看護師がペアになり10チームに分かれ、外来ソファで創縫合を行った。私は2人の患者の傷の処置をした。

　午前5時15分、縫合が一段落したため、本部に戻った。仮眠をとっていた場所に戻ると、すぐ近くにブロックが2個転がっており（**図7-1**）、上を見上げるとプロジェクターが動いているのが確認できた（**図7-2**）。後に写真で振り返ってみると、なんとプロジェクターの下にブロックを2個下敷きにしていた（**図7-3**）。仮眠をとるときには、暗いなかでも十分に上方向を確認すべきことを痛感した。

　地震が起こらないと思っていた福岡県でも10年前に西方沖地震があったし、熊本県の人もこんな大きな地震が起きるとは思っていなかったであろう。当院に帰ったら落下しそうなものがないか、改めて点検することにした。

　隊員の疲労が激しいことを考慮し、飯塚病院に残った職員と第2陣の派遣を協議した。第2陣の熊本への派遣は日程上困難であり、福岡空港SCU（Staging Care Unit：航空搬送対象患者を一時収容するための臨時医療施設）への派遣を考えているとのことであった。安全な業務遂行が難しいようであれば、撤収するしかないことが分かった。

　午前6時25分、阿蘇に近い大津町の300床あまりの一般病床（**図2**中の②）を有する病院に2人の人工呼吸器装着中の患者がおり、停電のため人工呼吸器のバッテリーで駆動中であり、

図6　アクションカードを胸にぶら下げた熊本赤十字病院の職員

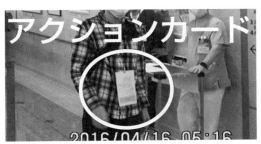

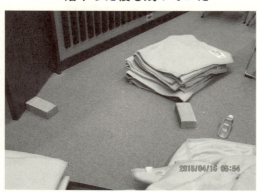

図7-1　仮眠を取っていた場所の1〜2m先に転がっていたブロック2個、落下した後も残っていた

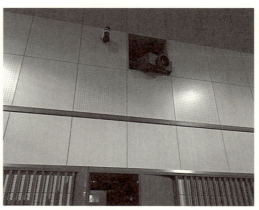

図7-2　頭上を見上げると、プロジェクターの方向が動いていた

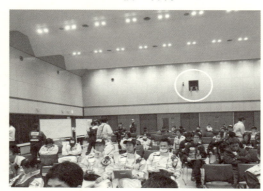

図7-3　落下した2つのブロックは、プロジェクターの下敷き用であったことが後で判明した

短時間でバッテリーが切れるとの連絡が入った。国立病院機構熊本医療センターに転送する任務が下った。

　午前6時45分、DMAT2チームが出動し、午前7時15分、目的の病院に到着した。病院は停電で、かつ屋上の貯水槽からの漏水のため1、2階のフロアは水浸しになっており、多くの患者がストレッチャーや車イスで屋外の駐車場に避難していた。人工呼吸中の患者は2階におり、いずれもマスクでの人工呼吸（NPPV：Non-invasive Positive Pressure Ventilation；非侵襲的陽圧換気）下にあった。停電で電子カルテが開けないため患者情報はほとんどなく、かろうじて名前と100歳の女性で心不全・肺炎の患者であることが分かった。吸入酸素濃度80％、CPAP 7cmH$_2$OでSpO$_2$ 92％、頬がこけておりヘルメット型マスクを使用していた。外傷用の担架（バックボード）に移し替え、バッグマスクで換気しつつ救急車まで運び、車中で

は2人法でマスクをフィットさせながらSpO$_2$ 90％を目標に、換気補助を行いながら搬送した（図8）。血圧160/100mmHg、HR150前後の頻脈性心房細動であった。午前8時10分に熊本医療センターに到着した。

午前8時25分、熊本赤十字病院に戻り、本部に分かる範囲の被害状況も報告した。

4）撤収の判断

隊員の疲労度を勘案し、隊員の安全と安全な業務遂行のため撤収の判断をし、DMAT本部長に伝えた。本部長からはひと休みした後、今回の転送元の病院にもう一度戻り、入院患者を他の病院へ移送するかどうかを判断するため被害状況をEMISに入力後、撤収してほしいと依頼され、引き受けることにした。

その後、他のDMATがその任務を引き受けてくれることになり、ミッション終了とした。

午前9時50分、熊本赤十字病院を後にした。渋滞の国道3号線を走行し、植木インターから九州自動車道に入り、途中のパーキングエリアで運転手に30分ほどの休憩をとってもらい、午後3時55分、飯塚病院に無事帰還できた。

5）飯塚DMAT第2陣

4月17日午前8時56分、第2陣はヘリコプターで運ばれてくる傷病者を、福岡県の病院に搬送するために福岡空港内SCU業務遂行のため出発したが、搬送患者がおらず、午後6時50分に帰院した。

2. DMAT活動での教訓

1）訓練は大事！

DMATは訓練を繰り返しており、その成果も発揮されていた。熊本赤十字病院もさすがに災害医療に強い病院だけあって、職員の動きは目を見張るものがあった。災害発生直後の病院災害医療体制づくりの工夫として、2000年に飯塚病院から提案したアクションカード（後述）を熊本赤十字病院では実践で使っていた。カードの有効性は今後検証することになろうが、感

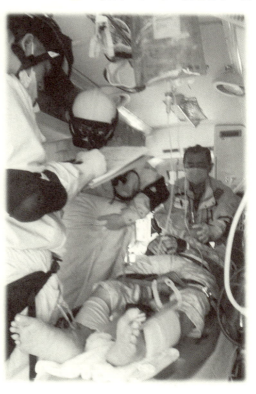

図8 4月16日、転院のため車内収容しバッグマスクで換気しながらの活動となった

慨深かった。

2）第1陣は早期の交代を検討すべき！

DMAT第1陣は、日常業務で疲れ切ったなかで出陣せざるを得ないことも多い。隊員の疲労度を見て、安全第一に撤収のタイミングを決めるしかない。できれば第2陣との早期交代が望ましい。

今回は、現場の救急活動継続が必要ななかで現地への第2陣の派遣が困難であった。撤収のタイミングを決めるにあたり、苦渋の決断を余儀なくされた。今回無事に帰還できたことがなによりであった。

今後、後方支援をする場合、第1陣の疲労度を勘案し、早期の交代の準備をすべきことに改めて気づかされた。

3）仮眠をとるときは、頭上注意！　油断大敵！

熊本赤十字病院は熊本県の基幹災害拠点病院であり、耐震構造基準の25％増の耐震で建てられている。本部となった403多目的ホールは多数の傷病者を収容できるように、医療用ガス配管・電源も多数配備されている。耐震構造であることへのわれわれの油断もあり、頭上のプロジェクターの位置を確認していなかった。いつどこでも地震は起こりうるので、仮眠をとるときは頭上を必ずチェックすることを肝に銘じた。

3. アクションカード

2000年2月、当院に在籍中の山畑佳篤医師（現：京都府立医科大学救急・災害医療システム学講師）が第5回日本集団災害医学会で、大規模災害時の病院内救急医療体制を早期に構築するための工夫として、アクションカードの使用を提案した[2]。カードには、渡された職員がとるべき具体的行動（アクション）内容を記載している。1例を図9に示す。参集した職員に最適と思われるカードを手渡し、それぞれが記載内容を実行することにより、災害時の医療体制が全体的に構築できるものである。現在、アクションカードは各病院で工夫され、実情に合った内容になっている[3]。

4. 終わりに

熊本地震で被災された方々には、心よりお見舞い申し上げる。また、災害対応された多くの方々に敬意を表する。私たちもDMATとして、熊本赤十字病院に設けられたDMAT本部を起点に医療活動に参加した。被害の程度からすると、私たちの活動はあまりにも微力であるが、

図9　アクションカード（一例）

```
赤エリア（重症）Dr. アクションカード

医師
　場所：救命救急センター処置室サイド
　業務：重症患者のマネジメント

内容：
1. 大規模災害が発生しました。このアクションカードを受け取ったら、管理当
　直Dr.（救命救急センター長）より以下の事項を確認の上、記入する。
　　確認事項（内容は随時更新されます）
　　　　発生時刻　　　　　　　　　　　　（　　　　　　　　　　）
　　　　災害の種類　　　　　　　　　　　（　　　　　　　　　　）
　　　　災害の場所　　　　　　　　　　　（　　　　　　　　　　）
　　　　病院に搬送される予想被災者の数　（　　　　　　　　　　）
　　　　被災者の到着推定時刻　　　　　　（　　　　　　　　　　）
　　　　到着方法（救急車、ヘリコプターなど）

2. 重体、重傷患者のマネジメントをする。
　トリアージ部署で重症と診断された患者を引継ぎ、赤エリアで診察、治療
　をする。多発外傷、バイタル不安定、意識消失、呼吸停止等、緊急処置の
　必要な患者を＜救命救急センター処置室サイド＞にて処置をする。

　　**初期治療終了後には速やかに入院手続きを行う。**

3. 基本的に持ち場を離れないでください。
　離れる場合は赤リーダーDr.（赤ベスト）に許可を得る。
　検査、入院のための移動は黄色フリー医師、看護師が担当する。

4. その他、トラブルが生じた場合、赤リーダーDr.（赤ベスト）に相談する。

　　　　　　　　　　　　　　　　　　　　　　　　平成18年11月15日作成
```

大規模災害ではそれぞれができる微力を積み重ねていくしかないとも考える。

　現地では、自らも被災した熊本赤十字病院のスタッフも、各地から集まったDMATも、整然とかつ機敏に災害医療を実践していた。日頃からの訓練の賜物であると感じた。病院で遭遇した多くの患者さんも、不安と疲労を隠せないながらも冷静に、協力的に行動されていたと思う。被災地熊本の一刻も早い復興を願いつつ、今後さらなる災害への対応を強化していきたい。

【参考文献】

1）日本集団災害医学会DMATテキスト編集委員会編：「DMAT標準テキスト．東京」，へるす出版，2011，pp 26-52.

2）山畑佳篤、他：「『アクションカード』を用いた緊急医療体制作り」．http://square.umin.ac.jp/jadm/jadm5/endai2.html

3）中島　康：「アレンジしてそのまま使えるアクションカード」。Emergency Care 2014 Vol. 27 No. 3 March, P 9

第2章

事務職員からみた大規模災害対応
医療救護班の体験から学んだこと

社会福祉法人恩賜財団　福井県済生会病院　健診課・地域医療連携室
課長　梶山　浩之

　東日本大震災の復旧・復興の最中、平成28年4月14日に熊本地震が発生。この2つの大震災により、亡くなられた方々のご冥福をお祈り申し上げますとともに、被災された皆さま、そのご家族の方々に対しまして心よりお見舞い申し上げます。1日も早い復旧・復興をお祈り申し上げます。

■ 平成23年3月11日午後2時46分－心に刻む

　三陸沖を震源地とするM9.0の大地震が日本列島を襲いました。地震に伴う大津波で三陸沿岸の街は壊滅的な被害が発生し、福島第一原発の事故が重なり、各地で大変な混乱が見られました。

　地震発生の一報を受けて、ただならぬ予感を感じて事務所のテレビをつけてみると、仙台空港に押し寄せる津波……、その後に流れる映像の数々は、私たちの想像をはるかに超えるものでした。自然の猛威、その凄まじい破壊力に、ただ呆然と立ち尽くすしかありませんでした。

　本稿は、私の経験から感じたことを書き記します。本来あるべき災害関連のガイドラインから逸脱している部分もあると思いますが、その点はどうかお許しください。また、災害により自院の建物が倒壊などしていない状況を想定して述べています。

病院概要

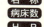

名　称　社会福祉法人恩賜財団　福井県済生会病院　　所在地　福井県福井市和田中町舟橋7-1
病床数　460床（一般456床（うち開放型40床・緩和ケア20床）、結核4床）　　電　話　0776-23-1111
HP　　http://www.fukui-saiseikai.com/

1. 事務職員は医療従事者の一員

私たちが医療従事者であることを忘れている、あるいは忘れたふりをする事務職員になってはいけません。

私自身、平成7年の阪神淡路大震災、平成16年の福井豪雨災害（3回出動）、平成19年の新潟県中越沖地震の発生時に、院内で自ら名乗りを挙げて、医療救護班の一員として、災害医療の一端を担いました（**写真1**）。

阪神淡路大震災が発生したときは、病院に入職して3年目。先輩や同僚からは、「事務職員だから役に立たんて……」などと否定的な見方をされたものです。しかし、"事務職員だから……"は、行かない理由にはなりません。事務職員であっても、「地域社会に貢献」する医療従事者の一員です。その使命感を忘れてはならないでしょう。

刻一刻と状況が変化する災害医療の現場に立つことで、机上では絶対に得られない経験をすることができるはずです。私自身も、医療人としての価値観が大きく変わる一歩になりました（**表1**）。

写真1　医療救護班メンバー（避難所の前で）

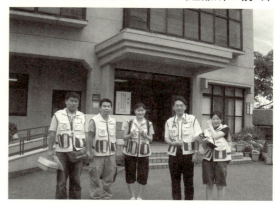

表1　災害時医療を通じて得られた教訓

①事務職員だからといって、被災地に行かない理由にならない
②災害派遣スタッフには、院長をはじめ、職員全員の思いを伝える
③災害マニュアルは大きな道しるべ。災害時は臨機応変に対応を
④災害時、すべての病院は災害拠点病院である
⑤事務職員は監視装置を使用できるようにし、習熟しておく

2. 院長・管理者は最高の後方支援者

東日本大震災で、東京消防庁ハイパーレスキュー隊総括隊長の涙の記者会見を覚えていらっしゃるでしょうか。原発事故対応のために緊急出動した隊員を思いやり、「隊員の健康やその家族を思い……」と涙する姿を……。理想のリーダー像に重ね合わせた方も多かったはずです。

院長の役割も、総括隊長と同じです。災害拠点病院としての受け入れ機能を必要とされた際には、災害対策本部の立ち上げや医療救援活動を、先頭に立って指揮する役割を担うことになります。

さらに、医療救護班を送り出す際には、派遣スタッフのモチベーションを高めるために、①院長自らが、救護班チームのメンバーに使命感を伝える、②救護班出発の見送りと帰院するときの出迎えは、院長をはじめ主要幹部は全員参加する、ことでトップの意志・思いを伝えるこ

とができるでしょう。

当院では、東日本大震災の救護班が戻ってくるときには、幹線道路の復旧の遅れなどから深夜0時をまわって帰院したときにも、院長・副院長は病院で出迎えて待っていました。疲れて帰ってきたスタッフは、疲れがいっぺんに癒やされたそうです（写真2）。

また、福井豪雨災害の発生時には、いち早く「ボランティア休暇」を創設して、救護班だけではなく、復興に向けた職員の思いをスピーディーに制度化して、後押しをしています。

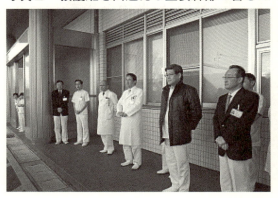

写真2　救護班を出迎える主要幹部の皆さん

想定外のことが起こるのが災害であり、その非常・緊急事態のなかで、院長をはじめ、管理者が迅速にトップとしての方針・姿勢が示せれば、災害拠点病院としての機能拡充はもとより、医療救護班のモチベーション向上に大きく寄与するといっても過言ではないでしょう。

当然ではありますが、事務管理者は、自部署のスタッフが出動している場合には、帰着してから一気に業務に追われないように段取りをして、可能な限り業務調整をしておく必要があります。

3. 事務管理者の力の発揮どころ

事務管理者（課長・主任）は、災害発生の一報を知った場合には、「すぐにマスコミ、インターネットなどを通じて情報収集」を始め、自院の自主登院基準に合わない状況でも、状況に合わせてすぐに病院にかけつけなければなりません。その際には、3日分の着替えと洗面道具などといっしょに、移動途中に日持ちと腹持ちのする食糧を確保して、病院に向かうべきです。

表2　自主登院後の初動対応策5項目

①情報収集の継続
②院内の被害状況（ひと・もの）の確認
③院内所在職員による（仮）災害対策本部の設置
④管理者への緊急連絡（必要時には院内緊急連絡網の発動）
⑤県・消防・警察などに自院の機能保有状況を連絡

自主登院後に優先的に取り組むことは、①情報収集の継続、②院内の被害状況（ひと・もの）の確認、③院内所在職員による（仮）災害対策本部の設置、④管理者への緊急連絡（必要時には院内緊急連絡網の発動）、⑤県・消防・警察機関などに自院の機能保有状況の連絡、の初動対応策5項目を、事務管理者として迅速にコーディネートしなければならないでしょう（表2）。

平成28年4月の熊本地震を体験した病院事務管理職の方に聞くと、自宅の被災状況の確認と家族の安否確認や避難所への避難が済むと同時に、まっすぐに病院へと向かったそうです。登

院後、すぐに院内の被害状況の確認と安全防護策を講じるのに大変な時間と労力を割かれたそうです。

夜間に災害が発生した場合、限られた人員の中で安否確認・安全確認・機能確認を迅速に行うことの難しさを経験し、また余震が続くなかの張り詰めた緊張感での作業の連続は、想像以上の疲労感を覚えたそうです。

その次に、思いきることが必要なのが「脱！マニュアル」です。災害マニュアルや防災マニュアルは、各病院で整備されていると思います。もちろん、マニュアルはあったほうがいいのでしょうが、災害の規模、周辺地域の被災状況、自院の被害状況などの程度によって、マニュアルから外れることが多く（当てはまらないのが現状といったほうが正しいかもしれません）、現場での臨機応変な対応が求められることがほとんどだと思います。

院長、あるいは管理者が被災する、道路状況によっては病院に登院できない職員が大勢出てくるなど、想定外の事案が次々と降りかかってきます。マニュアルは、大きな道しるべ程度でいいのではないでしょうか。現に、福井豪雨災害のときには、防災マニュアルを確認している時間がないほどでした。

平成16年7月18日（日）、未明から降り続いていた大雨の中を、家族を乗せて車で走行しているときに、足羽川の異常水位に気づき、急きょ自宅に戻って家族を降ろして病院に向かいました。病院に到着して約2時間後には、福井市内を横断する足羽川の堤防が決壊（走行中の場所から下流500mほど）して、市街が濁流にのみ込まれる事態に陥ってしまいました。私たちの想像をはるかに超えたスピードで、生活基盤に襲いかかってくる災害の恐怖を、強烈に感じたのを今でも覚えています。

福井豪雨災害のときは、病院緊急連絡網の発動と合わせて関連施設にも緊急連絡網を発動させて、職員の被災状況・安否情報などをすべて取りまとめ、早朝一番で院長に報告しました。

4. 緊急時において院内所在職員は職務代行者

地震はいつ発生するか分かりません。それが日中であれば、多くの職員が院内に所在するので人員確保、避難誘導体制、指揮命令系統などを確立するのは容易です。しかしながら、夜間・休日に発生する災害時には、より臨機応変で柔軟な対応が求められます。

まずは、①入院患者・外来患者の安全を確保する。また、パニックを防止するために院内放送をかける、②必要に応じて仮設の災害対策本部を立ち上げ、指揮命令系統を明確にする、③病棟、各部門に院内被害状況を確認させ、報告させる（ライフラインの状況も）、の初動対応策3項目を、少ない限られた人員の中で臨機応変な対応と冷静な対処で乗り切ってほしいです。

患者さんと職員の安全確保に努め、二次災害（二次被災）の防止に向けて、職員一丸となって全力を傾注しなければならないでしょう。

5. すべての医療機関は災害拠点病院

すべての医療機関は、規模の大小を問わず、災害拠点病院であるといっても過言ではありません。東日本大震災のような未曾有の災害に直面したときは、診療機能や収容機能を維持・確保できている病院が、災害拠点病院の役割を果たすしかありません。

重軽症者のけが人の収容や被災者などの受け入れを、いかに迅速かつ臨機応変に対応できるかは、災害拠点病院の指定の有無に関係なく、私たち医療機関に課せられた責務といえるでしょう。

表3　日頃から備えておくべきこと

- 建物の耐震性能を知っておく
- 重油・医療ガスの備蓄量（使用可能日数）の把握
- 非常食の備蓄状況
- 自家発電装置の機能
- 緊急用の紙カルテ・伝票の準備、運用方法の再確認

そのような事態を想定して、各病院において自院の機能を点検・準備をしておく必要があります。病院棟や付属棟などの構造設備の「免震構造・耐震構造」をはじめとして、重油・医療ガスの備蓄量（使用可能日数）、自家発電装置の機能、非常食の備蓄状況なども重要点検項目の1つです。院長・事務部長には必ず知っておいてほしい項目です（表3）。

福井豪雨災害のときには、病院の南側50mにある福井市防災センターのヘリポートを活用して、水害により孤立した集落から救出された住民の治療を受け入れるために、ヘリコプターから当院の救急車に移し替えて搬送しました。消防隊員の日頃の訓練の成果、双方の意思決定の早さ、搬送・受け入れ体制の構築の早さなど、見事にスムーズな連携が生まれました。

6. 自院の機能を維持し、活用すべし

多くの病院には防災監視装置やエレベーター監視装置、院内放送設備などを集中管理する防災センターが設置されています。災害時には、そこが重要な拠点になります。警備員や施設管理課、委託職員任せにしてはいけません。

事務職員として種々の監視装置を使用できるように、習熟しておくことが必要です。そのため当院では毎年4月に、新入職員を含めた事務職員対象の機器操作講習を実施しています。

また、多くの病院では電子カルテが稼働していますが、電気の供給が制限されてしまうと、アナログの体制に戻さなければなりません。緊急用の紙カルテ・伝票の準備、運用方法などの確認が、常日頃から必要です。この点は、各病院が電子カルテの停止に備えて準備されていることでしょうが、いま一度、運用の再確認が必要でしょう。さらに、非常電源用コンセントの位置を把握しておくことも必要です。

当院では災害用備蓄食の確保目的で、備蓄品の1つに栄養補助食品を備蓄しています。毎年、賞味期限が切れる前の防災の日に合わせて、手紙を添えて入院患者や職員に、品物の入れ替え

写真3　簡易ベッドになる外来の長いす　　写真4　臨時救護所への転用場所

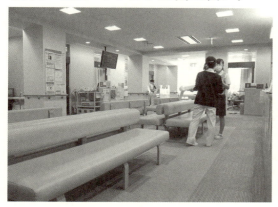
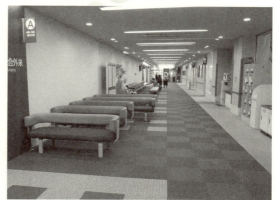
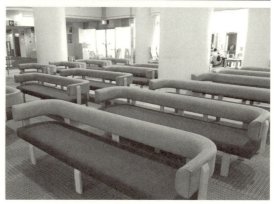

を兼ねて配布しています。また、水害などに備えるために、土嚢を積み上げるための砂袋・スコップを用意しておくと、非常時にいろいろな用途で使えます。

　自院で医療活動を行うことを想定して、外来用のイスを簡易ベッドにすぐに転用できるものを備えておくことも、必要ではないでしょうか。当院では、180cm、200cmの長いす（**写真3**）を、総数100台を超えて各科外来に配置しています。デザインも大事かもしれませんが、医療機関で使用する家具は、実用的な機能が求められるでしょう。

　余談ですが、当院の1〜2階の外来メーン通路は廊下幅6mを確保して、緊急時には臨時救護所（酸素パイピング有）としての機能を兼ねています（**写真4**）。

　いろいろな事態を想定して、小さなことの積み重ねを施しておくことで、院内の防災機能を高め、さらには職員の防災意識を高めることにつながるでしょう。

　なお、その他、医薬品、診療材料、食糧・日用品など携行品リストなどについては、各病院で整備されているはずですので、病院機能面、活用面の一部だけ紹介しておきます。

7. 被災地における救護活動はチーム力と機動力

　ひとたび災害が発生すると、被災地域周辺や避難所に開設される避難所（救護所）、あるいは被害を受けた現地病院での災害医療救護活動が、被災住民の命を守る拠点となります。

　被災された方々は、学校や体育館、公民館などに身を寄せて避難生活を送り、なかには集団避難生活になじめず自家用車で寝起きする方々もいます。そのような過酷な状況のなか、「超

急性期対応」は災害医療活動に従事する「DMAT」、「急性期・亜急性期対応」は支援医療活動を主とする「災害医療救護班」、「回復期対応」は心のケア活動を担当する「精神保健医療班」としての対応が求められます。

医療救護班にはスタッフ、医療機材、診療材料、医薬品、通信機器、事務用品、スタッフ生活備品などを1つのユニットとして常備しておくことが必要です。第1班の出動から出動回数を重ねるごとに、常備品の調整などを行いながら現地に向かうことになります。"移動型の診療所"のイメージです。

私自身は、急性期から亜急性期に移行する状況のなかで、当院の医療チームの一員として災害医療活動に従事しました。そのときの経験、感じたことなどを「全体の視点」、「事務職員の視点」から一部報告させていただきます。

（1）医療救護班全体の視点

医師を中心として、チーム全体で使命と目的を共有し、結束力を高めることが肝要です。超急性期から急性期・亜急性期に医療ニーズが移行するに伴い、医療救護班の活動内容は変化してきます。

昼間の巡回診療では、復旧・復興のために、働き手となる成人男女は避難所にはほとんどいません。高齢者と子どもを中心に、健康状態のチェックと話し相手が主となってきます。実際に、巡回診療班・救護所での医療活動の需要が増えてくるのは、夕方から夜間にかけての時間帯です。日中に劣悪な環境のもとで復旧作業に従事して避難所に戻られ、熱中症や不眠症、全身倦怠感等の症状を訴える方々のケアが必要になります。

やがて心のケアができる場所、長期サポートのできる体制づくりが必要となります。災害後に現れる心的外傷後ストレス障害（PTSD）などの対応のために、「ここに来れば相談、話を聞いてもらえる」という環境整備が必要となり、それらは長期にわたり、心のケア・サポートが必要になります。

（2）事務職員全体の視点

チームの中で、私たち事務職員には、医事課的な役割から総務課的な役割までが求められます。つまり、災害医療救護活動現場では、医療救護班を取り巻く環境を、総合的にコーディネートする"なんでも屋"に徹しなければならないのです（**表4**）。

医療救護班を乗せた緊急車両の運転、発着までの行程確保、後方支援病院（自院）との

表4　事務職員が避難所で担う業務の例

・緊急車両の運転
・行程確保
・病院間の連絡調整
・災害対策本部との情報交換
・巡回診療の際の下見
・災害ボランティアとの情報交換
・医療救護班の日報作成
・申し送り等の作成
・患者整理・案内

連絡調整、地域災害対策本部・現地スタッフとの情報交換（被災地情報、道路情報・燃料調達状況・診療所マップによるルート確認など）、徒歩で巡回診療するときは事前のルート確認のための下見、災害ボランティアとの情報交換、医療救護班活動日報の作成、後続班に向けた申し送り簿の作成、患者整理・案内など、多種多様にわたります。事務作業で追われることが多いはずです。

事務職員の事務力・調整力・実行力が、カギ（診療以外のことは事務職員が一手に引き受ける）になります。医師・看護師など医療スタッフが治療に専念できる環境をつくることを、常に考えておくことが大事です。「医師事務作業補助者」ならぬ「"医療救護班"事務作業補助者」に徹することで、事務職員はチームの潤滑油になると確信しています。

私が派遣中に最も意識していたのが、「被災者の医療ニーズに可能な限り応える」、「チームの安全確保」、「"報告・連絡・相談・確認"の徹底」の３点です。

新潟県中越沖地震、福井豪雨災害のときには、２次災害の危険防止のために、診療の合間に周辺道路・家屋の安全確認などに回りました。そのようなときでも、地域住民の方に歩行ルートなどの確認をするなどしておくと、知らない土地でもスムーズに歩き回ることができます。そして、歩くことを想定して、医薬品などはリュックサックに詰め込んで担ぐのが、体への負担が軽くてすみます。天気がよければ使うことはないのですが、長靴も巡回診療時に携行しておくべき物品です。

また、当たり前のことですが、避難所・救護所の自治に従うことが大事です。ゴミを出さない・持ち込まないは当然のルールですし、常備されている備品（トイレットペーパー等）を大切に使うことも忘れないでください。

体験談

被災者対応の心構え

「被災者と接する機会では、どのような言葉をかけたらいいのだろうか…」と、同行した医師に聞いてみると、「被災者のつらい気持ちに共感することが大切だよ。できるだけ不安が軽くなるように接してはどうだろう」と、アドバイスがありました。「なんか難しいですね…」と答えると、さらに「日常の診療では、時間に追われて外来をまわすことを考えるが、ここでは時間をかけることが大切だよ。つまり、相手の話をよく傾聴して、共感して安心感を与える。ゆっくりと時間をかけることが必要なんだよ」と、付け加えてくれました。

安易に「がんばってください」というのはもちろん禁物。また、「お気持ちは分かります」と同情するのも禁物。「何かあったら声をかけてください」、「何かお役に立てることはありませんか？」という姿勢を示すことが必要であると教えられました。

阪神淡路大震災の救護活動のときに、自分たちが常駐している学校内の救護所に、母親に連れられてきた小学校高学年の女の子が受診に来ました。女の子は何も言わず、話さず、ただただ泣きじゃくるだけ。母親と看護師がずっとそばについて、１時間ほどしてようやく落ち着いて、その後しばらくしてから、女の子が救護所の簡易ベッドの上で寝ついたのは夜が明けるころでした。そのときの診療光景は、いまだに忘れることができません。

8. 揺るぎない信念と臨機応変な対応

　東日本大震災は、巨大地震、大津波、原発事故による被害、そして風評被害など、かつて私たちが体験したことのない、まさしく日本の非常事態といえました。

　福井県は原子力発電所14基が立地して、福島第一原発事故により原発への不安、不信を募らせるようになっています。大震災の被害状況を踏まえ、原子力防災体制や大津波対策に不備がないかを見直す機会になっています。行政を中心に、福井県地域防災計画の抜本的な見直しが図られることと思います。

　地域の再興と国の再生に向けて、被災地の皆さんはようやく第一歩を踏み出したところです。まだまだ多くの支援が必要とされています。被災地の復旧・復興に向けて、支援の輪を広げていきましょう。

　がんばるんやざ（福井弁でがんばろう）！　ニッポン!!

第2章

教訓を生かした災害対策と事務職の心構え
災害時医療支援におけるカルテはどうなっているのか／電子カルテBCP（事業継続計画）

山形市立病院済生館　呼吸器内科　岩渕　勝好

第1部　大規模災害の医療支援

東日本大震災のような大規模災害においては多くの傷病者が発生し、災害時医療支援が行われます。診療に伴い、通常の病院でいえばカルテに関する部分の記録が発生します。これがどのようなものか、「事務的」、「診療情報管理的」という2つの視点から触れてみたいと思います。

まずは、災害診療用カルテの存在を理解するために、被災地の医療班について説明します。超急性期はDAMTとして話されることが多いので、それ以降を担う災害医療派遣について簡単に紹介します。主に事務職員が目にすることを中心に取り上げていきます。

1. チーム編成

病院の所属する団体（都道府県、赤十字支部、国立病院機構、大学、病院協議会など）で日程調整され、派遣先と期間が決められます（**図表1**）。医師1～2人、看護師2人、薬剤師1人、事務1人ほどで1救護班とし、おおむね病院単位で構成されます。診療に必要な資材と人員を含め、車1台に乗れる規模となっています。現地に負担をかけないようにするため救護班は現地では自己完結とさ

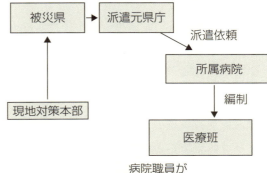

図表1　医療班の編制と派遣、活動①

病院職員が
県医療班として
現地対策本部の指示で活動

親元が3つ

病院概要

- **名称**　山形市立病院済生館
- **所在地**　山形県山形市七日町一丁目3番26号
- **病床数**　585床（一般7対1）
- **電話**　023-625-5555
- **HP**　http://www.saiseikan.jp/

れ、診療に必要な資材、食事、移動、宿泊などは自前で確保することが前提となっています。メンバーの事務職員はロジ担（ロジスティック担当＝物流、後方支援担当）と呼ばれることもあり、診療以外のすべてを一手に引き受けることになります。

被災地での活動であり、精神的にもタフな若手が起用されることが多いようです。したがって、病院内では医事課勤務でも、現地では車の運転、宿泊場所の手配、移動方法の確認、食事の手配、親病院との連絡など、多方面の調整を必要とされます。

2. 現地での診療活動

被災者が避難した場所、学校や公民館、集会所、寺院などに向かい、併設された救護室で診療を開始します。保健室であったり、資材置き場だったりしますので、診療の準備のためにレイアウトを変更します。先行する救護班がいれば、すでにやっていてもらえますので引き継ぎとなります。規模の大きい避難所には担当の自治体行政の事務職がいることがあり、連絡を取っておくと後がスムーズです。その後は診療が始まります（図表2）。

図表2　医療班の編制と派遣、活動②

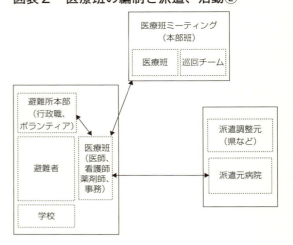

3. 活動の調整

現地での調整は、医療災害対策本部医療班ミーティング（名称はそれぞれ）で行われます。災害医療コーディネーター[*1]と本部班[*2]が中心になって進めます。平成7年の神戸市では3日に1度でしたが、平成23年の気仙沼市では朝夜の2回行われました。朝は市災害対策本部からの情報（避難所、交通、食料など）、本部班の情報（医療チーム、感染症、薬剤医療器材の手配）、夜は避難所救護班の活動報告と翌日の活動計画が話し合われます（図表3）。また、医療班のスタッフは派遣元の病院職員として、派遣調整元のメンバーとして、また、被災地医療対策本部の関係者としての3重の役割があります。特に事務職の場合には、役割を意識して伝える情報を管理していくことが望まれていました（図表4）。

[*1]：災害医療コーディネーターは知事があらかじめ任命します。地域の基幹病院の経験ある医師があたります。
[*2]：被災地医療には多くの救護班が参集しますが、そのうちの1班が本部で調整の中心となります。継続的にチームを派遣できる母体を持ったところがあたることが多いようです。気仙沼の場合には東京都派遣のチームがあたっていました。本部班とも呼ばれます。

図表3　医療班のミーティング

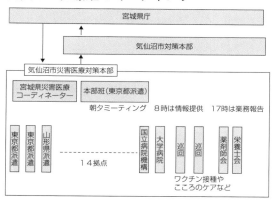

図表4　指示連絡系統と報告先

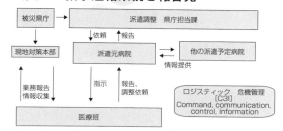

4. さて、カルテは…

　被災地では、医療班到着、救護所設置とともに医療活動が始まります。医療班の持参した災害用カルテが使用できればそれを使用します。現場があまりにも混乱している場合には、患者受付からそのまま診療、処置、処方になります。この場合には、受付一覧の脇に診療行為を記載する程度しかできない場合もあります（**図表5**）。やや落ち着いてくると、1人1枚のカルテを使用することになります（**図表6**）。実用的なので、A4のコピー用紙を使用する場合が多いようですが、これだと複数回受診しても、対応が可能になります。当初使用した**図表5**の一覧型カルテを短冊形に切り取り、1枚カルテの上部や裏に貼り付けて使用していました。

図表5　初期のカルテ？
　　　　（患者一覧＋診療の記録）

No.	日時	氏名	年齢	症状	処置、処方
1		○○	80	胸痛	
2			84	骨折疑い	
3			75	右足外傷	
4			60		
5					
6					
7					
8					

（年齢症状等は例です。）

図表6　移行期のカルテ
　　　　（一覧からの切り抜き＋経過記録）

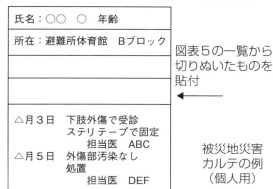

被災地災害カルテの例（個人用）

5. カルテを利用して

受診患者数や疾患ごとの内訳、感染症の動向などを毎日報告する業務があります。カルテから数字を拾っていくわけですが、看護師などがやってくれる場合があります。問題は報告です。先ほどの救護班ミーティング（医療災害対策本部）と親病院、派遣元（都道府県など）[*3]の情報をもとに、医療災害対策本部は医療チーム、資材の運用計画を立てます。

6. もう一度カルテの話、チームの交代

1チーム5日から1週間程度の期間が経過すると、後続チームがやってきます。チームの交代です。都道府県からの派遣の場合には、県内の医療機関が輪番制でチームを派遣します。このように、同一派遣元の場合は特に問題はありません。そのまま後続チームにカルテを引き継いでいきます。自分の病院にカルテを持ち帰る必要はありません。

7. 別系統からの交代

他の病院団体から救護所の引き継ぎを受ける場合があります。例えば、大学病院系で継続していたのを都道府県派遣に切り替える場合などです。避難所単位であれば、そのままカルテを引き継ぐことがあるようです。前チームがカルテを持ち帰ってしまうと、引き継いだチームが診療しようとしたときに、以前の処方薬が分からないことがあるためです。引き継いだほうが地域住民にとってみればメリットのある話ですが、なぜカルテを持ち帰ろうとするのかについては後で触れます。

8. 避難所・救護所の統合

災害対策が進行してくるにつれ、避難所から仮設住宅や自宅に行く人が出てきます。このため、避難所の住民数が減少します。すると避難所の整理統合の話が出てきます（**図表7**）。どの避難所をどのタイミングで閉鎖・統合するかは市町村の災害対策本部が決めます。避難所併設の救護所については地域住民

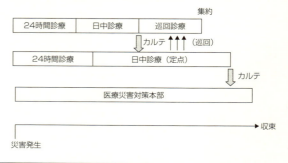

図表7　避難所の集約と医療班の診療

[*3]：報告書の様式が一致することはほとんどありません。もともとのニーズが異なるので仕方ないとは思いますが、平成7年も平成23年も同じ状況でした。

への対応を考慮した準備が必要とされます。選択肢としては①24時間常駐の救護所、②日中のみ常駐の救護所、③定期的巡回診療（親救護所担当班が巡回）、④救護所の閉鎖などがあります。地域の医療機関が回復した場合には医師会が受け皿となる場合があります。この場合、元救護所のカルテはどうなるのでしょうか。③の段階で、親救護所の診療班が回収して、親救護所に保管する対応があります。このようにすると、巡回診療の場合にそのまま持ち出せるメリットがあります。巡回先への保管は、無人になったり、誰が担当するのか不明になる可能性があるため勧められません。

9. 救護チームの撤退に伴うカルテ

　継続してきた避難所における医療活動も終盤になり、災害派遣そのものが終了になった場合にはカルテはどうなるのでしょうか。派遣医療班が持ち帰るのでしょうか。持ち帰ったとしてその保管場所は最終病院でしょうか、あるいは派遣調整した県庁でしょうか（都道府県派遣の場合）。このような対応をした場合には、被災地の住民が困るケースが出てくるでしょう。自分が救護所に受診したときに、どこからの派遣か覚えておいて、後から必要になった場合には、その連絡先を調べて担当者に連絡をとる必要がありますが、現実的でしょうか。

　救護所の統合と同様に考えれば、別の選択肢が出てきます。救護所の閉鎖の時点で医療災害対策本部に集約する方法です。医療災害対策本部もいつかは閉鎖されるでしょうから、そのときには管轄する保健所か、災害医療拠点病院へ保管を移す方法も選択肢としてあります。地域住民にとってみれば、何も覚えていなくても、地元のしかるべき機関に問い合わせる負担だけで済みます。

10. なぜカルテの問題が派遣医療班から出るのか

　適切な保管先にあったほうが、地域住民に対してメリットがあることはお分かりいただいたかと思います。平成7年のときも平成23年のときも、カルテの保管場所、あるいはコピーの持ち帰りの質問が出ました。なぜ、このような質問が出るのでしょうか。これは派遣医療班が、病院での診療での延長線で災害医療を考えていることが背景にあるようです。医療法に基づく医療行為と診療録の保管義務を意識しているのでしょう。しかし、避難所で行われる診療は、災害救助法による医療および助産と考えてよい場合があります。前述した図表1、4で示したように、避難所における医療班の活動は、被災県の知事が直接・間接的に関与しています。被災県の知事が直接・間接的に指揮し、活動している医療班の場合には、被災地の行政機関にカルテを引き継いでくるのも現実的な選択肢でしょう。いずれにしてもこのあたりが整理されてくれば、カルテを地元に保管して、医療班がさらに充実した被災地医療活動に貢献できると思います。

11. 災害医療のカルテをめぐる最近の話題

日本赤十字社の災害時カルテはありますが、各医療機関で作成して持ち込む場合もあります。このあたりも共通化に向けた動きがあるようです。注目していきたいと思います。

12. 最後に

今回の内容は私が参加させていただいた阪神淡路大震災（平成7年）の神戸市派遣、東日本大震災（平成23年）の気仙沼市派遣の範囲内の経験、あるいは同僚の経験からの記載ですので、他にもさまざまご意見があると思います。随時皆さまの周りで情報収集していただければと思います。予期し得ない災害に対応するには、気づいたときに情報収集し、準備を重ねていく方法が現実的であろうと思われます。読者のなかで医事課、病院事務のタフな皆さんが医療班に参加されることもあるでしょう。どうぞよろしくお願いします。

第2部　障害発生でも困らない電子カルテ運用

病院にはさまざまな災害が発生することがあります。災害の頻度は低いかもしれませんが、医事業務、ひいては診療機能に大きな影響を与える可能性があります。例えば火災です。火災まで至らなくても、ボヤで医事課やIT機器の部署の上の階が放水の対象になるかもしれません。あるいは、上の階のスプリンクラーが作動して水浸しになるかもしれません。また、新しい病院なら大丈夫でしょうが、築数十年の建物の場合には、水道管からの水漏れもかなりの頻度であります。病院の内部災害、外部災害を表にまとめました（**図表8**）。さて、これらのエピソードは、医事課やIT機器を避けてくれるでしょうか。往々にして、障害は出てほしくない場所に出てしまいます。

図表8　災害と電子カルテ

	内部災害		外部災害	
	漏水 (サーバー室)	火事 (サーバー室)	地震	停電
診療	限定的	×	△	△
電子カルテ	停止	△	△	○
サーバー	データ喪失	データ喪失	△	○
テープ	△	不可	△	○

1. 災害が直撃したら

院内、院外災害が医事課やIT機器部署を直撃したらどうでしょうか。紙カルテの場合、出庫できません。オーダリングの場合には、オーダー不可能になるでしょう。電子カルテの場合には経過が分からず、患者同定も困難になり、診療継続が不可能になることもあるでしょう。

データを喪失してしまえば、それまでの診療実績も不明になり、翌月初めの診療報酬請求も不可能になるでしょう（**図表9**）。病院は打撃を受けます。何より診療できないのでは、地域の住民を医療の面から支えることができません。どのような場合であっても、その状況のなかで最大限の診療機能、医事機能を提供することが望まれます。

図表9　データ保全が不可能になった場合

- 診療継続不可能
- レセプト請求不可能
- 過去病歴参照不可能

どのような形であれ、電子カルテのデータを復元できるための準備が必要

- 患者、地域からの期待に応じることができず、病院機能存続に赤信号

2. もしもに備える

（1）院内対策編

オーダリング導入病院や電子カルテ導入病院では、もしもの場合に備えてサーバーの二重化などの方法をとっています。しかし、サーバーの二重化は、同じ場所に機器がある場合があり、水に対する備えという点では、弱点となります（**図表10**）[*4]。

当院では3台目のサーバーを導入し、院内の別階に設置し、同時に被害を受けにくくしています[*5]。もしもの場合には、3台目のサーバーにデータが保全されているので、通常のすべてのデータを失っても翌月診療報酬請求をすることが可能です。

（2）院外対策編

電子カルテ運用病院の場合にはさまざまな障害があったとしても、データの保全をしておかなければ、過去の診断書を発行することも、現在の診療をサポートすることもできません。したがって、病院自体が危機的状況に陥ったとして、何らかの方法でデータ保全をする必要が出てきます。病院が危機的状況でもデータを確保するためには、院外にデータ保管をする必要があります。病院外のデータ保管にはどのような手段、方法があるのでしょうか。**図表11～17**に特徴をまとめました。

図表10　院内データバックアップ

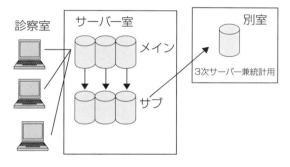

図表11　院外データバックアップ　概観

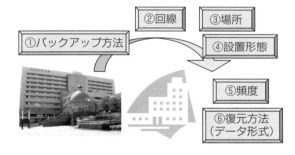

---

*4：二重化されたサーバー機器はメーンとサブの2台から構成されます。メーンとサブの機材が上下に配置されていることもまれではありません。機器の故障対策と操作性には備えていますが、内部災害、外部災害に対応しているとはいえなくなります。せめて横に並べると水漏れ対策となります。

*5：統計用として導入したものに電子カルテの全データをコピーしているだけなので、経費はあまりかからないのが特徴です。

図表12　①バックアップ方法

①バックアップ方法

	テープ保管	バックアップサーバー	クラウド
経費	テープ代金 運ぶ手間	数百万円	サーバーの6〜7割
場所	近隣	選択可	不定
復元時	地域災害の場合　難	バックアップ先で可能	病院自体が被災の場合院内にデータ復元できず
セキュリティ	物理的	他院のサーバー室であれば同等	課題もある

検討対象

図表13　②回線の選択

	NTT フレッツ光（グループVPN）	VPN(インターネット)
経費	定額制	初期投資のみ
セキュリティ	インターネットから独立	インターネット内にトンネル形成
回線品質	NTTが保障	自院で検証が必要
技術の更新	NTTが導入	自院で検討

図表14　③遠近

	市内（県内）	隣県	西日本
同時災害リスク	自院と同等	中間	僅少
回線費用	定額	定額	やや高い
設定、導入	容易	しやすい	
復旧、データ運搬	地域災害時は復旧困難	復旧も運搬も工夫の範囲内	復旧は可能、運搬は困難

図表15　④設置形態（保管先）

	データセンタ	病院
存在	山形市内には？	散在
維持費経	かなりの金額	甲乙相殺
電源、回線	高品質（複数系統）	一般、商用
守秘義務	契約による	あり

図表16　⑤頻度

	リアルタイム	1日1回（2回）
設定技術	高度	それなり
回線	ピーク時に対応した速度が要求される	それなり
データロス	なし	災害当日データ
病院でのデータ喪失時	対応不可	対応可能

図表17　⑥形式

	SQLサーバ	コピー保存
設定技術（データ同期）	高度（必要）	それなり（不要）
導入経費	元サーバーと同金額	元サーバーの半額
病院からの接続	可（しかし病院は被災）	不可
データ復元	柔軟性あり	解凍後

どちらにしても会社に依頼

3. 山形市立病院済生館でとった備え

　図表12～17のメリット、デメリットを考慮し、当院では、石巻市立病院にデータ保管をお願いすることになりました（**図表18**）。当院での診療データを1日1回送り、石巻市立病院内にあるサーバーにデータを保管しておくことになります[*6]。これで、当院のデータをすべて喪失しても、石巻まで行けば診療報酬請求もできますし、前日までの電子カルテデータを回復することもできます。

　2010年4月に予算計上、6月に打ち合わせ、10月に覚書締結、12月にNTTの光回線が開通し、2011年2月末にデータの遠隔地バックアップが始まりました。2006年の電子カルテ運用開始からのデータが5年分以上すべて確保されることになります。相互保管ですので、当院のデータは石巻市立病院で保管、石巻市立病院のデータは当院で保管することになりました（**図表19**）。セキュリティ上、ネットワークは独立していますが、単に相手先病院の保管用サーバーが置いてある状態です。セキュリティ資料は相手先病院管理ですので、操作は全くできず、データは閲覧不可能で保護される状態でした。

4. 2011年3月11日　地震発生

　午後2時46分にM9の地震発生、のちに東日本大震災と呼ばれることになります（**図表20**）。山形では建造物の被害は限定的でしたが、大規模地域停電、通信・物流の途絶等に

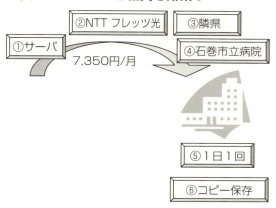

図表18　メリットと経費を勘案し

初期投資　約200万円

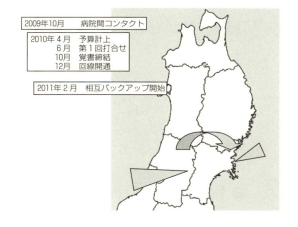

図表19　相互バックアップ

図表20　3／11東日本太平洋沖地震

時期	石巻	山形
2月	電子カルテデータ	バックアップ設置稼働　1日1回　光回線（NTT）
3／11	地震＋津波	地震（耐震構造）地域停電あるもサーバーは障害なし
		石巻へのPING通らず
	以後、通信途絶	

[*6]：導入時の状況では1日1回が現実的な選択枝でした。機材、技術の進歩により2013年現在ではリアルタイムのデータ転送が現実的な選択肢となっています。

よる環境変化への対応、被災隣接地病院として被災地への支援などが開始されました。

5. 2011年3月18日　依頼・方針決定

地震発生後7日目早朝、石巻市立病院から「病院は津波等により被災、避難所、救護所で診療しているが、かかりつけ患者でさえすべての情報を失っている、診療支援のため山形市立病院済生館に保管してあるデータから必要なデータを準備してほしい」との連絡が入りました。「相手先病院の必要な情報の確保に対して最大限の方策を講じる」との方針がただちに決定されました（**図表21**）。

図表21　依頼から提供までのフェーズ

第1段階	対応方針の決定
第2段階	作業体制構築、院内資源の調査
第3段階	優先順位の決定、作業内容策定
第4段階	データ復元
第5段階	データ抽出、検証
第6段階	データセットアップ、移送

6. スピードが肝心

方針決定がされたものの、何から手をつけたらよいのでしょうか。現場では被災された患者さんがいます。十分な調査を積み重ねて検討していたのでは間に合いません。スピードが肝心と考えられました。課題は「できるのか」、「必要な人、ものは何か」、「優先順位は」、「正しいデータか」、「どのように持ち込むか」に絞られます。

7. 第1の課題　できるのか

課題のうち「できるのか」が最大の難問でした（**図表22**）。相互データバックアップが稼働したのが2週間前です。保管データの確認も終わっていません。データ復元方法も相談していませんでした。遠隔地バックアップはデータ喪失に対する保険だと考えていたので、まさか本当にデータ復旧を必要とする状況になるとは考えていませんでした。自分た

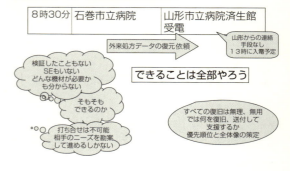

図表22　3/18衛星携帯電話

ちの経験もありませんし、災害対策という点で文献上でも、今まで同様のことをしたことも見聞きしていませんでした。しかし、データはあります。病院の方針がただちに決まりましたので、できるかの議論をすることを棚上げしました。できるかどうかの議論をするより「最大限

の方策」に着手したことになります。

8. 第2の課題　必要な人、ものは何か

いちばん必要なものはデータです（図表23）。相手先病院のデータはすでにありますが、データを復元する作業用サーバー、データ復元作業を実行する人、実行の作業環境、データ移行の手段、作業手順のプランが必要です。ここまでの段階で、2つの組織がかかわる必要性が見えてきました。病院と電子カルテベンダーです。病院の方針決定と同時に、ベンダーにアプローチしました。本社取締役に直接、電話で連絡を取り、被災地支援の内容、重要性を説明し、協力を依頼しました。ベンダー社内の最大限の支援が確保できたことより、組織の協力関係の構築と担当者の確保ができました。

図表23　3/18暗中模索の午前

8時30分	院外の動き	院内の動き
～9時	電源不安定、通信手段なし	方針決定・協力依頼 院内体制構築
～11時	SSIで体制構築、調査開始	待機サーバー（srv03）の稼働開始
～12時		データ仕様決定、SSIと調整
～13時		待機サーバーの設定変更（SQL2005）

支援データの内容、時期について可能な見込みが立つ

次にものの確保です。データ復元用のサーバーとSQLサーバーの機能が必要です。たまたま当院内の電子カルテで使用を休止していたサーバーが1台あり、機能としても見合うものでした。コールドスタンバイ（電源を落とした状態）になっていましたので、再稼働させました。問題は、作業用サーバーと相手先病院データ保管サーバーが接続されていない状態でのデータ移行でした。そこで、大容量外付けハードディスクとSQLサーバーの入ったノートパソコンで物理的にデータを移行することとしました。これを行っても、当院のデータとその運用に影響を与えないことが確認できました。この段階で、依頼から3時間が経過していました。

次は作業環境の確保です。電子カルテベンダーの本社は大阪にあり、交通手段も混乱しているなかでは、来院してもらってのデータ復旧作業は現実的ではありません。山形市立病院済生館に対する保守リモート回線をあけて遠隔操作することになりました。ハードディスク、パソコンなどは院内職員で役割分担を構築しています。

9. 第3の課題　優先順位は

作業用サーバーへのデータ移行と並行して、石巻市立病院へ提供するデータの検討に入りました。もちろんデータはすべて保管してありますが、すべてのデータをすぐに使える状態で提供することはできません。では、どのデータを抽出して提供したらよいのでしょうか。通信回線も不安定でしたので、山形から現場に電話することもできません。そこで、被災された患者

さんたちの診療に必要なデータという点から判断し、入院・外来の処方、注射（一部）を過去2カ月分抽出することにしました。また、患者情報（氏名、生年月日、住所連絡先、IDなど）も準備することとしました。

データ移行の終了までは、依頼から7時間程度が経過していました。

10. 第4の課題　正しいデータか

電子カルテデータベースからのデータ抽出にはSQLを使用しました。ここで問題になるのはSQLを正確に書けているか、その結果として正しいデータであるかということです。相手先病院のデータを直接確認することはできませんので、正確性の検証ができないことになります。

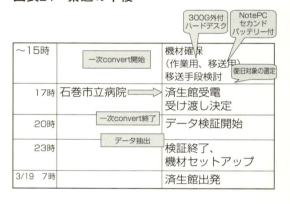

図表24　緊迫の午後

角度を変えて考えてみましょう。処方データ、注射データはDPC EFファイルを使用することで抽出できます。DPCデータは全国共通のデータ形式です。したがって、同じデータが山形市立病院済生館にもあります。SQLを組んで、当院のDPCデータに対して実行すれば結果が出ますし、元データとの比較もできます。もとの電子カルテと照合を繰り返し、妥当な結果が得られるまでSQLの組み換えを行いました。これで正確性が担保されたSQLを相手先病院のデータベースに対して実行すれば、目標とする結果が得られます。DPCデータが全国共通であり、また電子カルテデータベース構造が共通であることが最大のメリットでした。

検証作業が一通り終了したのは、依頼から約15時間後のことです（**図表24**）。

11. 第5の課題　どのように持ち込むか

現地との連絡はほとんど取れませんでした。連絡が取れないこと自体、また、報道で見る限りの現地の設置、電源などの環境は不安定であることが予想されました。手間をあまりかけずに使用可能であることを目標とし、ファイルはエクセル形式とし、氏名、薬剤の検索はオートフィルターの機能を用いることにしました。エクセルであれば、現地でどのようにでも使用できるであろうとの判断です。DPCファイルには患者情報が含まれていないため、EFファイルに氏名を付加しました。また、別に患者情報ファイルを作成しました。長時間さまざまな環境に適応できるよう、セカンドバッテリー付きのノートパソコン2台にデータを設定し、当院所

図表25　データの内容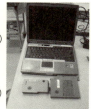

患者処方注射データ
　　　　　　　患者一覧（男性）
DPC　EFデータより作成
診療区分　20、30
　　　　　　　患者一覧（女性）

図表26　隣接地データ復元支援の要素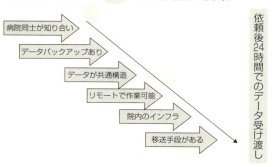

有車両で現地まで搬送、提供を行いました。依頼から24時間が経過していました（**図表25、26**）。

12. 完全データ復旧

当院で直接関与したのは、前述のように震災後1週間における避難所、救護所での診療支援となる処方・注射データの提供でした。その後、当院は直接関与していませんが、環境と物流が次第に回復するにつれ、現地へのサーバーの設置、その他の機材の持ち込みが可能となりました。電子カルテのすべてのデータが3月末に復旧されたと聞き及んでいます（**図表27**）。

図表27　全データ復旧

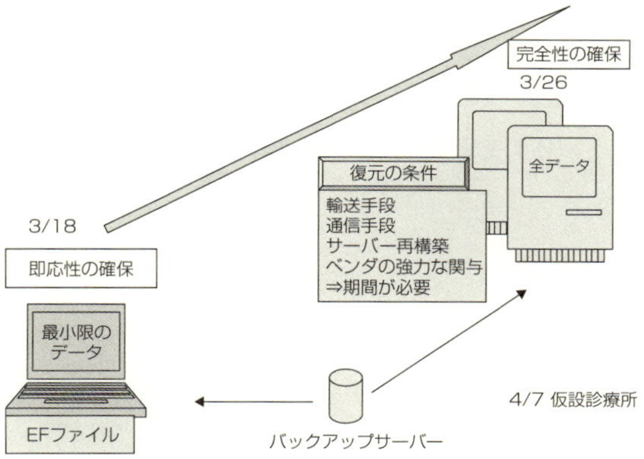

震災当時の環境で石巻市立病院の方々は、私たちには察することのできないほどのご苦労があったと思われます。振り返ってみて、東日本大震災の桁外れの大きさに再度驚かされています。

また、データ復旧・支援にご尽力いただいた株式会社ソフトウエア・サービス（大阪）の各位に感謝いたします。皆さんの病院で、カルテ情報の保全に取り組んでもらえるきっかけになれば幸いです。

【参考文献】

岩渕勝好、平川秀紀；電子カルテデータ病院間バックアップを利用したDPCデータによる診療情報支援、社会保険旬報、No. 2052、p 16-20. 2012.

第2章

災害医療コーディネートでは避難所マネジメントが重要
～熊本地震における医療救護班としての活動～

JA愛知厚生連　安城更生病院　医事課長
日本DMAT隊員　秀野　功典

> 2016年4月14日の熊本地震の前震、4月16日に本震が起き、厚生労働省からDMATとして待機命令があり、院内待機をしました。そして、4月21日に災害救助法に基づき、熊本県知事から愛知県知事に医療救護班としての派遣要請があり、愛知県病院協会を通じて当院に派遣要請がきました。
> 当院は早々に出動メンバーを決めて受諾し、医療救護班を派遣することになりました。

1. 活動スケジュール

熊本における活動は、愛知県内の5病院、6救護班により、4月22日から5月8日まで活動する計画となりました。当院は4番目の当番となりました（図表1）。当院の移動日を除く現地での活動期間は、5月2日から5月4日の3日間です（図表2）。

2. 活動メンバー

当院から派遣する医療救護班のメンバーは医師1人、看護師2人、業務調整員2人（薬剤師1人、事務1人）の計5人のチームで、全員を日本DMAT隊員でそろえました。

病院概要

名称	JA愛知厚生連　安城更生病院	所在地	愛知県安城市安城町東広畔28番地
電話	0566-75-2111	病床数	749床
HP	http://www.kosei.anjo.aichi.jp/top/index.cfm		

図表1　活動スケジュール①

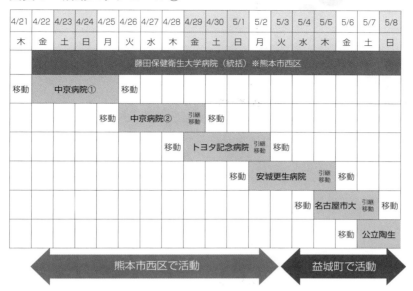

図表2　活動スケジュール②

5月1日	新幹線にて博多まで移動
	輸送班にて博多まで車輌移送
5月2日	熊本県庁にて受付
	熊本市西区にて避難所アセスメント
5月3日	AM　熊本市西区にて避難所アセスメント
	PM　益城町避難所対策チームとして活動
5月4日	益城町避難所対策チームとして活動
5月5日	姫路まで移動
5月6日	安城更生病院着

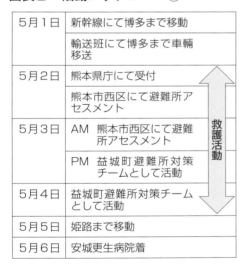

図表3　活動エリア

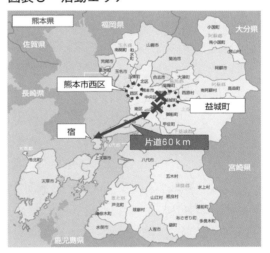

3. 活動エリア

　愛知県のチームは、熊本市西区と益城町を担当し、活動することになりました。愛知県が手配した宿は天草でした。海沿いの眺めのいい場所でしたが、熊本市西区からは50km、益城町からは60kmも離れており、毎日長時間の移動を余儀なくされました（**図表3**）。

4. 医療救護班としての活動

【1日目】（愛知から熊本への移動）

安城市から熊本まで片道900km。現地での機動力確保のため、車に装備品、薬品、食糧等の大量の荷物を積み込み、移動することになったのです（**写真1**）。

しかし、院長のありがたい計らいにより、救護班とは別に輸送班が用意され、輸送班が博多まで車両を輸送し、現地で実際に活動する救護班は新幹線で博多へ移動しました。

これにより、救護班の移動による負担が大幅に軽減されました。博多にて輸送班から車両を引き継ぎ、その日は博多に宿を取り、翌日に備え早目に床につきました。

出発前には院内で盛大な「出動式」を開いていただき、なお一層気合いが入りました（**写真2**）。

【2日目】（現地活動1日目）

熊本県庁で午前9時に受け付けをする必要があったため、渋滞を加味して午前5時に博多を出発しました。熊本県内に入っても市街地以外は目立った渋滞はなく、順調に車は流れました。

また、道路もところどころで地震の影響による段差がありましたが、東日本大震災に比べて道路の損傷は少なかったと思います。高速道路は事前に愛知県防災局から取り寄せた「災害派遣等従事車両証明書」を提示することにより、無料で通行することができました。

午前9時前に熊本県庁で受け付けを済ませ、愛知県の担当である熊本市西区役所へ向かいました。到着すると、西区を統括する藤田保健衛生大学病院よりブリーフィングがありました。それによると、西区は23カ所の避難所をJMAT（日本医師会災害医療チーム）など4つの医療チームが対応しており、DPAT（災害派遣精神医療チーム）も入っていました。すでに医療ニーズは下がりつつあり、地元の医療機関に役割を戻していくフェーズにあるとのことでした。

当院の救護班のミッションは、避難所4カ所を回り、診療と避難所アセスメント（評価）をすることでした（**写真3、4**）。

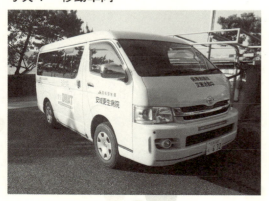

写真1　移動車両

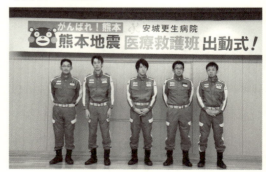

写真2　出動式

写真3　診療と避難所アセスメント①　　　　写真4　診療と避難所アセスメント②

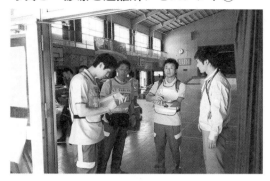
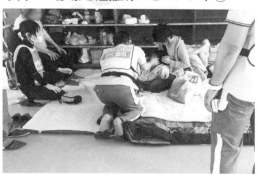

　医療ニーズやライフライン、食糧、衛生状態等を評価してWeb上の「避難所アセスメントシート」に入力します。各避難所には熊本市職員、熊本市民病院（建物損傷により外来診療のみに縮小）の看護師が常駐しており、環境としては良好でした。

　ただ、土足禁止にしていなかったり、ペットと一緒に生活している避難所もあり、衛生状態は必ずしもいいとはいえませんでした。

　日中は仕事や家の片づけにより避難者は少なかったのですが、夜になると増えるとのことでした。自宅に損傷がなくても、頻回の余震により家で寝るのが怖くて避難所に身を寄せている人が多かったことが印象的でした。

　午後4時には避難所のアセスメントを終え、区役所でのミーティングを経て、天草の宿に戻りました。熊本市内からは50km離れていますが、目の前に海が広がり心身ともに休まる宿でした。

　熊本市内は屋根瓦が落ちてブルーシートを屋根に張っている家が多くあったり、ゴミの収集が追いついていないことはありましたが、倒壊家屋は少なく、思ったより被災地感がありませんでした。体感余震も思ったより少なかったです。

　外食やガソリンの確保も容易で、宿では入浴もできるため、入浴ができなかった東日本大震災に比べて活動は格段にしやすい環境でした。

　医療にたとえると急性期、亜急性期を過ぎ、慢性期の段階に入っている印象で、地元の病院や診療所も通常診療を再開してきており、医療ニーズも下がってきている印象でした。

【3日目】（現地活動2日目）

　現地活動2日目となる5月3日は、午前8時に宿を出て9時から行われた西区役所でのブリーフィングに参加しました。前日の避難所アセスメントの結果と学校再開に向けて、西区の避難所は4カ所に集約化されることが決まりました。

　当院の救護班のミッションは、4カ所のうち医療ニーズが高そうな避難所での診療と避難所アセスメントでした。

その避難所に行くと、日本臨床検査技師会がDVT（エコノミー症候群）の検査を行っていました（**写真5**）。水分が不足した状態で車内泊や避難所で長時間同じ姿勢でいることにより、血栓が肺に詰まる恐ろしい病気です。熊本地震でも災害関連死として数人の方が亡くなっています。

　日本臨床検査技師会の方が血圧測定、血糖測定、エコー検査等を行い、DVTの疑いのある方には弾性ストッキングを交付して予防活動をしていました。当院救護班も避難所アセスメントは午前中に終わり、医療ニーズは少ないことが確認できました。

　熊本市西区では医療ニーズが少ないことが改めて明らかになり、今後の活動は何をすればよいか不安に思っているところに西区の本部より電話が入り、益城町で活動するように指示が出ました。

　昼食後に益城町に入りましたが、景色が一変しました。益城町は震源から近く、死者もいちばん出ているところです。テレビのニュースに出ているような倒壊家屋が目の前に飛び込んできて、わがチームの緊張感も一気に高まりました（**写真6**）。

　益城町公民館に本部を置く「益城町避難所対策チーム」に加わって、活動をしました。益城町の避難所は廊下にまで避難者があふれる過密状態にあり、衛生面、感染面での懸念がありました。

　私たちのミッションは、被災者に他の避難所への移動や「リフレッシュ避難」と呼ばれる温泉宿に数泊してもらうプロジェクトに参加してもらい、避難者の過密を解消することです。

　医療的な活動というよりも行政サポート的な業務でしたが、「災害時には何でもやる精神」は東日本大震災で学んだ教訓でもあり、積極的に取り組みました。

　益城町は政令指定都市である熊本市に比べて行政サービスが追いついていない印象で、人口が少ない町で災害が起こった場合には、行政サポートが特に必要なことが分かりました。

　益城町では、主に益城町総合体育館（**写真7**）で活動をしました。この避難所は約850人が避難しており、車中泊やテント生活者も多く、マスコミ報道や芸能人の炊き出しも多数行われ

写真5　DVTの検査

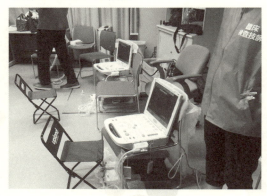

写真6　益城町の倒壊家屋

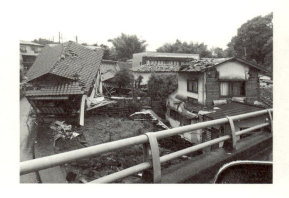

写真7　益城町総合体育館

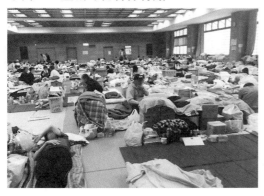

写真8　日赤のdERU

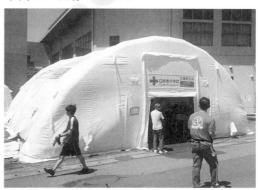

ている場所です。

　私たちの活動中に環境大臣が慰問に訪れていました。また、日赤はdERU（緊急診療ユニット）にて診療を行っており、医療ニーズは満たされている印象でした（**写真8**）。また、ゴールデンウィーク中ということもあり、ボランティアも多数入っていました。

　当医療チームから避難者へ、プライバシーが保たれた他の避難所への移動の打診やリフレッシュ避難の案内をしましたが、賛同してくれる方は少なかったです。

　これは、震災から2週間が経過し引っ越しが面倒なこと、避難所内でのコミュニティが形成されつつあったためと考えられます。しかし、医療チームが移動の必要性を説明すると話を聞いてくれ、一定の理解を示してくれていたことから、私たちが説明をする意義はあったものと思います。

　現地活動2日目の活動後、初めて避難所対策チームの本部がある益城町公民館へ行ったところ、本部の隣の部屋の天井が崩落しているのを目の当たりにし、被害の大きさを改めて実感しました。

　益城町公民館で行った避難所対策チームによるミーティングでは、益城町総合体育館の避難者の数を減らすための話し合いが行われました。また、益城町での業務量が多いことから、当院を含めて後続の愛知県の医療チームも益城町で活動することが決まりました。

　活動2日目は最大被災地の益城町での活動となり、一気に様相が変わりました。医療的な活動は少なかったのですが、災害医療をコーディネートするうえで避難所のマネジメントが非常に大切であると確認でき、大変貴重な経験となりました。

【4日目】（現地活動3日目）

　午前7時に宿を出発し、益城町公民館のブリーフィングに参加しました（**写真9**）。この日は避難所の移動や医療的サポートを行うチームとロジスティックス業務（**図表4**）を行うチームの2隊に分かれて活動しました。

写真9　ブリーフィングの様子

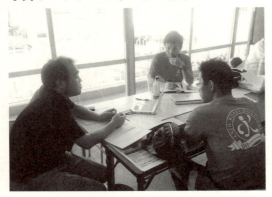

図表4　今活動での業務調整員（ロジスティックス）の役割

【活動前】
・活動日程、活動場所の調整
・活動メンバーの調整
・宿泊場所の手配
・移動車両、新幹線チケットの手配
・災害派遣等従事者車両証明書の手配
・必要装備、薬品、備品の洗い出し、準備
・自院での出動中の業務調整
・前チームからの引き継ぎ
【活動中】
・情報収集、業務調整（関係各機関）
・EMIS（広域災害救急医療情報システム）の入力
・インターネット環境の確保
・車両の運転
・食事、宿、ガソリン代等の支払いと資金管理
・活動内容の記録（クロノロジー、写真等）
・自院への定時報告（2回／日）
・後続チームへの引き継ぎ
【活動後】
・会計報告
・活動報告

　私以外のチームは3日目に引き続き避難所に入り、避難所過密対策として避難所の移動と医療的サポートを行いました。

　私は避難所対策チーム本部に1人残り、ロジスティックス業務を行いました。本部要員としての私の役割は、クロノロジー（経時的記録）の作成（さまざまな内部の報告、外部からの情報などを経時的に記録し、共有する）、避難者移動リストの作成、避難所移動の周知ポスターの作成・掲示等でした。

　本部での活動は災害医療センター医師、熊本県職員、益城町役場職員等と打ち合わせをしながら業務を行いました。

　午後は、当院医療チームのサポートのもとで避難者の移動も始まりました。その後、愛知県の後続病院への引き継ぎを行い、業務終了となりました。

　活動最終日は後続の病院への道標となるような活動ができたと思います。私個人としては本部活動の中でクロノロジーの作成等、今までのDMAT訓練の成果が出せる業務でやりがいを感じながら行うことができました。

　本部の中では多少のもめごともありました。震災から2週間が経過し過酷な環境のなかで、スタッフのストレスも限界に来ていたことと思います。こういった光景は東日本大震災でも見受けられました。チームの中で組織と指揮命令系統を明確化し、コミュニケーションを円滑にすることの重要さを痛感しました。

【5～6日目】（熊本から帰還）

　5日目からは900kmの長い道のりを車両で移動、愛知への帰途につきました。午前9時に宿を出発し、被災した熊本城を視察しました（写真10）。帰途についた5月6日はゴールデンウィークまっただ中であり、渋滞のピークに当たり午後9時まで、12時間かけても兵庫県の姫

写真10　熊本城の様子

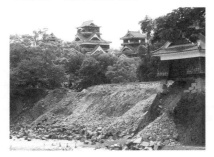

路までしか移動できませんでした。翌日の昼過ぎに帰院し、すべての活動を終えました。

5. 終わりに

　県外への出動は東日本大震災以来5年ぶりとなりましたが、東日本大震災と熊本地震では、活動環境も医療状況も全く異なるものでした。

　熊本地震では避難所での活動が大半で、医療的というよりも行政サービス的な業務が多かったのですが、災害医療をコーディネートするうえで避難所マネジメントの大切さを改めて認識しました。

　ゴールデンウィーク中ということもあり、避難所では外部からきた多数の方々が活動していましたが、過剰なかかわりは被災地（者）の自立の妨げになる可能性があることも感じました。

　活動のなかで痛感したのは、災害時には医療関係だけでなく、行政、警察、自衛隊、ボランティア等、さまざまな立場の方と活動するため、組織や指揮命令系統の明確化、良好なコミュニケーションがいちばん大事だということです。また「情報を制するものは災害を制す」という言葉があるくらい、情報収集・管理も大切です。こういった仕事は私が担うロジスティックスが果たすべき役割が大きいので、今後の活動に生かしていきたいと思います。

　また、当院の地域が被災地になった場合、災害拠点病院として外部から多数の医療チームを受け入れるときのマネジメントの難しさ、大切さも学びました。

　医療チームとして被災地へ出動するには自院の後方支援が欠かせません。今回も輸送班をはじめ、さまざまな後方支援をしていただきました。また、出動隊員それぞれの家族にも大変心配をかけました。多くの方の支援、理解のもとで私たちの活動ができていることに深く感謝します。

　東日本大震災の際にも感じましたが、避難所でモラルを守る日本人は素晴らしく、誇りに思いました。東北と九州という土地柄もあるかもしれませんが、日本のどこで災害が起こっても同じような行動ができると信じています。

　最後に、被災地で微力ながら活動できたことを誇りに思い、1日も早い復興を心から祈願しています。

第2章

熊本地震における
PCAT先遣隊の活動と教訓

医療法人博愛会　頴田(かいた)病院
株式会社麻生　飯塚病院　総合診療科　吉田　伸

1. PCATの活動概要

　PCAT（Primary Care for All）とは、2011年の東日本大震災を受けて発足した日本プライマリ・ケア連合学会の災害支援事業である。家庭医療・総合診療の学術団体として災害急性期だけでなく、亜急性期から慢性期にかけての長期的な医療・保健支援を行うことを目的としている。

　プライマリ・ケアには社会責任、近接性、包括性、協調性、継続性の5つの基本理念がある。PCATはこれに基づいて図1のような3つの活動方針を掲げており、具体的に東日本大震災では以下に代表される活動を行ってきた[1]。

・現地の検死活動、在宅医療の巡回支援、医療過疎地診療に対する支援
・避難所での誤嚥性肺炎の多職種ケア
・産婦人科医・助産師と共に妊婦の安否確認から里帰り出産までのサポート
・在宅要介護者向け避難所の設営から仮設住宅での緩和ケアに至る移行事業

図1　PCAT　3つの活動方針

| 継続性・恒久性・地元人材／文化の尊重を重視した底上げ型の医療・保健支援 |
| 被災者／被災地の多様なニーズに対応するための多職種を巻き込んだ包括的な医療・保健支援 |
| 将来必ず起こるであろう未来の災害へ向けて行う学術型の医療・保健支援 |

参考文献1）より抜粋

2. 熊本PCAT派遣の経緯と活動

　筆者は、熊本地震におけるPCATの先遣隊と

病院概要

名称　医療法人博愛会　頴田病院　　所在地　福岡県飯塚市口原1061-1　　電話　09496-2-2131
病床数　96床（一般32床、回復期リハ28床、地域包括ケア36床）　　HP　http://www.kaita-hospital.jp/

写真1　益城町の災害対策本部

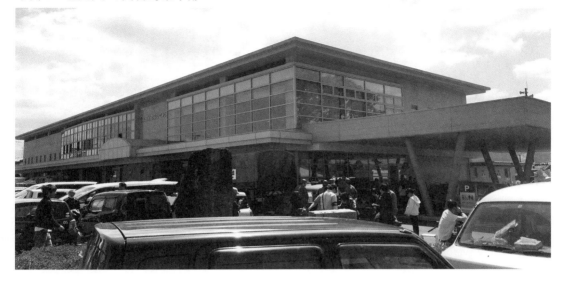

して震災直後に現地へ赴いた。

　2016年4月14日21時26分の前震に続き、16日午前1時25分に本震が発生し、震央の熊本県益城町では震度7を観測した。

　われわれは16日午前9時にPCAT本部から派遣の打診を受け、勤務先の飯塚病院（福岡県飯塚市1,116床）および頴田病院（同市96床）から隊員を募り、筆者を含めた家庭医療専門医2人、家庭医療専攻医1人、頴田病院病棟看護師1人の1隊4人が乗用車2両編成で現地に向かい、同日は熊本県荒尾市に宿泊した。ホテル内部は被害を受けていなかったが、たび重なる余震が続き、睡眠も困難な状況であった。

　PCAT本部および現地スタッフと緊密な連絡を取り、今回のPCAT先遣隊の活動目標を現地での災害支援状況ならびに支援ニーズの調査と定めた。

　翌4月17日早朝には、熊本県JMAT（日本医師会災害医療チーム）による益城町での災害支援活動への同行調査を許可いただいたが、現地の医療者が不足していたため、急きょPCAT先遣隊もJMATとして現地で災害支援を行うことになった。

　益城町の災害対策本部は、前日の本震を受けて町役場から保健福祉センター"はぴねす"（**写真1**）に移転しており、活動2日目となったこの日は地元保健師、DMAT（災害派遣医療チーム）1隊、JMAT1隊が常駐して、刻々と変化する町内全域の避難住民と医療ニーズの状況を把握し、全国から続々と到着する医療支援チームに対して慌ただしく指示を出していた（**写真2**）。

　PCAT先遣隊は災害対策本部の指示により、同町内にあるエミナースという宿泊施設に設置された避難所で巡回活動を行った。すでに日赤のチームがJMATとして救護所を設置しており、われわれは広大な敷地の車内に避難している方々と建物内で休んでいる方々に対して医療ニーズの聞き取りを行った。

写真2　本震翌日の熊本県益城町保健福祉センター災害対策本部の状況

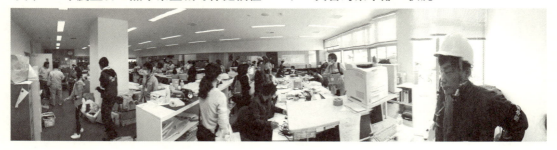

写真3　益城町エミナース避難所での巡回支援活動（車内避難者に対する巡回）（左）
写真4　益城町エミナース避難所での巡回支援活動（屋内避難者への声掛け）（右上）
写真5　益城町エミナース避難所での巡回支援活動（救護所）（右下）

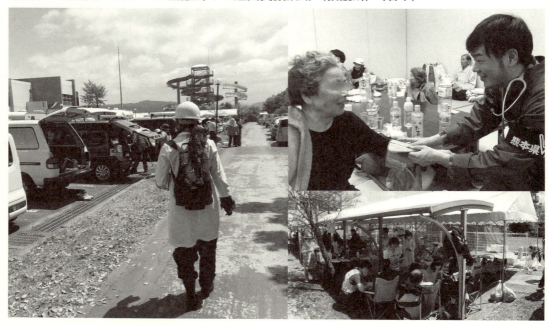

　もう、外傷や重篤な内科疾患の避難者はほとんどおらず、不眠・不安から血圧の上昇を心配する高齢の避難者に血圧測定と「心配ありませんよ」との声掛けをし、高血圧や糖尿病の処方切れを心配する避難者たちを救護所に案内した（**写真3、4、5**）。
　続いて、益城町に隣接する嘉島町の体育館に設置された救護所で診療支援を行った。
　ここにもJMAT各隊の薬剤師が一般的な慢性疾患の薬剤を厳選・搬送して臨時薬局を開設しており、各患者の処方薬リストの疑義照会を行いながら処方ができる体制を整えていた。われわれはここで熊本県JMATの現場指揮をとっていた西芳徳先生に丁重にお礼を述べて別れ、JMATとしての活動を終了した。
　最後にわれわれPCAT先遣隊は、熊本大学医学部附属病院の地域医療・総合診療実践学寄付

講座に所属する家庭医療専門医であり、筆者と旧知の間柄でもある高柳宏史先生が支援活動を続ける熊本市内の白川小学校に設置された避難所を訪れた。

高柳先生はご自身が被災され、ご家族とともに同所に避難しながら、救護所での医療福祉活動を維持していた。われわれは高柳先生とともに新規避難者のうち、小児、妊婦、高齢者、有基礎疾患・感染兆候者などのハイリスクな方々にヒアリングを行った。

下痢をした子ども、双子の乳児とともに避難した母親、徘徊のある認知症の母親と隣接者とのトラブルを心配する中年女性などから聞き取りを行い、これらの情報をエクセル®を用いてリストとして保存した。

同日18時にPCAT先遣隊としての活動を終了し、24時に福岡県飯塚市に帰還した。先遣隊に人的・物的損害はなかった。

3. 熊本地震急性期支援活動における特徴と課題

本PCAT先遣隊の活動をとおして筆者が感じた熊本地震支援活動の特徴と課題をいくつか伝えたい。

（1）波状震災における組織連携

1滴の雫が水面に落ちるところを考えてみてもらいたい。中心部で最も大きな揺らぎが起き、時間が経つにつれ辺縁から水面は安定していく。従来そのような想定で災害時の支援チームの連携は組み立てられてきた[2]。

ところが、熊本地震はまるで複数の雨垂れが連続して水面を叩くがごとく、前震から28時間の間隔をおいてさらに広範囲に激甚な本震が発生し、その後も大型の余震が絶え間なく続いた。これにより重篤な外傷や疾病発生の2峰化、避難所移動後の2次被害、自宅倒壊を心配する避難者の帰宅困難などが発生し、被災地での医療・福祉ニーズは時間的、空間的に複雑さを増した（図2）。

また、本震のタイミングはちょうど前震で出動したDMATが引き揚げを検討しはじめた時期であり、各支援チームの撤退と追加派遣の要請、および各避難所の把握と統合は非常に難しい判断の連続であったと、筆者は益城町災害本部に赴いて感じた。

今回のような"波状震災"における組織連携について、今後もじっくりと課題と教訓を得ていく必要があると考える。

（2）自立可能な装備と訓練

素人じみた感想だが、災害急性期の支援には自らの活動を継続し、2次被災を防ぐための装備と訓練が必要であると改めて実感した。

図2　波状震災における組織連携
※参考文献2）JMATとDMATの役割分担（模式図）をもとに筆者が矢印部分を加筆

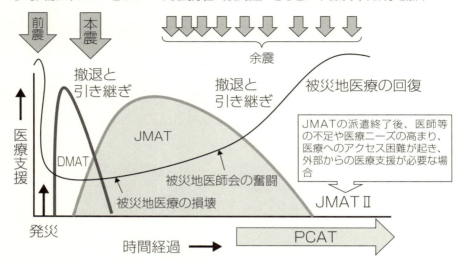

　今回は内陸部の広範囲に及ぶ地震であったため、不整路面を走破する車両、出発地での十分な食料と水、ガソリンの確保が特に重要であった。

　さらに、自らの被災を避けるためには、安全なルートを選ぶ際の情報ソースと危険家屋の判別技術が必要であった。

　また、調査目的で現地入りしても、医療者として診療にあたることは当然ある。今回のように避難所での巡回活動でトリアージを行う際は、救護所と離れて行動するために血圧計、体温計、SpO_2モニターなど、バイタルサインの測定セットを人員分用意しておく必要性を感じた。

　本来、亜急性期〜慢性期の活動を想定しているPCATではあるが、急性期の派遣に関しては今後、DMAT、JMATなどの知見にならい、事前に本部と派遣候補者の所属組織が連携して訓練と物資、制度の整備をさらに進めておく必要がある。

　また、急性期の派遣においては派遣医師の身分を保障し、休日であろうと派遣元での業務を他の医師が交代できる体制が必要である。

（3）支援者としての心得

　被災地に入り最も心を砕いたのは、自らの支援者としての分をわきまえることであった。

①現地の指揮系統を尊重する

　先に述べたように、非常に不確定要素が多い状況のなか、現地スタッフは困難な意思決定を連続して行う必要に迫られていた。被災地入りするチームがひとつ増えるということは有難く頼もしいのであろうが、同時に現場指揮を執るスタッフたちの判断力を消費するという側面も持つ。現地でのリーダーを定めたら、きちんとそれに従い支えること（フォロワーシップ）が求められる。

②自分たちができる支援を見定める

　筆者は今回の急性期支援を経験し、その結果を報告する際は"微力を尽くした"という言葉が最も合っているようにずっと感じている。現場では被災によって身体・心理・社会的側面で苦しんでいる人々、自らも被災しながら現場で支援活動に従事する人々に直面する。支援者としてなんとかしたいという感情の揺れ動きが生まれるのだが、実際の活動にあたっては周囲の状況、チームの規模、装備、訓練、派遣期間といった多くの制約を受ける。そのため活動本部と綿密な連絡をとり、現場の組織に対して空約束はせず、できることとできないことを伝えながら、活動内容を擦り合わせていくことの大切さを改めて学んだ。

4. 今後に向けたPCATによる亜急性期～慢性期の活動

　文末に、PCATのその後の活動内容を少し紹介する。

　われわれ先遣隊の派遣の後、2016年5月11日に熊本地震災害支援プロジェクト【PCAT2016】が正式に発足した。

　日本各地の学会員で、災害支援や保健・福祉連携の経験がある家庭医をリレー式に常時2～3人体制で継続派遣し、現地スタッフおよび各支援団体と調整しながらおおむね以下のような活動を実施している[3]。

①熊本県医療救護調整本部 プライマリ・ケア相談業務プロジェクト（KI-PS：キップス）

　担当者は主に熊本県医療調整本部に常駐し、主に以下のサポートを行うことを目的とする。

　・熊本県医療救護調整本部が遭遇した医療・保健・福祉全般のアドバイス
　・M-YS（後述）との連携による情報収集と調整本部への提案
　・厚労省の会議への参加、連携（適宜）
　・県医師会／郡市医師会や地元医療機関、県や町、関係する医療団体との折衝
　・その他、地域・行政からのニーズに合わせて臨機応変に対応

　上述の目的を主に、熊本県医療救護調整本部閉鎖までの期間を円滑にサポートする。

②益城町「よろず相談」プロジェクト（M-YS：エムワイエス）

　担当者は役場内に常駐し、主に以下のサポートを行うことを目的とする。

　・役場職員が遭遇した医療・保健・福祉全般の問題解決
　・医師会や地元医療機関、関係する医療団体との折衝
　・職員のヘルスメンテナンス
　・困難事例の拾い上げと振り分け
　・在宅に限らず、避難所や仮設住宅における益城町内の予防医療
　・その他、地域・行政からのニーズに合わせて臨機応変に対応

　上述の目的を主に、役場や住民のニーズに合わせて、仮設住宅設置までの期間を円滑にサポー

トする。

　PCAT2016の最新の活動については、ウェブニュース[3]をご覧いただくか、また機会があれば各種寄稿により読者の皆さまに対して報告の機会を持ちたい。

　筆者は一刻も早く、被災者の皆さまと現地のインフラが復興することを願い、微力を尽くしたいと考え続けている。

【参考文献】
1）PCATホームページ―PCAT活動の特徴より http://www.pcat.or.jp/about/characteristic/
2）日本医師会「JMATに関する災害医療研修会」資料　「DMATとJMATの連携」より
3）日本プライマリ・ケア連合学会　PCAT2016（熊本地震支援プロジェクト）災害対策本部活動報告　No.4 ウェブニュース
　　https://www.primary-care.or.jp/imp_news/pdf/20160416_pcat.pdf

第3章
マニュアル編

◆大規模地震対応　事業継続計画書
　　　　　　　　　　　　　　（ひたちなか総合病院）／ 223

◆新型インフルエンザ対応　事業継続計画書
　　　　　　　　　　　　　　（ひたちなか総合病院）／ 252

◆防災マニュアル　　　　　　　　　　　（新須磨病院）／ 280

◆防災マニュアル　　　　　　　　　　（500床規模病院）／ 303

◆大震災に備え携帯する初動アクションカード・実働アクションカード　　　　　　（JA愛知厚生連　安城更生病院）／ 321

◆地震・津波対応マニュアル
　　　　　　　　　（特別養護老人ホーム　やもと赤井の里）／ 327

第3章

ひたちなか総合病院
大規模地震対応　事業継続計画書

目　次

1．総則 …………………………… 224
　1.1　目的 ………………………… 224
　1.2　適用範囲 …………………… 224
2．計画の概要 …………………… 224
　2.1　事業継続の方針（目標）…… 224
3．被害想定 ……………………… 225
　3.1　想定地震と各拠点の影響 … 225
　3.2　建物への影響 ……………… 225
　3.3　社会インフラへの影響 …… 227
　3.4　IT関係への影響 …………… 227
　3.5　災害シナリオ ……………… 228
4．危機管理体制 ………………… 232
　4.1　緊急時体制 ………………… 232
　4.2　役割と責任 ………………… 233
　4.3　対策本部設置基準 ………… 236
　4.4　参集基準 …………………… 236
　4.5　職員の出社判断基準及び安否確認 … 237
　4.6　BCP発動基準 ……………… 237
　4.7　通信手段 …………………… 237
5．事前対応計画 ………………… 238
　5.1　事前対策実施計画 ………… 238
　5.2　夜間休日非常連絡体制表 … 239
6．事業継続対応 ………………… 240
　6.1　全体行動フロー …………… 240
　6.2　全体行動計画 ……………… 242
　6.3　個別行動計画 ……………… 244
7．各種帳票のテンプレート …… 244
　7.1　院内緊急連絡先リスト
　　　（各部門保管用）…………… 244
　7.2　被災状況チェックリスト【第1報】
　　　（各部門→対策本部）……… 245
　7.3　被災状況チェックリスト【第2報】
　　　（各部門→対策本部）……… 246
8．別紙 …………………………… 247
　8.1　緊急連絡先リスト ………… 247
　8.2　災害時備品リスト ………… 247
　8.3　地震発生時初期行動フロー
　　　〈平日／勤務時〉…………… 248
　8.4　地震発生時初期行動フロー
　　　〈時間外／休日時〉………… 250

1. 総則

1.1 目的

当院は、大規模地震が発生した際においても、人命尊重を最優先とした対応を図りつつ、地域住民と近隣の社内グループ職員とその家族への影響を最小限に留めることを使命と捉え、医療サービスの提供を継続するためにBCPを策定する。

1.2 適用範囲

部門	主な機能	本BCPの対象
医務局	入院・外来・救急・手術診療	◎
看護局	入院・外来・救急・手術看護	◎
薬務局	調剤、製剤、投薬	◎
検査技術科	各種検査（検体・生理検査等）	◎
放射線技術科	各種放射線検査	◎
在宅医療推進センター（患者サポートセンター、がん診療統括室を含む）	訪問看護	◎
MEセンター	医療機器整備	◎
リハビリテーション科	リハビリテーション	○
TQM統括室	ISO、安全管理、データ管理、情報システム（ITインフラ管理）、診療情報管理（診療録管理）、MC	◎
TQM統括室（地域医療連携）	地域連携、福祉相談、患者相談	○
栄養室	食事の供給	◎
医事・経理グループ	受付、会計、保険請求	◎
総務係	リスク対策、勤労業務、庶務業務	◎
施設管理係	用役・医材・医療機器・建屋・設備の管理	◎
総合健診センター	健康診断、人間ドック	◎

凡例　◎：重要業務対象部門（個別行動計画作成部門）　○：重要業務非対象部門

2. 計画の概要

2.1 事業継続の方針（目標）

事業継続の方針（目標）
株式会社日立製作所ひたちなか総合病院は「医療サービス」を基本業務として、「地域の医療を護る」病院である。 　大地震、パンデミック等の発生時には、医療の本質である人命尊重の大原則のもとに、地域の行政・医師会・企業等と密なる連携を取り、当院の医療サービス事業の継続を図り、当院職員を含めた地域住民の人命救助とその事業の継続に寄与する。 　そのためには、平時から事業継続計画におけるマネジメントの重要性を認識し、単に事業継続計画を策定するだけではなく、常に演習を含めたPDCAサイクルを回し、BCMSを実行していくことを要求する。

3. 被害想定

3.1 想定地震と各拠点の影響

想定地震	東北地方太平洋沖地震（東日本大震災）				
地震規模	M9.0				
組織	拠点	部門	想定震度	液状化の可能性	津波の可能性
自院	ひたちなか総合病院	全部門	6弱	危険性小	危険性小
関連施設	透析室（C棟）	MEセンター、看護局			
	総合健診センター	総合健診センター			
	訪問看護ステーションかけはし	在宅医療推進センター			
	紙カルテ庫	TQM統括室（診療情報管理担当）			
	青葉保育園	総務係			
協力会社					

3.2 建物への影響

棟	建築年	構造（鉄筋、鉄骨等）	被害状況	階	部屋	管理部門
病院棟（免震）	2010	鉄筋コンクリート	影響無し（要点検）	1F	外来	施設管理係 施設管理係
					受付・事務室	
					救急センター	
					検査室	
					放射線室	
					総看護師長室、相談室	
					リニアック（耐震）	
				2F	医師室	
					手術室	
					HCU	
					薬務局	
					薬品倉庫	
					調剤室	
					製剤室	
					検査室	
					事務室	
					滅菌室	
					ME室	

棟	建築年	構造 (鉄筋、鉄骨等)	被害状況	階	部屋	管理部門
病院棟 (免震)	2010	鉄筋コンクリート	影響無し (要点検)	2F	SPDセンター	施設管理係
					治験管理室	
					食堂	
					会議室	
				3F	リハビリテーション室	
					スタッフステーション	
					事務室	
					CPU室	
					病室	
					食堂・デイルーム	
				4F	病室	
					ICU	
					サテライトファーマシー	
					スタッフステーション	
					食堂・デイルーム	
病院棟 (免震)	2010	鉄筋コンクリート	影響無し (要点検)	5F	病室	
					サテライトファーマシー	
					スタッフステーション	
					食堂・デイルーム	
				6F	病室	
					サテライトファーマシー	
					スタッフステーション	
					食堂・デイルーム	
					事務室	
管理棟	2010	鉄筋コンクリート	壁面亀裂	1F	検査室	
					剖検室	
					霊安室	
					機械室	
					電気室	
					UPS室	
				2F	栄養室	
					厨房	
					更衣室	
					発電機室	
総合健診 センター	1985	鉄筋コンクリート	壁面亀裂 ガラス破損 照明落下 パーテーション 傾斜	1F	待合室	
					面接室	
					相談室	
					事務室	
					更衣室	
				2F	健診室	

棟	建築年	構造 （鉄筋、鉄骨等）	被害状況	階	部屋	管理部門
健診 付属棟	1989	鉄筋コンクリート	壁面亀裂 ガラス破損 照明落下 パーテーション 傾斜	1F	食堂	施設管理係
				1F	更衣室	
				1F	フィルム倉庫	
				2F	医師室	
				2F	保健師・看護師室	
				2F	保健指導室	
C棟	1962	鉄筋コンクリート	壁面亀裂 ガラス破損 照明落下 パーテーション 傾斜	1F	透析室	
				1F	スタッフステーション	
				1F	事務室	
				1F	倉庫	
				2F	女子更衣室	
訪問 看護棟	2004	鉄骨	壁面亀裂 パーテーション 傾斜	1F	日立ライフ店舗	
				1F	事務室	
				1F	面接室	
				2F	事務室	
保育園・ カルテ庫	1986	鉄骨	壁面亀裂	1F	保育室	
				1F	事務室	

3.3 社会インフラへの影響

社会インフラ	被害	現状の対策	備考
電力	1.5日間の停止	自家発電設備（A重油を3日分備蓄）	
ガソリン・ A重油	供給不安定	―	（県）（市）と優先供給の協定締結を検討中
電話	2～3日間の通信不安定	衛星電話、災害時優先電話、携帯電話・PHS	
上水道	11日間の停止	受水槽で飲料水、医療用水を3日分備蓄	井戸設置中
下水道	被害なし	非常用排水槽へ2日分（340㎥）蓄積可能	

3.4 IT関係への影響

（1）業務との関連

　　（略）

（2）現状の対応力

　　（略）

マニュアル

3.5　災害シナリオ

経営資源		▼地震発生（震度6弱）	▼発生二～三日後
人	状況	・自宅における職員とその家族の被災 ・当院における患者と職員の被災 ・自宅の職員及びその家族は安全が確認できるまで自宅近くの避難所で待機 ・当院内の患者及び職員は安全が確認できるまで病院棟内で待機	・緊急要員が当院の救急センタで救急診療を継続 　病棟においては最低限の入院診療を継続
人	対応	・（なか病）対策本部の設置 ・当院内被災者（入院・外来患者、職員）の手当て（必要時） ・職員とその家族の安否確認を開始 ・二次災害の防止対応（進入区域制限） ・原則、職員は登院。但し、出社判定基準による出社不可能者は除く ・事業再開（当面は救急診療）についての検討開始	・患者及び勤務中の職員に非常食の提供 ・当院内に寝床を確保 ・職員とその家族の安否の把握 ・職員の通勤手段の確保（乗合バス手配他） ・事業再開（通常診療）についての検討開始
インフラ	状況	（電気）・停電（自家発電起動） （水道）・浄水場の破損により上水道停止（3日間の備蓄） （電話）・一般電話回線や携帯電話の輻輳 　　　　・災害時優先電話で発信 　　　　・構内専用回線は使用可 　　　　・衛星電話での通話 （インターネット）・自家発電起動で使用可 （鉄道）・JR常磐線の不通 （道路）・常磐道全区間不通、路線バス運休 　　　　・橋梁の通行止め 　　　　・市内各所の国道・県道・市道通行止め	（電気）・復旧済み （水道）・浄水場の破損により上水道停止（3日間の備蓄） （電話）・通常の通信状態に戻る （インターネット）・通常の状態に戻る （鉄道）・JR常磐線の不通 （道路）【ガソリン供給不足の状態】 　　　　・自家用車による通勤が困難になりつつある 　　　　・常磐道全区間不通（緊急車両のみ通行可） 　　　　・路線バス運休 　　　　・橋梁は徐行運転で通行可 　　　　・市内各所の国道・県道・市道通行止め
インフラ	対応	・携帯ワンセグTV、TV、ラジオによる地震情報の入手 ・衛星携帯電話により本社リスク対策部門との通信手段確保 ・被害状況の入手	・給水車による水運搬 ・TV、ラジオによる震災情報の入手 ・メールで本社リスク対策部門と連絡 ・被害状況の入手
建屋	状況	・既存建物損傷は小破 【病院棟】エキスパンション部破損 【管理棟】エキスパンション部破損、壁面亀裂 【総合健診センタ】壁面亀裂、ガラス破損、パーテーション傾斜、照明落下 【C棟】壁面亀裂、建屋結合部天井落下、パーテーション傾斜 【訪問看護棟】壁面亀裂、パーテーション傾斜 【保育園】壁面亀裂、パーテーション傾斜 【カルテ庫】壁面亀裂	【病院棟】エキスパンション部破損 【管理棟】エキスパンション部破損、壁面亀裂 【総合健診センタ】壁面亀裂、ガラス破損、パーテーション傾斜、照明落下 【C棟】壁面亀裂、建屋結合部天井落下、パーテーション傾斜 【訪問看護棟】壁面亀裂、パーテーション傾斜 【保育園】壁面亀裂、パーテーション傾斜 【カルテ庫】壁面亀裂、状況に応じて立入禁止
建屋	対応	・全建物の目視による安全点検実施 ・被害状況の把握	・技術専門家による全建物の目視による安全点検実施 ・被害状況の把握 ・各部門の執務場所の清掃開始
建屋付帯設備	状況	・エレベータ自動停止（病院棟）（管理棟） ・免震棟以外建屋の物品棚、事務用品、書類など散乱 ・異常なし（火災報知機、スプリンクラー、アウトレット、自家発電機、電話交換機）	・エレベータ復旧済み
建屋付帯設備	対応	・エレベータ使用禁止 ・被害状況の把握	・エレベータは業者による安全点検実施 ・執務場所の清掃、整理 ・被害状況の把握
敷地内環境	状況	・患者及び職員駐車場に亀裂	・患者及び職員駐車場に亀裂
敷地内環境	対応	・敷地内を警備員が目視で安全点検実施	・技術専門家による目視による安全点検実施 ・危険箇所にコーンを置いて注意喚起
医療機器	状況	・転倒や破損の発生は無し ・一部の機器で電源が遮断	－
医療機器	対応	・被害状況の把握 ・安全確認	・余震による被害状況の把握 ・消耗品の手配
検査機器（X線・検査）	状況	・転倒により一部破損あり ・停電のため機器の使用不可	
検査機器（X線・検査）	対応	・自家発電の起動による必要な機器の稼働（一部のみ） ・被害状況の把握	・被害状況の把握 ・電力復旧後、職員による検査機器の動作確認

▼一週間後	▼二週間後	▼一ヶ月後	▼三ヵ月後
・出社している職員で救急診療及び入院診療を継続（出社率70%）	・通常診療を実施	—	—
・職員の70%が出社 ・事業再開（通常診療）の目途について職員へ周知	・職員の90%が出社	・職員の100%が出社	・通常の状態に戻る
（水道）・浄水場の破損により上水道停止（3日間の備蓄） （鉄道）・JR常磐線の不通 （道路）【ガソリン供給不足】 　・自家用車による通勤が困難 　・常磐道全区間不通（緊急車両のみ通行可） 　・路線バス臨時便で運行 　・橋梁の徐行運転で通行可 　・市内各所の国道・県道・市道通行止め	（水道）・復旧済み （鉄道）・JR常磐線の不通 （道路）【ガソリン供給不足】 　・自家用車による通勤が困難 　・常磐道全区間不通（緊急車両のみ通行可） 　・路線バス臨時便で運行 　・橋梁の徐行運転で通行可 　・市内各所国道・県道・市道通行止め	（鉄道）・JR常磐線の不通 （道路）【ガソリン供給安定】 　・自家用車による通勤が可能 　・路線バス運行開始	（鉄道）・JR常磐線の運行再開
・給水車による水運搬 ・通常の通信体制により対応	—	—	—
—	・補修工事の開始と計画策定	—	—
・清掃、整理	・自前で出来る範囲で応急処置の開始 ・建物補修工事の開始と計画策定	—	—
・エレベータ復旧済み	・補修工事の開始と計画策定	—	—
・自前で出来る範囲で応急処置の開始 ・執務場所の清掃，整理	・建物付帯設備の補修工事の計画策定	—	—
—	—	—	—
・危険箇所にコーンを置いて注意喚起 ・自前で出来る範囲で応急処置の開始	・補修工事の開始と計画策定	—	—
—	—	—	—
・余震による被害状況の把握 ・消耗品の手配 ・一部設備の使用不可継続	・一部設備の使用不可継続	・一部設備の使用不可継続	・通常の状態に戻る
・メーカーによる検査機器の動作確認 ・メーカーによる機器の補修	・メーカーによる機器補修	・メーカーによる機器補修	・通常の状態に戻る

経営資源		▼地震発生（震度6弱）	▼発生二〜三日後
システムIT機器	状況	・UPS配給後、自家発電なのでシステムは不断 ・転倒、破損は無	・サーバ等、正常試運転を確認
	対応	・被害状況の調査開始	・システム稼働を監視 ・異常があった場合はメーカーに現地修理を手配
CPU室	状況	・免震のため被害無	－
	対応	・サーバ等、正常試運転を確認	－
入院診療	状況	・当院における患者・家族の被災無 ・医療機器等の稼働も問題なし	・患者及び家族の被災状況確認 ・スタッフ不足
	対応	・二次災害の防止 ・入院患者の状態把握 ・被害状況の把握 ・対策本部と連携 ・当院内被災者（入院外来患者）の手当て（必要時） ・インフラ停止のため最低限の入院診療開始	・インフラ停止の状況に応じたケアに切り替え ・勤務表の調整が必要
外来診療	状況	・当院における患者の被災無	・処方診療
	対応	・二次災害の防止 ・外来患者の状態把握 ・被害状況の把握 ・対策本部と連携 ・インフラ停止のため外来診療を停止し救急診療に切り替え ・当院外の状況確認後外来患者を帰宅させる	・被害状況の把握 ・対策本部と連携
救急診療	状況	・救急患者の受け入れ ・他施設からの患者搬送受け入れ	・救急患者の受け入れ ・他施設からの患者搬送受け入れ
	対応	・救急診療の開始 ・救急担当者の増員（医師・看護師）	・患者の状態により入院又は他施設へ紹介の手配 ・救急担当者の増員（医師・看護師）
訪問看護	状況	・建屋、設備、備品に一部損傷が発生 ・停電のため設備使用不可	・電力復旧後、損傷の無かったものから試運転開始 ・ガソリン等の供給状況確認
	対応	・二次災害の防止 ・重症度の高い患者より安否確認（担当者毎） ・入院の必要性を判断 ・被害状況の把握	・全ての利用者の安否確認（担当者毎） ・被害状況の把握 ・執務場所の清掃開始 ・損傷のある機器は自前でできる範囲で応急措置 ・訪問看護ステーションと市内の被害状況から訪問の必要な利用者を選別し訪問を計画
物流	状況	・震災により機能停止	・物流機能停止（一部再開あり）
	対応	・被害状況の把握 ・在庫使用	・被害状況の把握
在庫（医薬品）	状況	・在庫の散乱、損傷	－
	対応	・被害状況の把握	・倉庫の清掃，整理 ・被害状況の把握
在庫（医療材料）	状況	・在庫の散乱、損傷	－
	対応	・被害状況の把握	・倉庫の清掃，整理 ・被害状況の把握
在庫（消耗品）	状況	・在庫の散乱、損傷	－
	対応	・被害状況の把握	・倉庫の清掃，整理 ・被害状況の把握
在庫（給食材料）	状況	・在庫の散乱、損傷	－
	対応	・被害状況の把握	・倉庫の清掃，整理 ・被害状況の把握

▼一週間後	▼二週間後	▼一ヶ月後	▼三ヵ月後
－	・復旧完了	－	－
・修理不能な機器の発注	－	－	－
－	－	－	－
－	－	－	－
・通常診療開始	－	－	－
・通常診療開始	－	－	－
・通常診療開始	－	－	－
・通常診療開始	－	－	－
・救急患者の受け入れ ・他施設からの患者搬送受け入れ	・通常の状態に戻る	－	－
・患者の状態により入院又は他施設へ紹介の手配	－	－	－
－	－	－	－
・訪問看護ステーションと市内の被害状況を把握して利用者宅へ訪問実施（地域単位） ・備品・機器の修理	・市内のライフライン等の復旧を考慮しながら通常の訪問看護を実施（担当毎） ・修理不能な機器の発注	・通常の状態に戻る	－
・物流機能停止（一部再開あり） ・ガソリン不足により一部遅延発生 ・代替手段の手配	・物流機能停止（一部再開あり） ・ガソリン不足により一部遅延発生 ・代替手段の手配	・通常の状態に戻る	－
－	－	・通常の状態に戻る	－
・不足品の発注手配	－	－	－
－	－	・通常の状態に戻る	－
・不足品の発注手配	－	－	－
－	－	・通常の状態に戻る	－
・不足品の発注手配	－	－	－
－	－	・通常の状態に戻る	－
・不足品の発注手配	－	－	－

マニュアル

4. 危機管理体制

4.1 緊急時体制

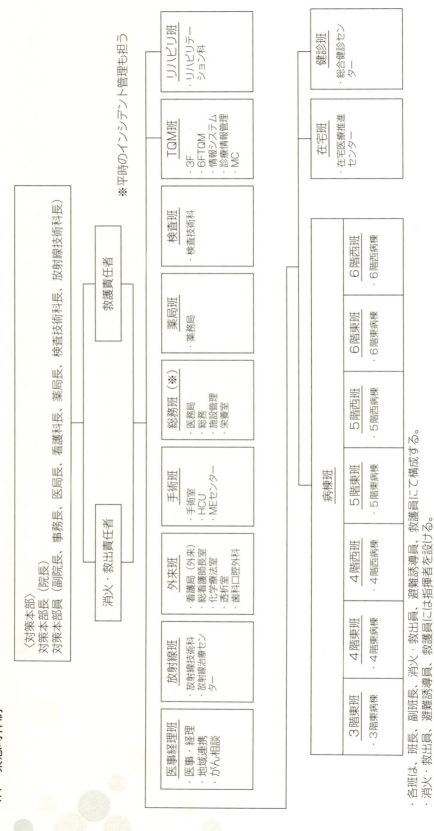

・各班は、班長、副班長、消火・救出員、避難誘導員、救護員にて構成する。
・消火・救出員、避難誘導員、救護員には指揮者を設ける。

4.2 役割と責任

4.2.1 対策本部の任務

構成	役割	（代行者）
対策本部長	・対策本部の設置判断 ・BCP発動判断 ・緊急時対応の全てを統括 ・事業継続対応における各種最終意思決定	
対策本部員	・意思決定のサポート	
対策本部事務局 （総務班）	・対策本部運営 ・情報収集 ・外部窓口	

4.2.2 自衛消防組織の任務

（1）【共通任務】各班共通の災害発生時初動任務

担当	災害等発生時の任務
消火・救出責任者	・病院全体の火災・救出活動を統制する ・各班からの被害状況報告を受け、対策本部に報告する ・他部門の班長に消火・救出員の応援を要請する
救護責任者	・救護所の設置を指示する ・救護所にて負傷者が発生した場合の救護を統制する ・負傷者の状況を対策本部に報告する
班長	・担当職場の自衛消防活動を統制する ・担当職場の職員（含　来訪者）の安否を確認し、対策本部へ報告する ・担当職場の被害状況を収集し、対策本部へ報告する ・担当職場の業務継続、復旧対応を検討し対策本部へ状況を報告する ・必要に応じて、対策本部への他部門協力要請を行う ・対策本部の指示を受け、他部門への応援者を選出し、指示する ・火災・閉じ込め等の被害報告を受けた場合は、現場に向かい消火・救出員の指揮にあたる ・消防隊との連携及び補佐を行う
副班長	・班長不在時に班長任務を代行する ・班長在席時は、班長任務を補助する
消火・救出員	・担当職場の火災・要救出者（下敷き、生き埋め、閉じ込められ）の有無確認と班長への報告 ・消火器、屋内消火栓による初期消火を実施 ・班長の指示を受け、他職場へ消火・救出の応援に向かう
避難誘導員	・班長の指示を受け、患者・職員を指定の避難場所に誘導する ・非常口を開放する ・避難上障害となる物品を除去する ・未避難者、要救助者を確認し、班長へ報告する ・班長の指示を受け、ロープ等による警戒区域を設定する
救護員	・担当職場の負傷者（職員・患者・来訪者）の有無を確認し班長に報告 ・負傷者を救護所に搬送 ・救護所にて負傷者の救護を実施 ・自職場の負傷者が無しの場合は、救護所にて他職場の負傷者の救護にあたる
（指揮者）	・自衛消防活動において、各班の班員を指揮し、自衛消防活動を行う

（2）【専門任務】業務継続に係る担当分野の被害状況確認・対応①

班	災害等発生時の任務
医事・経理班	・患者受付・会計手続き対応 ・対策本部方針に基づく、外来診療調整（継続・中断・縮小）等の患者への周知
放射線班	・患者・健診者及び来訪者の被害状況確認 ・建屋、設備、機器等の被害及び人員確保状況に基づく、放射線検査対応可能範囲の対策本部報告 ・対策本部方針に基づく、放射線検査の各診療部門との調整 ・供給者・委託先の業務継続確認と代替対応の検討
外来班	・外来患者及び来訪者の被害状況確認 ・災害医療のトリアージ及び診療体制構築
手術班	・患者及び来訪者の被害状況確認 ・建屋、設備、機器等の被害及び人員確保状況に基づく、手術対応可能範囲の対策本部報告 ・対策本部方針に基づく、手術、HCU、滅菌業務の各診療部門との調整 ・透析患者の被害状況確認（MEセンター） ・医療機器の被害状況確認及び使用可能機器の対策本部報告（MEセンター） ・透析室の建屋、設備、機器等の被害及び人員確保状況に基づく、透析業務対応可能範囲の対策本部報告（MEセンター） ・対策本部方針に基づく、透析業務の調整（MEセンター） ・医療機器の復旧対応（MEセンター） ・供給者・委託先の業務継続確認と代替対応の検討（MEセンター）
総務班	・対策本部設置対応（総務、施設管理担当） ・消防機関への通報及び通報の確認（警備員） ・院内への非常放送（警備員） ・病院敷地内の安全確保（通行、不審者の立哨対応等）（警備員） ・設備及び食材等の被害及び人員確保状況に基づく、食事提供業務対応可能範囲の対策本部報告（栄養室） ・対策本部方針に基づく、食事提供業務の継続（栄養室） ・供給者・委託先の業務継続確認と代替対応の検討（共通） ・病院全体の被害状況、復旧対応状況収集（総務担当） ・対外関係機関との広報窓口（総務担当） ・対策本部の指示命令事項の各班への伝達（総務担当） ・DMAT、院内応援受入の窓口（総務担当） ・職員の勤務支援対応（勤休・給与業務継続、福利施設（寮・保育園等）の復旧対応、病院への宿泊対応等）（総務担当） ・防火シャッター、防火戸、防火ダンパー等の閉鎖（施設管理担当） ・非常電源の確保、ボイラー等危険物施設の供給運転停止（施設管理担当） ・エレベーターの非常時の措置（施設管理担当） ・診療材料の被害及び保管状況の確認と対策本部報告（施設管理担当） ・診療部門への診療材料の移送（施設管理担当） ・構内設備の復旧対応（施設管理担当） ・院内清掃対応（施設管理担当）

（2）【専門任務】業務継続に係る担当分野の被害状況確認・対応②

班	災害等発生時の任務
薬局班	・患者及び来訪者の被害状況確認 ・薬剤の被害及び保管状況の確認と対策本部報告 ・供給者・委託先の業務継続確認と代替対応の検討
検査班	・建屋、設備、機器等の被害及び人員確保状況に基づく、検体検査・輸血の対応可能範囲の対策本部報告 ・対策本部方針に基づく、検体検査・輸血の各診療部門との調整 ・供給者・委託先の業務継続確認と代替対応の検討
TQM班	・トリアージ患者の情報記録（MC担当） ・救急患者の診療情報収集（診療情報管理担当） ・サーバ機器、システムの稼働状況、情報インフラ機器の被害状況確認と使用可能機器の対策本部報告（情報システム担当） ・対策本部、災害医療用PCの準備（情報システム担当） ・サーバ、情報インフラ機器の復旧対応（情報システム担当） ・供給者・委託先の業務継続確認と代替対応の検討（情報システム担当） ・周辺地域の被害状況収集取り纏め（市民被害状況、ガソリンスタンド、道路、陸橋、鉄道　等）
リハビリ班	・リハビリ患者及び来訪者の被害状況確認 ・建屋、設備、機器等の被害及び人員確保状況に基づく、リハビリ対応可能範囲の対策本部報告 ・対策本部方針に基づく、リハビリの各診療部門との調整 ・供給者・委託先の業務継続確認と代替対応の検討 ・院内患者移送取り纏め
病棟班	・入院患者及び来訪者の被害状況確認 ・退院可能患者の抽出と退院の促進 ・入院患者対応
在宅班	・訪問看護利用者の被害状況確認 ・建物等の被害、交通事情及び人員確保状況に基づく、訪問看護対応可能範囲の対策本部報告 ・対策本部方針に基づく、訪問看護業務の調整
健診班	・健診者の被害状況確認 ・建屋、設備、機器等の被害及び人員確保状況に基づく、健診対応可能範囲の対策本部報告 ・対策本部方針に基づく、健診業務の調整 ・供給者・委託先の業務継続確認と代替対応の検討

4.3 対策本部設置基準

（1）設置権限者

　対策本部長及びその代行者。

（2）設置判断基準

設置判断基準	被害の目安	対策本部	設置場所
非常に大きな被害が発生した場合	震度6弱以上	設置	会議室2・3
中程度の被害が発生した場合	震度5強以下	適時判断	

（3）対策本部設置の通知

　対策本部設置後は、速やかに関係部門へ下記事項を報告する。
　①設置日時
　②設置場所
　③対策本部メンバー
　④連絡手段と連絡先

（4）夜間・休日における対応

　①夜間・休日において災害が発生した場合は、「5.2夜間休日非常連絡体制表」により、職員の呼集を行う。
　②対策本部が設置されるまで当直医師、当直看護師、各科当直（勤務）者および警備員が協力して対策にあたる。
　③対策本部が設置されるまでの指揮は、当直医師が行う。

（5）解散基準

　対策本部が管掌する全ての機能が平常時の体制に戻ったことが確認できた場合。

4.4 参集基準

（1）震度6弱以上の場合は、原則として職員は出社する。
　　　但し、出社判断基準（4.5（1）「出社判断基準と対応」参照）による出社不可能な者を除く。

（2）震度5強以下でかつ、院長が対策本部の設置を決定した場合、対策本部員は出社する。
　　その他の職員については各科責任者が指示する。各科当直（勤務）者は、各科責任者へ連絡を取り、情報を伝えると共に非常呼集者の範囲などについての指示を受ける。
　　※各科においては事前に呼集用の名簿（連絡網）を作成しておく。
　　※施設設備・給食・清掃等の業務委託をしている関連職員にも可能な限り招集をお願いする。

4.5　職員の出社判断基準及び安否確認
（1）出社判断基準と対応

出社可能	原則として下記以外の者
出社不可能	a）家族（含本人）に死亡者発生 b）家族（含本人）負傷者発生 c）家屋が全壊で居住不可 d）家屋が半壊

※いずれの場合もまず上長に連絡する。その後、出社不可能な事由が無くなれば
　速やかに出社する。

（2）出社の際の留意点
　　出社の際はラジオ、テレビで最新情報を入手し、十分に安全確保を図りつつ出社すること。

（3）安否確認
・所定就業時間中における出勤者の安否確認は、原則「災害時人員点呼リスト」を用いて行う。
・夜間・休日の安否確認及び、所定就業時間中の不在者（出張・休暇者等）の安否確認は、原則「安否確認システム」にて行う。
・職場が離れている部門においては、各職場の取り纏め者経由で、部門責任者が安否を取り纏める。
・入院患者の安否は、各病棟の看護師長が取り纏める。
・リハビリや検査等で入院患者が病棟を離れている場合は、リハビリや検査部門のスタッフ等から、該当病棟看護師に患者の安否を連絡する。
・家族の安否及び家屋の被害状況は、初期対応終了後、職員各自にて確認し部門責任者に報告する。
・医師の安否確認は総務班が行う（原則、非常放送により当日出勤している医師の参集をかける）。
・安否確認状況は部門責任者より対策本部に報告し、対策本部は当病院全体の状況を収集する。

4.6　BCP発動基準
（1）発動権限者
　　対策本部長又はその代行者。

（2）発動判断基準
　　災害・事故等の発生（又は予見）により、診療体制に支障が出て、通常の体制では重要業務の目標復旧時間を守れない恐れがある場合。

（3）解除権限者
　　対策本部長又はその代行者。

4.7　通信手段
　緊急時の連絡手段を確保し、緊急事態でも連絡が取れるようにする。また、本社リスク対策部門などからの連絡もつくように連絡手段は事前に伝えておく事が必要。
　（1）衛星電話（受付管理室）
　（2）災害時優先電話（総務・施設）
　（3）携帯電話・PHS
　（4）インターネット

5. 事前対応計画

5.1 事前対策実施計画

経営資源	予想被害事項	対策内容		
		物理的対策	技術的対策	管理的対策
人	建屋の崩壊、落下物、交通機関停止等で出退勤困難	・建屋の免震、耐震対策 ・什器の固定化 ・天井物の落下防止	－	・防災訓練 ・緊急時連絡網整備 ・代理体制
サイト	建屋の崩壊、破損	・建屋の免震、耐震対策 ・什器の固定化 ・天井物の落下防止	－	・防災訓練 ・緊急時連絡網整備 ・代理体制
	電気設備の停電	・電源の二重化 ・UPS設置 ・自家発電設備	中央監視装置	・法定点検 ・緊急時連絡網整備
	電話設備が不通	・衛星電話設備 ・携帯電話 ・災害時優先電話	－	・緊急時連絡網整備
	水道設備の破損	・貯水槽（3日分）	中央監視装置	・緊急時連絡網整備
	下水道設備の破損	・排水槽（3日分）		・緊急時連絡網整備
	空調設備の破損	・建屋の免震、耐震対策	中央監視装置	・緊急時連絡網整備
機器・システム	ハード（医療機器・設備、サーバー、端末・PC）の破損	・建屋の免震、耐震対策 ・機器の固定化、冗長化	・ワクチンソフト ・セキュリティパッチ	・バックアップの取得 ・障害回復訓練
	ソフトの利用不可（ハード破損、又はシステムインフラ障害）	－	－	・耐火キャビネットに保管 ・センターで集中管理
	N／Wの利用不可（回線設備、関連機器の破損）	・回線の冗長化 ・専用回線設置 ・機器の固定化	・MAC認証 ・暗号化通信	・緊急時連絡網整備 ・障害回復訓練
	複合機、電話機の破損	・機器の固定化、冗長化	－	－
情報（文書・データ）	紙データの紛失	・入退室管理システムで施錠 ・鍵付キャビネットで保管、施錠	・入退室管理システム	・機密データは電子化し保管する
	電子媒体が破損、データの損失	・ケース保管 ・鍵付キャビネットで保管、施錠	・入退室管理システム	・バックアップの取得
	コンピュータが破損、コンピュータ内のデータ損失	・建屋の免震、耐震対策 ・機器の固定化		・バックアップの取得
物資（取引先）	薬品、医材、消耗品の破損、喪失、補充困難	・一定期間分の在庫確保 ・複数の取引先と契約	－	－
サービス	インターネット利用不可	・UPS設置 ・自家発電設備	－	
	保守不可	・遠隔監視		・緊急時連絡網整備 ・供給者、委託先の評価 ・リモート保守契約
	OAインフラ利用不可	・建屋の免震、耐震対策 ・機器の冗長化		
その他	患者・地域への迷惑、地域社会からの批判			・緊急時連絡網整備 ・ひたちなか地域連携コミュニケーション整理シート整備 ・セーフティマネジメント基準 ・医療安全管理指針

5.2　夜間休日非常連絡体制表

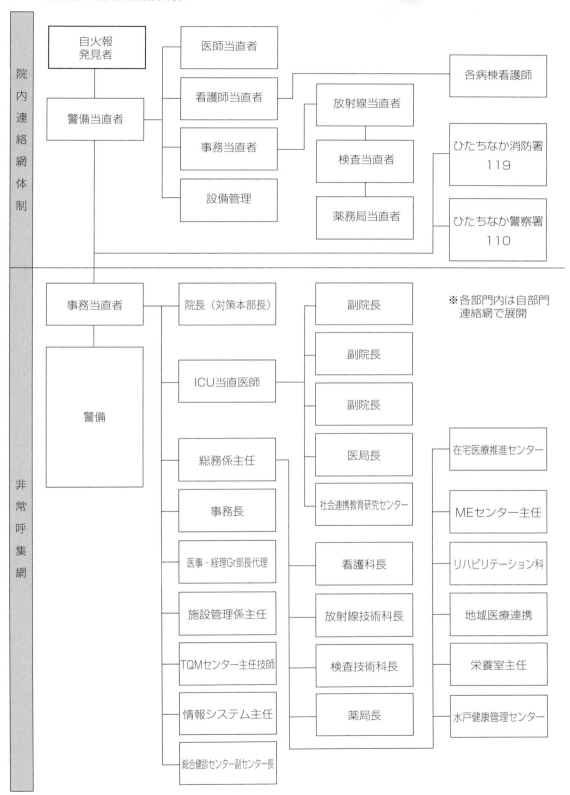

6. 事業継続対応

6.1 全体行動フロー

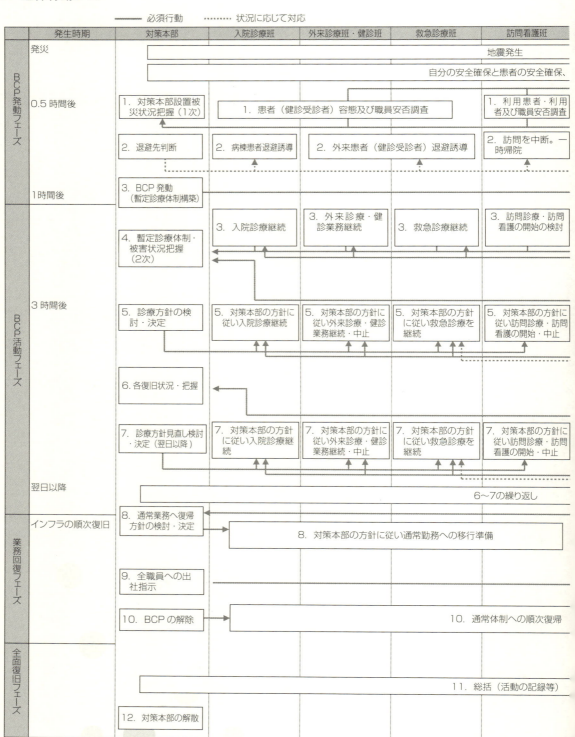

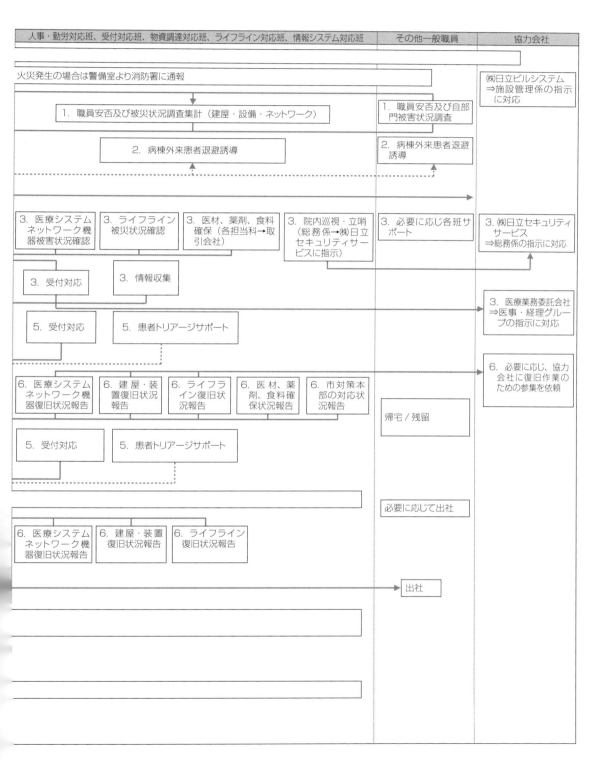

6.2　全体行動計画
6.2.1　地震発生時の行動

（1）対策本部の設置

・設置の判断に際しては、事務長が院長に報告し判断を仰ぐ。

・事務長不在時は、総務係主任が代行する。

・総務係主任が不在の場合は、警備員から院長に直接連絡を取り、報告を行うと共に指示を仰ぐ。

・夜間・休日において通信回線遮断等により院長の判断を仰げない場合は、当直医師の判断により進める。

（2）安否・状況確認

①対策本部設置後、各部門は下記事項を確認し、対策本部への報告を行う。

・職員（休暇者、出張者も含む）及びその家族の安否と被災状況

・部門内の機器・設備等の被災状況確認、業務継続に関わる支障　等

（「7.4　状況報告シート」を対策本部に提出）

②対策本部は、部門からの報告を踏まえ、被害軽減措置や業務継続対応等の指示を行う。

・二次災害防止（怪我人の処置、不要機器の電源遮断、進入禁止区域の決定・表示、立哨等）

・他部門より該当部門への人員の応援調整

・ステークホルダ・報道機関への院内状況報告　等

（3）火災発生防止行動および初期消火

①延焼防止のため、各自は声を掛け合って初期消火に努める。

②各部門の火元責任者は、火気使用設備、器具の使用停止を確認する。また、危険物設備（ボイラーなど）については、各バルブを操作し停止を確認する。

③出火時は警備員に連絡し、消防署へ通報すると共に、自衛消防隊組織員以外の協力も得て全力をあげて消火にあたる。他部門の自衛消防組織員は応援に行く。

（4）避難場所

①患者他を免震構造である病院棟に誘導し一次避難させる。

②職員は免震構造である病院棟に一次避難する。

③保育園児は職員（保育士）が誘導し、病院棟外来小児科待合ロビーに一次避難させる。

④総合健診センターの健診者及び職員は、病院西側駐車場に一次避難する（火災時も同様）。

⑤火災発生時は火点の位置を踏まえて移動（館内放送に従い火点の反対側の棟に避難）する。

　　※火点の反対側：西側が火点の場合　→　東側（3東、4東、5東、6東）

　　屋外避難場所

第1:病院棟西側　東石川第二公園
第2:病院東（含 総合健診センター）・西駐車場
第3:病院北側職員駐車場

(5) 帰室・復旧
① 避難した患者・職員等は、二次災害の恐れが無く、かつ対策本部により安全が確認されてから病室や自部門へ復帰する。
② 二次災害防止のため、建物や火気使用設備、器具の点検を行い、安全を確認してから使用を開始する。

6.2.2　災害医療

(1) 災害医療活動場所、必要物品

活動場所	必要物品
①対策本部：病院棟2階　会議室2・3	マニュアル（大規模地震対応事業継続計画書、消防計画）、記録用紙（白紙、指示用紙、報告用紙）備品・消耗品（ホワイトボード、サインペン、ラジオ、テレビ、PC、プリンター、プロジェクタ、FAX、複合機、衛星電話、拡声器、投光機、懐中電灯、電源ドラム、ガムテープ、ファイル、筆記用具）、災害時診療記録用品（災害時用カルテ、災害時用診療伝票）、電子カルテ（ノートPC）、iPad
②職員集合エリア：病院棟2階　講堂	拡声器
③トリアージエリア：正面玄関前	マニュアル（大規模地震対応事業継続計画書、消防計画）、拡声器、ホワイトボード、トリアージタグ、テーブル、筆記用具、ストレッチャー、車イス、標準予防具（マスク、手袋）
④重症診療エリア：救急センター（赤）	マニュアル（大規模地震対応事業継続計画書、消防計画）、色別表示、標準予防具（マスク、手袋）、ホワイトボード、診療エリア用記録用紙
⑤中等症診療エリア：病院棟　1階　ホスピタルコリドー（黄）	マニュアル（大規模地震対応事業継続計画書、消防計画）、色別表示、標準予防具（マスク、手袋）、ホワイトボード、診療エリア用記録用紙、消毒物品、酸素吸入器、点滴台、机、イス、血圧計、体温計、毛布、サチュレーション機器、電子カルテ（ノートPC）
⑥軽症診療エリア：患者用自転車置場（緑）	マニュアル（大規模地震対応事業継続計画書、消防計画）、色別表示、標準予防具（マスク、手袋）、ホワイトボード、診療エリア用記録用紙、ブルーシート

(2) 人員配置

対策本部による診療方針に基づき、下記の各責任者が災害医療体制の人員配置を決定し、担当者に連絡する。

・医師の配置：医局長
・看護師の配置：看護科長
・事務員の配置：医事経理班長

（3）被災者収容の流れ

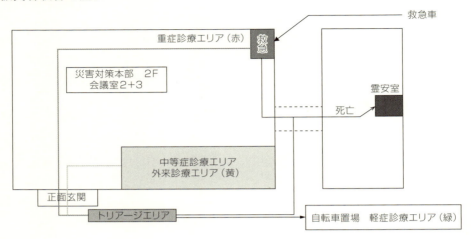

6.3　個別行動計画

　各部門の責任者は、災害時における行動計画（安否確認要領、被害状況確認要領、業務継続要領、復旧要領等の具体的な対応事項）を纏めた「災害時部門行動フロー」を作成し、非常時に持ち出せるよう管理する。

7. 各種帳票のテンプレート

7.1　院内緊急連絡先リスト（各部門保管用）

【更新日：　　年　　月　　日】

部門	氏名	自宅住所	連絡先		学校等休校時の出勤可否	通勤距離（自宅〜なか病）
			個人携帯			
			自宅電話			Km
			mail			
			個人携帯			
			自宅電話			Km
			mail			
			個人携帯			
			自宅電話			Km
			mail			
			個人携帯			
			自宅電話			Km
			mail			

7.2 被災状況チェックリスト【第1報】(各部門→対策本部)

報告日時	/ , :
報告者	
部門	

目安：30分以内に対策本部に報告

チェック項目	異状の有無・被害状況	
1. 人的被害の状況		
職員 （総員：　　　　　人） （休暇・出張等：　　　　人）	□無	□有　当日出勤者：　　　人（内負傷者　　　人、内不明者　　　人） <詳細（氏名、状態等）>
患者 （総数　　　　　人） ↑病棟のみ記載	□無	□有　（負傷者　　　　　人、不明者　　　　　人） <詳細（氏名、状態等）>　　　　　　　　　↑病棟のみ記載
来訪者	□無	□有　（負傷者　　　　　人） <詳細（氏名、状態等）>
2. 火災、倒壊	□無	□有 <詳細（場所、状態等）>
3. 部門特有事項の状況		
・看護局（病棟）・・・輸液ポンプ、 　　　　　　　　シリンジポンプ ・MEセ・・・人工呼吸器、 　　　　　生体情報モニタ ・放射線・・・放射線機器 ・検査・・・検査機器 ・薬局・・・薬剤、機器類 ・総務・・・保育園状況 ・施設・・・インフラ設備、建屋被害 ・TQM・・・電子カルテ、メール、 　　　　インターネット、イントラネット	□無	□有 <詳細>
4. その他（特記事項）		

7.3 被災状況チェックリスト【第2報】(各部門→対策本部)

報告日時	
報告者	
部門	

目安：半日以内に対策本部に報告

チェック項目		異状の有無・被害状況	
1. 職員関連			
	職員の安否 (職員総数　　　人)	□無	当日出勤者　　　人(内、負傷者　　　人、内、不明者　　　人) 出張、休暇者　　　人(内、負傷者　　　人、内、不明者　　　人)
	家族の安否	□無	□有
	家屋の被害	□無	□有
2. 居室被害			
	天井(廊下、便所含む)	□無	□有　(□一部破損、□一部垂下、□一部落下、□広域落下)
	内壁(各室含む)	□無	□有　(□一部破損、□一部落下、□広域落下)
	窓ガラス	□無	□有　(□開閉に支障、□破損・脱落、□　　　　　　　　)
	ドア	□無	□有　(□開閉に支障、□破損・脱落、□　　　　　　　　)
	パーティション	□無	□有　(□一部破損、□一部転倒、□広域転倒)
	照明器具	□無	□有　(□不点燈、□ランプ破損、□器具の破損・落下)
	キャビネット(含カルテラック等)	□無	□有　(□収納物落下、□移動、□転倒、□破損)
3. 委託先・取引先(院内・院外)		事業継続の可否	
		□可	□否、□一部支障あり　(復旧目途等：　　　　　　　　　)
		□可	□否、□一部支障あり　(復旧目途等：　　　　　　　　　)
		□可	□否、□一部支障あり　(復旧目途等：　　　　　　　　　)
		□可	□否、□一部支障あり　(復旧目途等：　　　　　　　　　)
		□可	□否、□一部支障あり　(復旧目途等：　　　　　　　　　)
4. その他(特記事項)			

8. 別紙

8.1 ［外部関係先］緊急連絡先リスト
（略）

8.2 災害時備品リスト

品名	数量	単位	管理部門	備考
飲料水　受水槽　3日分	―	―	施設管理	災害拠点指定要件3日分
食料品　患者食、職員食の食材3日分	―	―	栄養室	災害拠点指定要件3日分
毛布	200	枚	施設管理	備蓄倉庫
ディスポ食器　弁当箱（蓋付）大 25cm×15cm　3区分け	100	セット	栄養室	備蓄倉庫
ディスポ食器　弁当箱（蓋付）	400	セット	栄養室	備蓄倉庫
ディスポ食器　赤丼（丸）直径15cm	123	個	栄養室	備蓄倉庫
ディスポ食器　赤丼（角）直径15cm	90	個	栄養室	備蓄倉庫
ディスポ食器　赤丼（丸）	80	個	栄養室	備蓄倉庫
ディスポ食器　黒丼　直径20cm	600	個	栄養室	備蓄倉庫
ディスポ食器　白丼　2	274	個	栄養室	備蓄倉庫
ディスポ食器　白丼　3（身）浅い	55	個	栄養室	備蓄倉庫
ディスポ食器　白丼　3（蓋）	25	個	栄養室	備蓄倉庫
ディスポ食器　VFカップ95-270　汁用（蓋付）	200	セット	栄養室	備蓄倉庫
ディスポ食器　プラスチックスプーン	2,300	個	栄養室	備蓄倉庫
ディスポ食器　割箸	780	個	栄養室	備蓄倉庫
ディスポ食器　弁当箱（蓋付）大 25cm×15cm　3区分け	100	セット	栄養室	備蓄倉庫
ディスポ食器　弁当箱（蓋付）	400	セット	栄養室	備蓄倉庫
ディスポ食器　赤丼（丸）直径15cm	123	個	栄養室	備蓄倉庫
ディスポ食器　赤丼（角）直径15cm	90	個	栄養室	備蓄倉庫
ディスポ食器　赤丼（丸）	80	個	栄養室	備蓄倉庫
ディスポ食器　黒丼　直径20cm	600	個	栄養室	備蓄倉庫
ディスポ食器　白丼　2	274	個	栄養室	備蓄倉庫
ディスポ食器　白丼　3（身）浅い	55	個	栄養室	備蓄倉庫
ディスポ食器　白丼　3（蓋）	25	個	栄養室	備蓄倉庫
ディスポ食器　VFカップ95-270　汁用（蓋付）	200	セット	栄養室	備蓄倉庫
ディスポ食器　プラスチックスプーン	2,300	個	栄養室	備蓄倉庫
ディスポ食器　割箸	780	個	栄養室	備蓄倉庫
ディスポ食器　弁当箱（蓋付）大 25cm×15cm　3区分け	100	セット	栄養室	備蓄倉庫
ディスポ食器　弁当箱（蓋付）	400	セット	栄養室	備蓄倉庫
診療材料在庫　各部門5日分、院外倉庫3日分	―	―	施設管理	災害拠点指定要件3日分
医薬品在庫　各部門10日分	―	―	薬務局	災害拠点指定要件3日分
エアーストレッチャー	5	個	施設管理	各EVホールに設置
電源ドラム	12	個	施設管理	C棟
OAタップ　5m	5	個	施設管理	図書室
OAタップ　3m	5	個	施設管理	図書室
ハンドマイク（拡声器）	1	個	総務	総務倉庫
トリアージタグ	260	枚	看護局	救急
投光器	10	個	施設管理	C棟
懐中電灯	12	個	―	受付管理2、C棟1、各スタッフステーション8、情報システム1
電池式ランタン	8	個	施設管理	図書室
衛星電話	1	個	総務	受付管理室

8.3 地震発生時初期行動フロー〈平日／勤務時〉

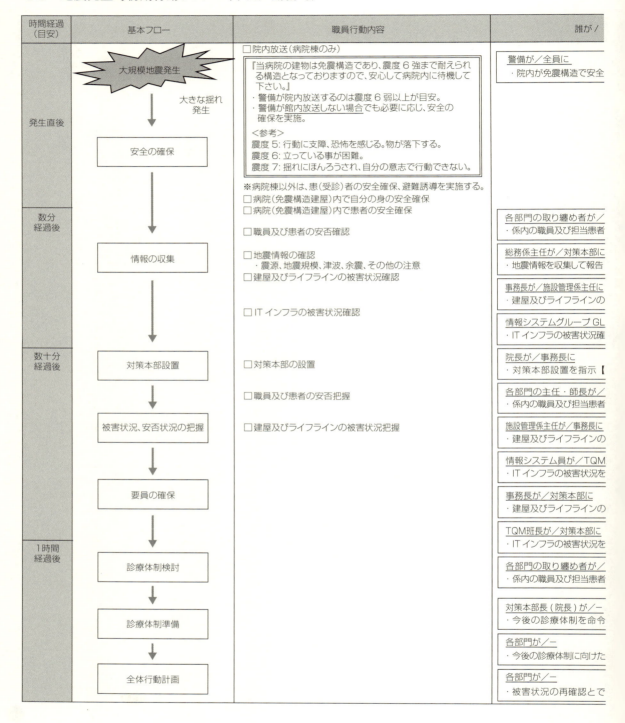

誰に・何を【連絡手段】	代行者(代理)	患者・訪問者	外部組織	出張者・外出者	備考
であることを放送【口頭】				大規模地震発生	
				↓	
				出張者、外出者が／－ ・自身の安全の確保(避難等)	
		□当院(免震構造建屋)内で自分の身の安全確保		↓	
				出張者、外出者が／－ ・家族の安否、生活環境の確認	
主任・師長に の安否確認を指示【口頭】	各部門の主任・師長				
【口頭】	総務係員			↓	
被害状況確認を指示【口頭】	施設管理係主任			出張者、外出者が／各部門へ ・安否・被害状況の報告	
が／情報システム係主任に 認を指示【口頭】	情報システム係主任				
口頭】	副院長			↓	
各部門の取り纏め者に の安否確認を報告【被災状況チェックリスト】	各部門在籍職員			出張者、外出者が／－ ・指示があるまで待機	
被害状況を報告【被災状況チェックリスト】	施設管理係員				
班長に 報告【被災状況チェックリスト】	情報システム員			↓	
被害状況を報告【被災状況チェックリスト】	施設管理係主任			各部門の取り纏め者が／対策本部に ・安否確認を報告	
報告【被災状況チェックリスト】	TQM班長				
対策本部に の安否確認を報告【被災状況チェックリスト】	各部門の主任・師長			↓	
する【口頭】	副院長			出張者、外出者が／－ ・指示に従う	
準備をする				⋮	
きるものから復旧作業を開始する				出張者、外出者が／－ ・自己判断で行動(出社、帰宅) ・上長に事後報告	

8.4 地震発生時初期行動フロー〈時間外/休日時〉

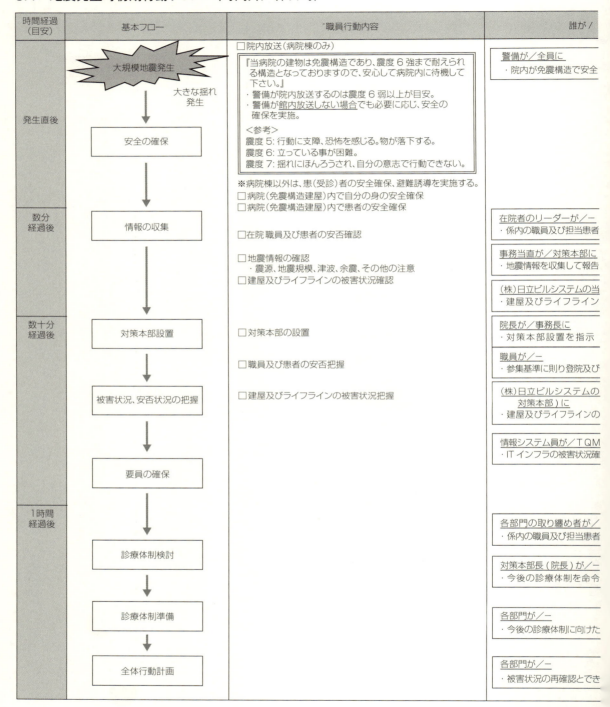

誰に・何を【連絡手段】	代行者(代理)	患者・訪問者	外部組織	出張者・外出者	備考
であることを放送【口頭】				大規模地震発生	
				出張者、外出者が／－ ・自身の安全の確保(避難等)	
		□当院(免震構造建屋)内で自分の身の安全確保		出張者、外出者が／－ ・家族の安否、生活環境の確認	
の安否を確認する【目視】	各部門在院者				
【口頭】	警備				
院常駐者が／ の被害状況確認【被災状況チェックリスト】				出張者、外出者が／各部門へ ・安否・被害状況の報告	
【口頭】	副院長			出張者、外出者が／－ ・指示があるまで待機	
安否確認を実施					
当院常駐者が／施設管理係主任(不在時： 被害状況確認を報告【被災状況チェックリスト】					
班長(不在時：対策本部)に 認を報告【被災状況チェックリスト】				各部門の取り纏め者が／対策本部に ・安否確認を報告	
対策本部に の安否確認を報告【被災状況チェックリスト】	各部門の主任・師長			出張者、外出者が／－ ・指示に従う	
する【口頭】	副院長				
準備をする				出張者、外出者が／－ ・自己判断で行動(出社、帰宅) ・上長に事後報告	
るものから復旧作業を開始する					

マニュアル

第3章

ひたちなか総合病院
新型インフルエンザ対応　事業継続計画書

目　次

1．総則 ················· 253
　1.1　目的 ················· 253
　1.2　策定と変更 ············ 253
　1.3　職員への周知と体制の確保 ······ 253
　1.4　適用範囲 ············· 253
2．計画の概要 ············· 254
　2.1　基本方針 ············· 254
　2.2　当院の役割 ············ 254
　2.3　事業継続の方針 ·········· 254
3．被害想定 ··············· 254
　3.1　対象リスク ············ 254
　3.2　業務区分 ············· 255
　3.3　社会機能維持等業務 ······· 256
　3.4　発生段階と業務継続 ······· 257
　3.5　被害想定及び災害シナリオ ···· 258
　3.6　感染拡大に伴う人的被害 ····· 259

4．危機管理体制 ············ 259
　4.1　危機管理体制 ··········· 259
　4.2　対策本部の設置・解散 ······ 262
　4.3　BCPの発動・中断・解除 ······ 263
5．事前対応計画 ············ 264
　5.1　事前対策事項 ··········· 264
　5.2　新型インフルエンザ対策の体制整備 ··· 264
6．事業継続対応 ············ 266
　6.1　海外発生期から地域感染早期 ··· 266
　6.2　地域感染期 ············ 269
　6.3　患者数が大幅に増大した場合 ··· 273
　6.4　小康期 ··············· 275
7．各種マニュアル・帳票 ······· 276
　7.1　マニュアル一覧 ········· 276
　7.2　帳票類一覧 ············ 276
8．別紙 ·················· 277

1. 総則

1.1 目的
当院は、新型インフルエンザ流行時においても、人命尊重を最優先とした対応を図りつつ、地域住民への影響を最小限に留めることを使命と捉え、医療サービスの提供を継続するために事業継続計画（以下BCP）を策定する。

1.2 策定と変更
本BCPは当院の新型インフルエンザ対策会議の討議を経て策定したものである。また、新型インフルエンザの発生後は、新型インフルエンザ対策会議の審議を経て適宜改訂するものであり、変更に際しては最新の科学的根拠に基づかなければならない。

1.3 職員への周知と体制の確保
本BCPに記載された各対応を全職員が理解し、全職員の協力で診療体制が構築できるよう、院内LANを通じて情報を開示するとともに研修会等を通じて職員に周知徹底する。

1.4 適用範囲
本BCPの適用範囲は、医療サービスの提供継続に関わる全ての業務及びその関連業務とする。

部門	主な機能	本BCPの対象
医務局（医療クラークを含む）	入院・外来・救急・手術診療	◎
看護局	入院・外来・救急・手術看護	◎
薬務局	調剤、製剤、投薬	◎
検査技術科	各種検査（検体・生理検査等）	◎
放射線技術科	各種放射線検査	◎
在宅医療推進センター	訪問看護	○
MEセンター	医療機器管理	◎
リハビリテーション科	リハビリテーション	○
情報システムグループ	ITインフラ管理	◎
TQMセンター（診療情報管理）	診療録管理	○
TQMセンター（地域医療連携）（患者サポートセンター、がん診療統括室を含む）	地域医療、医療福祉、患者相談	○
TQMセンター（その他）	感染管理、医療安全管理、ISO等	感染管理◎
栄養室	食事の提供	◎
医事・経理グループ	受付、会計、保険請求	◎
総務係	リスク対策、勤労業務、庶務業務	◎
施設管理係	用役・医材・医療機器・建屋・設備の管理	◎
総合健診センター	健康診断、人間ドック	◎

凡例　◎：重要業務対象部門（BCP個別行動計画作成）　○：重要業務非対象部門

2. 計画の概要

2.1 基本方針

　株式会社日立製作所ひたちなか総合病院は「医療サービス」を基本業務として、「地域の医療を護る」病院である。

　大地震、パンデミック等の発生時には、医療の本質である人命尊重の大原則のもとに、地域の行政・医師会・企業等と密なる連携を取り、当院の医療サービス事業の継続を図り当院職員を含めた地域住民の人命救助とその事業の継続に寄与する。

　そのためには、平時から事業継続計画におけるマネジメントの重要性を認識し、単に事業継続計画を策定するだけではなく、常に演習を含めたPDCAサイクルを回し、BCMSを実行していくことを要求する。

2.2 当院の役割

　当院は地域の中核病院として地域住民に対し必要な医療の提供を行うとともに、帰国者・接触者外来を設置し、重症患者の入院対応を行う。

①海外発生期及び地域感染早期に帰国者・接触者外来を設置し、新型インフルエンザ等の発生国からの帰国者や患者との濃厚接触者に対して外来診療を行う。

②感染症指定医療機関として、地域発生早期に新型インフルエンザ等の疑似症患者・患者（確定例）に対する入院診療を行う。

③地域感染期において、新型インフルエンザ等の重症患者の入院を積極的に受け入れる。

2.3 事業継続の方針

　当院の基本方針に則り、各部門内で継続すべき業務の確認をする。各部門内の継続業務の内容は、「業務インパクト分析シート」を参照する。

3. 被害想定

3.1 対象リスク

　2009年に流行した「A/H1N1」よりも致死率や重症化率が高く、人命及び社会への深刻な影響が懸念される「新型インフルエンザ（鳥インフルエンザH5N1ウイルスに由来する新型インフルエンザ相当）」とする。

　＊本BCPにおいては、「最悪の事態を想定」した計画を策定し、実際に新型インフルエンザが発生した際には、その特性や社会状況等を踏まえたうえで各種対策を適宜選択し、調整を図りながら柔軟に運用していくことを前提とする。

（1）発生段階

国内、地域（都道府県）における感染状況を表す段階を示す。
発生段階は政府発表に従い、それに準じて対応を変更する。

地域（都道府県）			備考（国）
発生段階		状況	発生段階
未発生期	未発生期	新型インフルエンザ等が発生していない状態	未発生期
海外発生期から地域感染早期	海外発生期	海外で新型インフルエンザ等が発生した状態	海外発生期
	地域未発生期	国内で新型インフルエンザ等の患者が発生しているが、地域では発生していない状態	国内発生早期
	地域感染早期	各都道府県で新型インフルエンザ等の患者が発生しているが、全ての患者の接触歴を疫学調査で追える状態	国内感染期
地域感染期	地域感染期	各都道府県で新型インフルエンザ等の患者の接触歴が疫学調査で追えなくなった時点（目安）	
	小康期		小康期

＊「新型インフルエンザ等対策政府行動計画　平成25年6月7日」より引用、編集

3.2　業務区分

新型インフルエンザの感染拡大とともに、業務の継続・縮小・中断を判断していくために各業務を以下の3つに区分する。各部門は「業務インパクト分析シート」を基に、各業務を以下の区分に分類する。

（「業務インパクト分析シート」参照）

業務継続区分	継続優先度	開始および停止時期
基本業務	低	地域感染早期以降、業務停止
優先業務	中	地域感染期以降、業務停止
社会機能維持等業務	高	海外発生期より業務開始

3.3 社会機能維持等業務

本BCPにおける社会機能維持等業務は以下のとおりとする。

業務分類		部門	社会機能維持等業務
インフルエンザ診療班	帰国者・接触者外来	医務局	感染疑い患者の診察
		看護局	トリアージおよび感染疑い患者の診察介助、検体採取等
		薬務局	薬剤準備、患者説明
		検査技術科	検体搬送、検査実施
		放射線技術科	感染疑い患者の放射線検査
		情報システムグループ	各システム設定の変更 等
		施設管理係	用役管理、帰国者・接触者外来設置
		医事・経理グループ	外来窓口業務、患者案内
		総務係	外部対応、人員管理 等
	入院診療	医務局	感染疑い患者の診察
		看護局	入院患者の看護
		薬務局	入院投薬業務
		検査技術科	入院検査
		放射線技術科	入院患者の放射線検査
		MEセンター	医療機器管理
		栄養室	食事の提供
		医事・経理グループ	入院医事業務
一般診療班	一般診療	医務局	一般外来、救急患者の診療
		看護局	一般外来、救急患者の看護
		薬務局	外来投薬業務
		検査技術科	外来検査
		放射線技術科	外来患者の放射線検査
		医事・経理グループ	外来窓口業務
	入院診療	医務局	一般入院診療（入院中患者）
			緊急で入院する患者の入院診療（新規入院患者）
			入院中患者の退院促進（転院・自宅退院・施設入所他）
		看護局	入院患者の看護
		薬務局	入院投薬業務
		検査技術科	入院検査
		放射線技術科	入院患者の放射線検査
		MEセンター	医療機器管理
		栄養室	食事の提供
		医事・経理グループ	入院医事業務

3.4 発生段階と業務継続

発生段階	業務区分	社会機能維持等業務 （継続優先度：高）	優先業務 （継続優先度：中）	基本業務 （継続優先度：低）
未発生期	未発生期	平常通り継続		
海外発生期から 地域感染早期	海外発生期	BCPに従い開始	感染対策を実施した上で平常通り継続	
	地域未発生期	BCPに従い継続	感染対策を実施した上で平常通り継続	
	地域感染早期		原則、停止	停止
地域感染期	地域感染期	BCPに従い継続	停止	
	（回復期）		状況に応じて再開判断	
	小康期	停止	平常通り継続	

3.5 被害想定及び災害シナリオ

発生段階	第一段階		第二段階		第三段階	第四段階		第五段階
国	海外発生期		国内発生早期			国内感染期		小康期
地域	海外発生期		地域未発生期		地域発生早期	地域感染期	(回復期)	小康期
感染速度シナリオ	0-2週間	2-4週間	0-2週間	2-4週間	4-6週間後	6-8週間後	8週間後〜	19週間後〜
従業員の出勤率	出勤率：通常 欠勤率：通常		出勤率：通常 欠勤率：数%		出勤率：80% 欠勤率：20%	出勤率：60%未満 欠勤率：40%以上	出勤率：60% 欠勤率：40%未満	出勤率：80%以上 欠勤率：20%
業務継続のシナリオ	通常勤務		通常業務		基本業務は停止 優先業務は継続 社会機能維持等業務は継続	基本業務は停止は原則停止 優先機能維持業務は継続	基本業務は停止 優先業務は継続 社会機能維持等業務は継続	通常勤務
業務継続対策	・対策本部の設置 ・BCP発動準備 ・BCP発動				・業務縮小検討 業務縮小（近隣地域発生時）	・業務縮小 外来診療の縮小 待機的入院の手術の延長	・超過入院対応 業務拡大検討	・対策本部の解散 ・BCP解除 通常体制
新型インフルエンザ対応	・帰国者・接触者外来準備 ・入院患者受けけいれ準備		・帰国者・接触者外来開設 ・入院患者受けけいれ （感染症病床）			・帰国者・接触者外来 閉鎖 ・一般病床（原則個室）	・一般診療（空間分離） ・一般病床（コホート隔離）	通常体制 通常体制 通常体制
感染防止対策	・必要備品の在庫確認、調達配布 ・特定接種準備		①職場での感染予防 ・マスク着用の徹底 ・標準予防策の徹底 ②職場での感染拡大防止 ・感染（疑い）者の受診 ・感染（疑い）者の自宅待機指示 ・接触者の予防内服 ③職員の健康監視 ・健康管理報告の徹底 ・感染（疑い）者の把握と指示 ・感染状況の把握と報告の徹底 ・職員家族の感染状況報告の徹底 ④職員の感染防止 ・特定接種の実施						

3.6 感染拡大に伴う人的被害

(1) 欠勤率：最大40%と想定する。

　欠勤率の30%は事業継続計画を検討するための目安。自動車通勤が多いので自主的な欠勤者が少ない、又はパートタイマー職員が多いため60%の欠勤率を想定した方が現実的である等、職場の状況に応じて、この想定に縛られず部門毎に設定しても構わない。

〈日頃より少ない人員で対応する場合〉

①日頃の感染対策の知識と技術を学び、自分自身の感染を防ぎ、自身が感染しても同僚や患者に感染させないよう、咳エチケット、標準予防策を実践する。

②看護業務はストップすると予想以上の診療継続体制の困難を生じるため、看護業務への支援は特に力を入れる。

③各部門の担当者が多くの業務をできるように、日頃からクロストレーニングを行う。

④診療継続を最優先とする業務の分担を検討する。

⑤事務作業は、地域感染期（流行のピーク時）には積極的に延期又は中止する。

4. 危機管理体制

4.1 危機管理体制

(1) 対策本部

　対策本部設置基準（4.2「対策本部の設置・解散」参照）に則り、院内に対策本部を設置する。

1）組織構成

　　対策本部の本部長は院長とし、構成員は以下のとおり。また、対策本部長がその他必要と

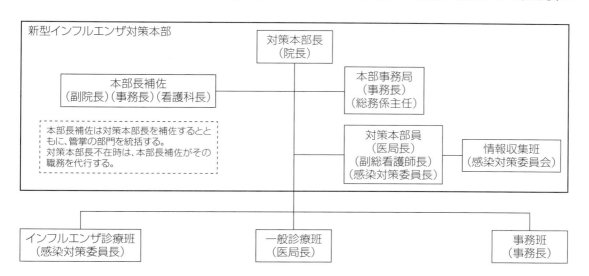

認める者についても、対策本部の構成員に任命することができる。

2）対策本部の機能
　①対策本部設置後は定期的に会議を開催する。開催頻度は新型インフルエンザの流行状況に応じて決定する。
　②対策本部においては、国内外の流行状況、地域発生状況等、情報の共有に努める（情報収集のリソースは、別紙1「新型インフルエンザ等感染症に関する情報確認先リスト」を参照）。
　③対策本部会議において、当院全体の対応を協議する。
　④対策本部長は、対策本部会議での協議を踏まえ、新型インフルエンザ発生時対応を最終決定する。

3）第1回 対策本部会議議題
　①各班の長、組織体制の確認
　②新型インフルエンザ等の疫学・流行状況と国、県、管轄保健所等からの指示確認
　③患者（外来、入院）への対応方針の確認
　④職員への対応方針の確認
　⑤医薬品及び医療資器材等の在庫、流通確認
　⑥外部機関との連絡体制の確認　　　　　　　　　等

（2）役割と責任

構成		役割	責任者	代行者	担当部門
対策本部	対策本部長	緊急時対応の全てを統括 意志決定	院長	①副院長（感染対策担当） ②副院長（救急担当） ③副院長 ④事務長 ⑤看護科長	―
	本部長補佐	意志決定のサポート	副院長、事務長、看護科長	―	―
	本部事務局	対策本部運営、取り纏め 情報管理、通達 外部連携窓口 日立Ｇｒ対策本部との連携	事務長	総務係主任	総務係
	対策本部員	対策検討への参加 各部門への情報伝達 各部門の取り纏め	医局長 副総看護師長 感染対策委員長	主任医長 ― 感染管理部会長	感染対策委員会
	情報収集班	外部からの情報収集 内部情報の集約 対策会議への情報提供	感染対策委員長	感染管理部会長	感染管理部会 本部事務局
インフルエンザ診療班	帰国者・接触者外来班	帰国者・接触者外来の新設 患者トリアージ	感染対策委員長	看護科長	医務局 看護局 放射線技術科 検査技術科 薬務局 本部事務局
	入院診療班	新型インフルエンザ等を疑う患者の入院診療	副院長 （内科）	医局長	医務局 看護局 放射線技術科 検査技術科 薬務局 本部事務局
一般診療班	一般診療班	一般診療を継続 感染拡大したら一部制限（薬のみ診察を実施)して診療を継続	副院長 （外科）	医局長	医務局 看護局 放射線技術科 検査技術科 薬務局 本部事務局
	入院診療班	一部制限して診療を継続 （病棟、診療科）	医局長	主任医長 （医局長不在時は、対策本部長が、主任医長より指名する）	医務局 看護局 放射線技術科 検査技術科 薬務局 本部事務局
事務班	広報対応班	広報・メディア対応	事務長	総務係主任	総務係
	財務対応班	財務影響分析、資金調達、会計決済機能の維持	医事・経理グループ部長代理	経理係主任	経理係
	人事勤労対応班	就業規則に関する事案の検討・指示、人材の確保・配置	事務長	総務係主任	総務係
	物資調達対応班	必要物品、食料等の調達・分配、用役管理	事務長	施設管理係主任	施設管理係 総務係 薬務局 検査技術科 栄養室
	情報システム対応班	システムの維持管理	情報システムグループＧＬ	情報システムグループ主任	情報システムグループ

マニュアル

4.2 対策本部の設置・解散

（1）設置権限者
対策本部設置権限者は、対策本部長又は本部長補佐（副院長、事務長、看護科長）とする。

（2）対策本部設置基準
①国内外を問わず新型インフルエンザ発生の疑いが確認された場合
②政府から新型インフルエンザの発生が告示された場合
③その他、対策本部長が必要と判断した場合

（3）対策本部の招集
対策本部員の招集は、対策本部長が本部事務局へ指示し、本部事務局が会議招集を行う。

〈対策本部設置時の情報伝達ルート〉

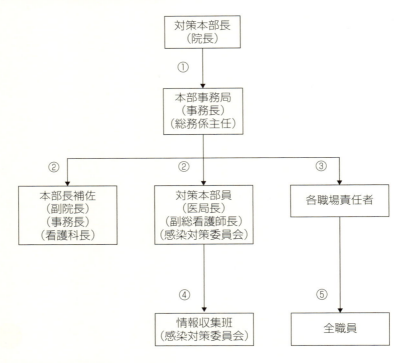

①対策本部設置の判断、招集指示
②対策本部員へ対策本部設置通達・会議招集
③各職場に対し、対策本部の設置を通達
④情報収集班へ情報収集の指示
⑤全職員に対し、対策本部の設置を周知

（4）解散基準
全ての業務が平常時の運営体制に戻ったことが確認できた場合。

4.3 BCPの発動・中断・解除
（1）発動及び中断・解除権限者
BCP発動及び中断・解除権限者は、対策本部長又は本部長補佐（副院長、事務長、看護科長）とする。

（2）BCP発動基準
①対策本部長が下記判断基準に基づき、BCPの発動が必要と判断した場合。
②対策本部長不在時、対策本部長補佐が対策本部長の判断を待たずにBCPの発動が必要と判断した場合。

> 判断基準
> □新型インフルエンザの感染力や毒性及び地域や職場内の感染状況により、職員に対する感染予防や職場における感染拡大防止が困難であると判断される場合。
> □欠勤者の増加により通常体制での事業運営が困難であると判断される場合。
> □政府、自治体や業界団体等から要請があった場合。

＊BCP発動後は、状況に応じて基本業務及び優先業務を休止する。社会機能維持等業務は、事業継続計画書に基づき業務の継続に努める（3.2「業務区分」の定義参照）。

（3）BCP中断基準（社会機能維持等業務の休止）
①対策本部長が下記判断基準に基づき、BCPの中断が必要と判断した場合。
②対策本部長不在時、対策本部長補佐が対策本部長の判断を待たずにBCPの中断が必要と判断した場合。

> 判断基準
> □感染防止対策の徹底にも関わらず欠勤者が増加したり、人命安全が脅かされる事態が懸念される場合。
> □事業の継続により、地域住民や一般外来患者への感染拡大を助長する恐れがある場合。
> □政府、自治体や業界団体等から要請があった場合。

（4）BCP解除基準（各業務の再開）

①対策本部長が地域の感染状況等から発生段階が小康期であることを確認し、職員の安全確保が十分できたと判断した場合。

②対策本部長不在時、対策本部長補佐が対策本部長の判断を待たずにBCPの解除が必要と判断した場合。

＊BCP解除後は、感染防止対策を継続しつつ、平時の業務運営体制に戻す。

5. 事前対応計画

5.1 事前対策事項

当院における新型インフルエンザに関する対策の立案・実施については以下のとおりとする。

①未発生期においては、感染対策委員会により新型インフルエンザ対策の立案及び院内感染対策の強化を図る。

②未発生期における対策立案は感染対策委員会が行うこととするが、必要に応じ新型インフルエンザ対策ワーキンググループを別途設置する。

③発生期においては新型インフルエンザ対策本部を設置し、新型インフルエンザ対策を実施する。

5.2 新型インフルエンザ対策の体制整備

院内感染対策マニュアルに基づき、平時から院内感染対策を徹底する。また、新型インフルエンザ発生時におけるBCPを策定し、職員間での情報共有と事前訓練を実施する。

（1）マニュアル等の整備

①院内感染対策マニュアルの整備・改訂

②新型インフルエンザ発生時におけるBCPの策定・検討及び改訂

③本計画に基づき、各部門においてBCP及び必要な手順書等の策定・検討及び改訂

④職員へのマニュアルの開示と業務の周知

⑤新型インフルエンザ患者（疑いを含む）診療時の対応方針（PCR検査実施の要否等）に関し、管轄保健所との調整

（2）訓練の実施

本BCP策定後は、研修会等を通じて、新型インフルエンザ対策の概要やBCPに基づく当院の対応について、全職員へ周知を図るとともに、関係者を交えた机上・実地訓練等を実施する。また、訓練の結果を基に本BCPの見直しを行い、実践的な計画となるよう随時更新する。

（3）教育と研修
　新型インフルエンザ発生時においても適切な診療を提供できるよう、以下の教育及び研修を実施する。
　①新型インフルエンザに関する基礎知識について
　②発生段階に応じた新型インフルエンザ疑い・確定患者に対する診療体制について
　③院内感染対策、個人防護具の適切な使用法、職員の健康管理について
　④部門別の事業継続計画について

（4）特定接種の登録
　行政から示される申請手続きに基づき、特定接種の登録事業者としての登録を行う。
　①「新型インフルエンザ等医療型」で登録
　②職員の業務内容に応じた特定接種対象者リストを作成
　③人数分のワクチン供給がされない場合を想定し、接種順位を決定する際の基本情報（年齢、
　　職種、所属部門、業務内容等）の把握

（5）医療資器材等の確保
　院内に備蓄している医療資器材や薬剤等を確認し、新型インフルエンザ対策で使用する物資をリスト化する。また、使用期限等を担当部門が管理する（別紙2「医薬品及び感染対策用品リスト」参照）。

（6）連絡網の整備
　新型インフルエンザ等発生時における緊急連絡先リストを作成し、随時更新する。
　①対策本部員連絡網（別紙3「院内連絡網」参照）
　②医薬品等取扱業者リスト（②③④は別紙4「緊急連絡先一覧」参照）
　③委託業者リスト
　④連携機関リスト

（7）患者及び面会者等の安全確保と広報
　発生段階に応じて、患者及び面会者等への啓発・広報を行う。
　1）未発生期
　　手指衛生、咳エチケット等の感染対策についてポスター等による啓発

　2）海外発生期及び国内発生早期
　　①手指衛生、咳エチケット等の感染対策についての啓発（未発生期から継続）

②新型インフルエンザ等の流行状況や診療に関する当院での対応方針等、ポスターやホームページでの情報提供

3）国内発生期
　①手指衛生、咳エチケット等の感染対策についての啓発（未発生期から継続）
　②新型インフルエンザ等の流行状況や診療に関する当院での対応方針等、ポスターやホームページでの情報提供
　③面会に関する当院の方針について、ポスターやホームページでの情報提供

6. 事業継続対応

6.1　海外発生期から地域感染早期

　発生国からの帰国者や患者との濃厚接触者に対しては「帰国者・接触者相談センター」を通じて、帰国者・接触者外来において外来診療を行うことを原則とする。また、診察の結果、新型インフルエンザと診断された場合は、感染症法に基づき感染症指定医療機関等において入院措置を行う。

（1）外来診療体制（「帰国者・接触者外来運用マニュアル」参照）

　管轄保健所からの要請を受けた時点で、帰国者・接触者外来を設置し、新型インフルエンザが疑われる患者に対する外来診療を開始する。その他の外来診療は通常体制とする。

1）帰国者・接触者外来の設置
　院内感染防止のため、受診者の時間的または空間的分離ができるよう原則として以下の場所へ設置する。
　　①設置場所：救急隔離室
　　②待機場所：当院北側駐車場（夜間・救急患者用駐車場を使用）
　　③受付対応：夜間・救急窓口

2）帰国者・接触者外来運営の準備
　　①掲示物
　　　・新型インフルエンザ等の流行状況や咳エチケット励行等のポスターを掲示する。
　　　・当院での診察対応方法も合わせて掲示する。
　　②診察室の準備
　　　・個人防護具等診察時に必要な物品や、検査に必要な物品を整備する。
　　　・診察に必要な器具（体温計、聴診器、血圧計、SpO_2モニター等）を準備する。

・医療廃棄物等のゴミ箱を設置する。

③その他
・担当する医師、看護師、受付等のシフト表を作成する。

《担当部門》診察患者数等により必要人数を各部門で確保する。

担当部門	役割
医務局	①患者診察
看護局	①診察介助 ②検体採取 ③各担当者との連絡、調整
TQMセンター (地域医療連携担当)	①保健所、社内からの診察依頼窓口 ②診察医師への連絡、診察時間の調整 ③診察時間等、看護師への連絡、調整
医事・経理グループ	①診察受付 ②会計業務
検査技術科	①検体および検査伝票の受け取り、迅速検査の実施 ②診察医師または看護師への検査結果連絡 ③検査オーダーの代行入力および検査結果の入力 ④PCR検体＋同意書＋提出伝票の保管→保健所への受け渡し
放射線技術科	①一般撮影等 ②患者状態に応じて、ポータブル撮影
薬務局	①調剤業務 ②服薬指導
総務係	①掲示物等の作成、掲示 ②患者誘導係の手配 ③管轄保健所への連絡、PCR検体受け渡しの調整

3）帰国者・接触者外来診察対象

　帰国者・接触者外来での診察は、原則として「帰国者・接触者相談センター」から診察依頼のあった者とする。また、「帰国者・接触者相談センター」を介さず直接来院した者や電話での問い合わせがあった場合は、「帰国者・接触者相談センター」へ連絡するよう指示する。

・診察依頼の受信場所：TQMセンター（地域医療連携担当）

4）帰国者・接触者外来での診療

①「帰国者・接触者相談センター」から患者診察の依頼をTQMセンター（地域医療連携担当）が受信する（FAXおよびTEL）。

②「帰国者・接触者相談センター」から診察依頼を受けた患者に対し、担当医師と診察時間の調整を行う。

　より陰圧個室への入院が原則であるため、新型インフルエンザ等と診断された患者は、6東病棟の感染症病床（陰圧個室）へ入院させる（最大2床）。

③陰圧個室2床を超える患者の入院が必要になった場合は、他の感染症指定医療機関での受け入れ可否について、ひたちなか保健所と相談する。
④当院で陰圧個室2床を越える患者を受け入れる場合は、6東病棟の個室へ入院させる。

5）入院病床の準備
①「帰国者・接触者相談センター」へ患者の来院時間、待機場所を指示する。その際、マスクを着用して来院するよう伝える。
②来院後、当院北側駐車場へ患者を誘導し、車内で一時待機するよう指示する。
③患者と直接接触する職員は、サージカルマスクを着用する（新型インフルエンザの病原性によっては、N95マスクを着用する場合もある）。また、接触する可能性に応じて、適宜手袋、エプロン（又はガウン）等を着用する。
④診察の結果、新型インフルエンザ等の疑似症患者と判明した場合、直ちに保健所へ連絡する。
⑤PCR検体を採取・提出する場合は、「PCR検体取扱いマニュアル」に準ずる。

（2）入院診療体制

当院の帰国者・接触者外来において、新型インフルエンザ等と診断された患者の入院診療を行う。
その他の入院診療は通常どおりとする。

1）入院病棟
①新型インフルエンザ等と診断された患者は、感染症法の規定に
・陰圧個室の使用は、通常の空気感染予防策に準じた対応を行う（「新型インフルエンザ対応マニュアル」参照）。
・前室に個人防護具、手指衛生に必要な物品を準備する。
・診察に必要な器具（体温計、聴診器、血圧計、SpO_2モニター等）は、可能な限り個人専用とする。

2）入院診療
・帰国者・接触者外来や他病棟から入院する場合は、できるだけ他の患者との接触を避けるようにして病室へ誘導する。
入院経路：
救急外来陰圧診察室→救急処置室内エレベーター（No.7）（2階まで）
→薬務局前廊下を経由→職員用エレベーター（No.1）で6階へ
＊患者搬送に使用するエレベーターは新型インフルエンザ等患者専用とする。

- 患者のケア、診察をする場合は、サージカルマスク（新型インフルエンザの病原性によっては、N95マスク）、エプロン（又はガウン）、手袋を着用する。
- 胸部レントゲン検査は原則としてポータブル撮影とする。CT検査等、室外での検査が必要な場合は、患者にサージカルマスクを着用させてから移動する。

3）職員の健康管理等
①対策本部からの指示発令後、就業中のサージカルマスク着用を徹底する。
②新型インフルエンザ等患者と濃厚接触した場合、感染対策委員会が抗インフルエンザ薬の予防投与を検討する（「インフルエンザ感染対策マニュアル」参照）。
③体調不良による欠勤者や外来受診者が出た場合、所属部門責任者が総務係へ報告する（健康管理報告の徹底）。
④特定接種の実施
ワクチン納入日・納入数判明後、特定接種対象者リストから優先接種者を選出し、順次ワクチンを接種する。ワクチン接種は厚生労働省から示される特定接種に関する実施要領に沿って実施する（「特定接種対応マニュアル（職員）」参照）。
⑤発症者と濃厚接触者の自宅待機の目安
発症者：「発症日の翌日から7日を経過するまで」、または「解熱した日の翌々日まで（解熱後48時間）」のいずれか長い方
濃厚接触者：患者が発症した日の翌日から7日を経過するまで
なお自宅待機期間は、厚生労働省からの通達を基に、必要に応じて変更するものとする。

6.2　地域感染期
　県内で新型インフルエンザの患者が発生し、接触歴が疫学的に追えなくなった時期である。新型インフルエンザを疑う患者の診察は一般外来で行い、入院治療は重症患者を対象とし、それ以外の患者は在宅療養を行う。また、患者数が大幅に増加した場合、自宅療養が可能な入院患者について病状を説明した上で退院を促し、新型インフルエンザの重症患者のための病床確保を検討する。

（1）**外来診療体制**
　地域感染期に至った場合、帰国者・接触者外来を閉鎖し、通常の外来診療を行う。患者数が大幅に増加するまでの間は、その他の外来診療は通常体制とする。
　1）外来運営の準備
　　①掲示物
　　　・新型インフルエンザ等の流行状況や咳エチケット励行等のポスターを掲示する。

・発熱、呼吸器症状があり新型インフルエンザ等が疑われる場合は、マスクを着用した上で、総合案内でその旨を申し出るようポスターを掲示する。
②予診室・診察室の準備
・個人防護具等診察時に必要な物品や、検査に必要な物品を整備する。
・診察に必要な器具（体温計、聴診器、血圧計、SpO_2モニター等）を準備する。
・医療廃棄物等のゴミ箱を設置する。

2）外来での診療
・診察を希望する患者に対し、サージカルマスクを着用させる（咳エチケットの厳守）。
・患者と直接接触する職員は、サージカルマスクを着用する。また、接触する可能性に応じて、適宜手袋、エプロン（又はガウン）を着用する。
・平日時間内は一般外来で対応、夜間・休日は救急外来で対応する。
・PCR検体を採取・提出する場合は、「PCR検体取扱いマニュアル」に準ずる。
・診察の結果、新型インフルエンザ等と診断した場合、入院治療が必要な患者のみを入院治療とし、軽症者は在宅療養とする。

（2）入院診療体制
当院又は他病院において入院治療が必要な新型インフルエンザ等患者に対し、入院診療を行う。その他の入院診療は通常体制とする。
1）入院病棟
①新型インフルエンザ等と診断された患者は、6東病棟の感染症病床（陰圧個室）又は一般個室へ入院させる。
②患者数がさらに増加した場合は、多床室を用いてコホート隔離を行い対応する。
③集中治療が必要な場合は、ICU（最大4床）へ入院させる。

2）入院病床の準備
・入院中の診療に関しては、通常の飛沫感染予防策及び接触感染予防策に準じた対応を行う（「季節性インフルエンザ対応マニュアル」参照）。
・病室に個人防護具、手指衛生に必要な物品を準備する。
・診察に必要な器具（体温計、聴診器、血圧計、SpO_2モニター等）は、可能な限り個人専用とする。

3）入院診療
・外来や他病院から入院する場合は、できるだけ他の患者との接触を避けるようにして病

室へ誘導する。
- 患者のケア、診察等をする場合は、サージカルマスク（新型インフルエンザの病原性によっては、N95マスク）、エプロン（又はガウン）、手袋を着用する。
- 胸部レントゲン検査やCT検査等、室外での検査が必要な場合は、患者にサージカルマスクを着用させてから移動する。

4）入院患者から新型インフルエンザ等が発生した場合の対応
- 病棟内でインフルエンザ発症が確認された場合、対策本部に連絡し対応を協議する。
- 発症者は原則個室管理とする。発症者がさらに増加した場合は、多床室を用いて発症者の集団隔離（コホート隔離）を行い対応する。
- 発症者と同室であった患者は、潜伏期間中の症状観察と体温測定を行い経過観察とするが、必要に応じて抗インフルエンザ薬の予防投与を検討する。また、潜伏期間中のサージカルマスク着用を検討する。

（3）職員の健康管理等
1）健康管理記録
- 対策本部からの指示発令後、健康管理記録を開始する。健康管理記録は、毎月末に各部門責任者が取り纏め総務係へ提出する。
- 体調不良による欠勤者や外来受診者が出た場合、所属部門責任者が総務係へ報告する（健康管理報告の徹底）。

2）濃厚接触者の対応
- 発症者と濃厚接触した職員は、潜伏期間中の症状観察と体温測定を行い経過観察とするが、必要に応じて抗インフルエンザ薬の予防投与を検討する。また、潜伏期間中はサージカルマスクを着用し、通常業務可とする。
- 家族が新型インフルエンザ等と診断された場合、職員本人に症状がなければ潜伏期間中のサージカルマスク着用を徹底し、通常業務可とする。
- 勤務中に発熱等の症状が出現した場合は、速やかに業務を中止し、内科外来を受診する。

3）発症者の対応
- 発症者の自宅待機は、「解熱した日の翌々日まで（解熱後48時間）」を原則とする。
- 解熱後48時間を経過し就業を開始する場合は、発症後７日を経過するまでサージカルマスクの着用を徹底する。

（4）各部門における対応

地域感染期以降、新型インフルエンザ等の患者が大幅に増加する場合に備え、対策本部及び各部門において準備を開始する。

1）診療部門（対策本部会議で検討）
　①診療継続のための検討
　　・外来患者数を縮小する方法を検討する。
　　・待機的入院・待機的手術を控えるために患者選定を検討する。
　　・待機的入院・待機的手術を控える時期及び縮小規模を検討する。
　②救急患者受け入れの調整
　　・一般の救急患者や他施設の重症患者受け入れを調整する。
　③患者数が大幅に増加した場合の診療体制の検討
　　・新型インフルエンザ等の外来診療担当医師及び入院診療担当医師の増員を検討する。

2）看護局
　①人員配置の検討
　　・患者数が大幅に増加した場合の看護師の人員配置について検討する。
　　・職員の欠勤に伴う看護師応援体制の調整をする。
　②診療に必要な物品の整備
　　・診療時に使用する個人防護具や手指消毒剤等の在庫を確認し、必要数を準備しておく。

3）薬務局
　①ワクチン
　　・ワクチン納入の確認、調整を行う。
　　・特定接種実施の準備を行う（「特定接種対応マニュアル（職員）」参照）。
　②抗インフルエンザウイルス薬
　　・抗インフルエンザウイルス薬の在庫の確認と納入調整を行う。

4）検査技術科
　検査キット
　　・インフルエンザ迅速診断キット等の検査薬の使用数及び在庫数を確認する。
　　・各科外来での検査体制について検討する。

5）放射線技術科
　レントゲン検査運用方法の検討

・他の一般患者へ感染が拡大しないよう、新型インフルエンザ等患者に対してのレントゲン検査運用の仕方を検討する。

6）MEセンター
人工呼吸器等の医療機器の整備
・人工呼吸器等の医療機器の稼働状況の確認と保守・点検を行う。

7）事務部門
①総務係
・職員の健康管理の体制整備と管理を行う。
・対策本部の運営や記録を実施する。
②施設管理係
・備蓄している医療資器材の在庫管理を行う。

8）すべての部門
①職員情報の再確認
・職員の緊急連絡先を再度確認する。
・学校、保育所等に通っている子供の有無、要介護の家族の有無等を確認する。
②人員配置の検討
・職員が欠勤した場合の代替要員を検討しておく。
・部門内で代替要員の確保が困難な場合は、部門（病棟等）を超えた応援体制を検討する。
・欠勤者が大幅に増え代替要員の確保が困難となった場合は、新型インフルエンザ以外の症状で欠勤している職員の早期就業を検討する。
③優先業務の把握
・職員が欠勤した場合でも継続する優先業務と縮小してもよい業務を再度確認する。

6.3　患者数が大幅に増大した場合

　地域感染期において患者数の大幅な増加及び勤務可能な職員数の減少により診療制限をする必要性が生じた場合、事前の計画に基づき、段階的に外来診療・入院診療の制限を開始する。また、各部門は事前に策定した業務継続計画に基づき、職員の減少に応じた対応をとる。

（1）外来診療体制
　新型インフルエンザ等の患者数が大幅に増加した場合は、対策本部長の指示に基づき、外来診療を段階的に縮小する。

1）外来診療業務の縮小
　①慢性疾患等を有する定期受診患者のうち、病状が安定している患者に対して長期処方(90日分)を行う。
　②慢性疾患等を有する定期受診患者のうち、電話による診療により慢性疾患の状況について診断できた場合、定期処方薬の処方箋をFAX等で送付する。
　③症状がない段階で同意を得た定期受診患者や再診患者に対して、電話による診療により新型インフルエンザ等への感染の診断ができた場合、抗インフルエンザ薬等の処方箋をFAX等で送付する。
　④上記①〜③での対応に伴う外来受診患者の減少及び勤務可能な職員数の減少に応じて、外来診療枠を縮小する。
　⑤外来診療枠の縮小に伴い、外来担当医を再調整する。

2）広報
　①緊急以外の外来受診は避けるよう院外ホームページ、ポスター掲示等で広報する。
　②外来診療制限を行っている旨、院外ホームページ、ポスター掲示等で広報する。

（2）入院診療体制
　新型インフルエンザ等の患者数が大幅に増加した場合は、対策本部長の指示に基づき、段階的に待機的入院・待機的手術を控える。
1）入院中の患者への対応
　・入院中の患者のうち、病状が安定しており自宅での治療が可能な患者について、十分に説明を行った上で退院を促す。

2）新規入院患者への対応
　・入院予定患者のうち、事前計画に基づき一定程度の猶予がある疾病・病態の患者の新規入院を延期する。

3）新型インフルエンザ患者への対応
　①新型インフルエンザの患者数が大幅に増加した場合、6東病棟を新型インフルエンザ患者専用の病棟とする。6東病棟が満床になった場合、6西病棟→4西病棟の順に入院病床を確保する。
　②集中治療が必要な場合は、ICUへ入院させる。ICUが満床になった場合は、一般個室へ入院させる。

4）入院診療体制について
・入院対象となる患者の変更、職員の欠勤状況に応じ、入院担当医を再調整する。

5）広報
・入院診療制限を行っている旨、院外ホームページ、ポスター掲示等で広報する。

(3) 各部門における対応
事前に検討した業務継続計画に基づき優先業務を継続できるよう、各部門内で業務量の調整、人員配置を行う。

(4) 地域全体での医療体制の確保について
地域感染期において、患者数の大幅な増加及び勤務可能な職員数の減少により診療制限をする必要性が生じた場合の当院の役割について確認する。
①受け入れ病床は満床であるが、さらに新型インフルエンザ患者の入院要請があった場合、軽症患者の転院等を考慮し、入院病床を確保する。
②他医療機関や県が設置する臨時の医療施設への応援要請があった場合、対策本部長は各部門責任者に対し、応需可能か確認する。
③地域住民に対する予防接種のため市が実施する予防接種への応援要請があった場合、対策本部長は各部門責任者に対し、応需可能か確認する。

6.4　小康期
小康期においてはBCP解除基準に則り、BCPを解除し、各部門の業務体制を通常体制に戻す。また、新型インフルエンザの第2波に備え、BCPの見直し・改訂及び各部門内での業務の見直しと個別行動計画の改訂等を行う。

7. 各種マニュアル・帳票

7.1 マニュアル一覧

No	名称	内容	作成元
1	院内感染対策マニュアル	院内で行うべき感染対策全般をまとめたもの「標準予防策」、「感染経路別予防策」、「新型インフルエンザ感染対策」、「インフルエンザ感染対策」　等	感染対策委員会
2	帰国者・接触者外来対応マニュアル	帰国者・接触者外来開設から患者対応についてまとめたもの	感染対策委員会
3	特定接種対応マニュアル（職員）	職員へのワクチン接種についてまとめたもの	感染対策委員会
4	PCR検体取扱いマニュアル	PCR検体の採取方法及び保管方法、管轄保健所への提出方法についてまとめたもの	感染対策委員会
5	サーベイランス実施マニュアル（平常時）	平常時実施している「インフルエンザ定点報告」、「インフルエンザ入院患者報告」についてまとめたもの	感染対策委員会

7.2 帳票類一覧

No	名称	内容	使用者
1	院内緊急連絡先リスト（各部門保管用）	各部門の所属スタッフの緊急連絡先を記載したもの	各部門
2	対策本部指示連絡シート（対策本部→各部門）	対策本部から各部門への伝達事項を記載するもの	対策本部
3	対策本部指示受けシート（対策本部用）	対策本部が対策本部長（又は代行者等）から受けた指示及び対応事項を記載するもの	対策本部 各部門
4	外部機関問合せ記録シート（外部機関→当院）	外部機関から当院が受けた問合せ内容を記載するもの	対策本部 各部門
5	外部機関問合せ記録シート（当院→外部機関）	当院から外部機関へ問合せた内容を記載するもの	対策本部 各部門
6	サプライヤ被害状況報告シート	サプライヤの被害状況と対応事項を確認し記載するもの	担当部門
7	医薬品及び感染対策用品在庫確認シート	新型インフルエンザ対策に必要な物品の在庫を確認するためのもの	担当部門
8	院内職員発症疑いリスト	各部門から報告された体調不良者等を記録するもの	対策本部（情報収集担当者）
9	健康管理記録シート	職員個人が毎日の体調（体温、症状等）について記録するもの	全職員

8. 別紙

(別紙1)新型インフルエンザ等感染症に関する情報確認先リスト

1.情報収集班の構成
(1)情報収集責任者:感染対策委員長
(2)情報収集担当者と主な役割
　新型インフルエンザ等の発生時には、感染対策委員長の指示のもと、本部事務局及び感染管理部会員が情報収集にあたる。
　①本部事務局(事務長、総務係主任):外部からの通達等の窓口
　②感染管理部会員:国内外の情報収集、院内の情報収集

2.主な情報入手先リスト
以下のホームページより国内外の情報を収集する。

海外	外務省海外安全ホームページ	http://www.anzen.mofa.go.jp/
	厚生労働省検疫所ホームページFORTH	http://www.forth.go.jp/
	感染症エクスプレス@厚労省 (メールマガジンにて配信)	http://kansenshomerumaga.mhlw.go.jp/(メールマガジン登録)
国内	内閣官房・新型インフルエンザ等対策	http://www.cas.go.jp/jp/influenza/
	国立感染症研究所感染症疫学センター	http://www.nih.go.jp/niid/ja/from-idsc.html
	日本環境感染学会ホームページ	http://www.kankyokansen.org/
	日本感染症学会ホームページ	http://www.kansensho.or.jp/
	茨城県感染症情報センター いばらきの感染症情報	http://www.pref.ibaraki.jp/bukyoku/hoken/yobo/kansen/idwr/index.html
	ひたちなか保健所ホームページ	http://www.pref.ibaraki.jp/bukyoku/hoken/hitanhc/

3. 情報の開示

収集した情報は、院内LAN「感染対策委員会ホームページ」に掲載し、随時更新する。

（別紙2）医薬品及び感染対策用品リスト

項目	商品名	緊急時対応方法（保管場所）		定数在庫数	取扱業者	備考
抗インフルエンザウイルス薬	タミフル	当直者対応（薬局）		400人（400Cap）		季節変動あり
	リレンザ	当直者対応（薬局）		120キット		季節変動あり
	イナビル	当直者対応（薬局）		20キット		季節変動あり
	ラピアクタ	当直者対応（薬局）		10バイアル		季節変動あり
迅速診断キット	ラピットテスタ カラーFULスティック	当直者対応（細菌検査室）		20回分		季節変動あり
感染対策用品	N95マスク	内視鏡	定数	20ケ		
		HCU	定数	20ケ		
		4F	定数	20ケ		
		5F	定数	20ケ		
		6西	定数	20ケ		
		6東	定数	20ケ		
		SPD倉庫	預託	200ケ		
		小計（常時）		320ケ		
				20ケ		
		5F	病院資産	20ケ		
		6東	病院資産	25ケ		
		新人研修使用		－35ケ		
		小計（流動）		30ケ		
		合計		350ケ		
	サージカルマスク	各部署	定数	58箱（2,900枚）		病院全体5日分
		SPD倉庫	預託	200箱（10,500枚）		
				50箱（2,500枚）		
		合計（常時）		308箱（15,400枚）		
	キャップ	各部署	定数	7箱（700ケ）		定数部門のみ5日分
		SPD倉庫	預託	5箱（500ケ）		
				4箱（400ケ）		
		合計（常時）		16箱（1,600ケ）		
	アイシールド付マスク	各部署	定数	1箱（25ケ）		定数部門のみ5日分
		SPD倉庫	預託	8箱（200ケ）		
				1箱（25ケ）		
		合計（常時）		10箱（250ケ）		
	ビニールエプロン（長袖）	各部署	定数	1箱（20ケ）		定数部門のみ5日分
		SPD倉庫	預託	10箱（200ケ）		
				1箱（20ケ）		
		合計（常時）		12箱（240ケ）		
	ビニールエプロン（半袖）	各部署	定数	33箱（1,650ケ）		定数部門のみ5日分
		SPD倉庫	預託	30箱（1,500ケ）		
				40箱（2,000ケ）		
		合計（常時）		103箱（5,150ケ）		
	ピュアラビング消毒剤（250ml）	各部署	定数	28本		病院全体5日分
		SPD倉庫	預託	50本		
				12本		
		合計（常時）		90本		

(別紙3) 院内連絡網

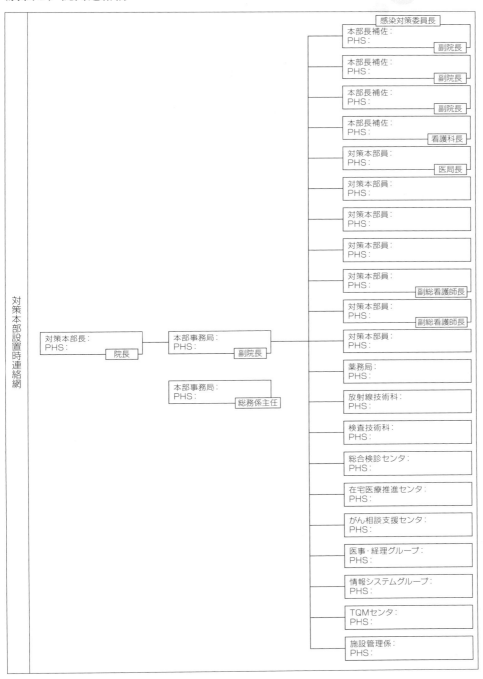

(別紙4) 緊急連絡先一覧

　　　　(略)

第3章

新須磨病院
防災マニュアル

☆ 地震等の大規模災害

大規模災害が発生した時には、病院は地域において非常に大きな役割が期待されています。
- 大規模災害発生時に何をするか、確認しておくこと。
- 自分自身が病院で果たす役割を確認しておくこと。
- 公共交通機関が麻痺した場合の出勤手段を講じ、所要時間を確認しておくこと。

【平素の心構え】
① 履物は非常時に敏速な活動ができるよう、後がけのあるものを履くこと。
② 頭髪保護のため、タオルなどはいつも身辺に用意しておくこと。
③ 素手では危険である。手袋を用意しておくこと。
④ 冬季の非常時に備え、寒気に耐えられるだけの服装をとっさに身に着けられるよう、心がけておくこと。

【防災の重要性】
　病院は、患者さまを収容している施設である。
　災害に対しては職員一人ひとりが平素から予防に心がけ、常に病院を災害から守らなければならない。
　また、災害は一人の不注意が他の大勢の人に大きな迷惑をかけることになる。
　われわれは次のことを十分に認識し、防災の重要性を知っておかなければならない。
（1）病院は身体の不自由な患者を収容している施設である。
（2）われわれは患者や患者の家族から生命の保護を委託されている。
（3）病院として高度な医療を行っていくため、また医学研究に必要とする重要な資料を数多く保有している施設である。
（4）希少で高価な医療機器、器具を多く保有している施設である。

このようなことから万一の災害に備え、平素から次の心構えを持たなくてはならない。
① 患者の生命保護を第一とする。
② 患者の生命記録搬出を第二とする。
③ 非常持ち出し書類の搬出を第三とする。
④ 希少な医療機器、器具の搬出を第四とする。

【地震について】
① 地震による被害よりも、その後に起こる火災のほうが大きいことを絶えず念頭におくこと。
② 大地震の主振動が継続する時間は、だいたい1分前後といわれている。
　したがって、1分過ぎたら地震による直接の危険が去ったと考えてよいので、火の元や患者の安全を考えること。
③ 倒壊建物から人命を救助する時は、火災の危険を取り除いてから救助にあたること。
④ 地震時に取るべき行動
・落下物、太いはりをさけ、丈夫な家具などに身を寄せること。
・出火を発見した時は、消火班が到着するまで初期消火に努めること。
・ガスの元栓、電気器具のスイッチは必ず切る（OFFする）こと。
・衝撃、摩擦、混合によって発火する化学薬品は始末すること。
・患者を避難させる際、落下物、切断された電線などに注意すること。
・貴重品の廊下などへの持ち出しは、患者避難の妨げとなるので十分注意すること。

Ⅰ 災害医療活動を行ううえでの重要なポイント

1．病院職員同士の相互連絡と病院への招集

災害初期には外傷を主とした災害患者が病院に押し寄せて来るので、マンパワーの確保は災害医療活動を行ううえで絶対に必要なことである。

病院職員は、とりもなおさず病院に駆けつけるよう努力すべきであり、駆けつけることができない時には何らかの方法で病院と連絡を取り、安否を知らせることが必要である。

2．病院建物の安全確認

あらかじめ作成したチェックリストで建物の安全を客観的に把握する。
このことは、入院患者を避難させるべきかどうかを決定する重要な情報となる。
さらに、病院の残存した機能で災害医療活動ができるかどうかの判断材料にもなる。
… これは、あらかじめ決めておいた職員がチェックリストにのっとって行う。

さらに、それぞれの所属部門においては被害の状況を把握し、災害対策本部に報告する。

3．入院患者の避難方法と避難場所
　歩ける入院患者はあまり問題にならないが、搬送の必要な入院患者を避難させる場合、エレベーターが停止しているか否かは重要な問題となる。
　あらかじめ避難のための道具（緩降機等）、避難方法、経路を検討しておくことが必要である。
　しかし、実際にはマンパワーが不足した状況にあるので、歩くことのできない入院患者についてはその状態と患者数などを把握し、確認するのが精一杯であり、次の段階での対処の情報とするしかない場合が多い。
　当然、院外への避難方法は、エレベーターが停止している場合と停止していない場合に分けてあらかじめ計画しておくことが必要である。
　なお、避難場所も決定しておく必要がある。

4．遺体安置場所の設定
　遺体安置場所を設定するが、あらかじめ2～3ヵ所を考えておいたほうがよい。
　すなわち、遺体が少数の場合にはあまり問題とならないが、多数になった場合には、遺体の取り扱いに困ることが発生する。

5．水、食料の確保
　最低3日分の水、食料を確保する対策をあらかじめ検討しておくことが必要である。
　水は飲料水以外にも水洗トイレ、生化学自動分析装置などの検査機器、透析機器、手術器具などの洗浄等にも使用するので、病院での水の不足は災害医療活動を行ううえで致命的となる。
　…　当院では栄養課において、入院患者用として3日分の飲料水（ペットボトル）および食料（300食）の備蓄がある。
　　　また、院内売店に置いてある飲料水を災害時には使用できるよう、院内売店委託業者に了解を得ている。

6．ライフラインの途絶に対する対応
（1）電気は自家発電装置で、とりあえずは対応可能である。
　　　しかし、地震で自家発電装置が使用不能となることも考えられる。
　　　また、長時間の停電であれば、その後の停電対策をあらかじめ検討しておくことも必要である。
　　　人工呼吸器など、入院患者の生命にかかわる機器の停電時の対応は重要な問題である。
（2）水道は上記5．でも述べたが、水の確保に全力を挙げる。

特に水洗トイレが不潔となるので、あらかじめ検討しておくことが必要である。
（3）ガスはライフラインの中では一番回復が遅く、プロパンガスなどの代用をあらかじめ検討しておくことが必要である。

7．医療上必要な物資の確保
（1）災害医療を行ううえで必要な医薬品などの物資については、何が不足しているのか常に把握しておくことが必要である。
　　　重要な物としては医薬品、血液、医療ガス（酸素等）、滅菌材料などの医療資材である。そのためにも、あらかじめ必要な医薬品および医療物品のリストを作成しておくことが必要となる。
　　　…　当院は医薬品および医療物品についてSPDを導入しており、医薬品および医療物品の使用可能な在庫を確認し、不足分に対しては業者に連絡する。
（2）血液の供給停止に対しては血液センターに連絡する。
　　　連絡が取れなければ、直接取りに行くことも考える。
（3）酸素の供給停止に対しては契約業者に連絡する。
　　　停電でなければ、酸素濃縮発生装置が役に立つ。
（4）オートクレーブが使用不能であれば、鑷子などの小物の医療器具は電気ポットなどで煮沸消毒できる。

8．マンパワーの確保
　災害医療活動を有効に行うには、いかにマンパワーを集結できるかにかかっている。
　集まった病院職員の人数、職種を把握し、とりあえずの役割を分担することが重要である。
　病院職員だけでなく、病院ボランティアの協力は災害時には非常に助かるものである。

9．病院職員のための心のケア対策
（1）大災害を経験した場合、個々の人々によって個人差はあるが、かなりさまざまなストレスを受け、誰でも不安定な心理状態になる。
　　　被災地内の医療従事者は被災者であると同時に救援者でもあり、災害対策本部は病院職員のストレスの処理対策を考える必要がある。
（2）震災後の3日間は不眠不休の災害医療活動に従事し、困っている人々を助けているという高揚感をもって仕事に励むことができる。
　　　しかし、震災から4、5日も過ぎるとさまざまなことを考える余裕が出てきて、なおかつ疲労感を覚えるようになる。
（3）震災から1週間が過ぎる頃には疲労感はますます増してきて、いつまでこのようなこと

（災害医療活動）をしていなければならないのかと疑問に思うようになる。

また、しばらく帰っていない我が家のことも心配となる。

このような状況下にあっては、職員同士がちょっとしたことでいがみ合ったり口論したりするようになる。

これはある程度は正常な反応であるが、仲間意識が崩れ、災害医療活動にも支障を来たすようになることもあるので、災害対策本部としてはこのような状況を深刻に受け止め、速やかに対処すべきである。

その対処法のひとつとしては定期的にミーティングを行い、現在の状況や今後の予測、方針について全職員に知らせ、個々の職員の意見をよく聞くことが大切である。

また、各部門の責任者は個々の職員をよく観察し、ストレスが強く出ている職員がいれば積極的に話をし、休養を促すことも必要である。

もちろん、そのような職員がいれば災害対策本部に報告し、しかるべき対処を講じるべきである。

10. 入院患者へのオリエンテーション

平時に患者が入院した際にはオリエンテーションとして避難経路・方法を教え、災害時の一般的な注意事項を書き入れたパンフレット（入院のご案内）を患者に渡すべきである。

これは患者に対しての防災教育にもなる。

災害時には、その時の状況をできるだけ知らしめる努力をしなければならない。

入院患者にできる限り情報を流すことは患者の動揺を未然に防ぎ、無用なトラブルを避けることができると考える。

11. 地域との連携

平時から医師会、消防局、ボランティア団体などと連絡を密にしておく必要がある。

特に病院周辺の診療所の医師と連携が取れれば、災害時に病院で活動してもらったり、あるいは外部で災害患者の一部を受け持ったりしてもらえるはずである。

平時に密にしてこそ、非常時に生きてくることを忘れてはいけない。

Ⅱ 被害状況等の確認

災害発生直後、夜間勤務者（当直医、当直看護師長、夜間休日救急受付担当者等）は、分担して火元の確認、病院建物の被害状況を把握し、災害対策本部（理事長、院長等到着後設置）に連絡する。

なお、電話が不通でなければあらかじめ決められた緊急連絡網により連絡する（院長をはじ

めとした病院幹部と連絡を取ることができれば、その指示を仰ぐ）。
　また、入院患者の状況確認は夜勤看護師が行い、災害対策本部に連絡する。

Ⅲ　災害対策本部

災害対策本部は理事長、院長到着後設置する。
理事長が災害対策本部長、院長が災害対策副本部長となり、災害対策本部を組織し指揮する。
災害対策本部は情報、意思決定、今後の方向性・管理の中枢となる。
また、病院機能を保つために全体的な指示を与える。
平日の時間内に災害が発生すれば、必要時、避難の決定をする。

1．災害対策本部
（1）　状況の把握と避難の決定
　　イ．災害対策本部の組織化
　　　　情報収集と災害対策実施に必要な人員を配置する。
　　ロ．状況を把握するための情報収集・統括をする。
　　　　①　建物、設備の被害査定
　　　　②　患者の基礎情報と状態の把握
　　　　③　その他の責任者からの情報収集
　　ハ．上記の情報に基づいて避難の決定をする。
　　　　①　移転場所の決定
　　　　②　物資の確保
　　　　③　患者搬送・転送システムの確立
（2）災害対策の実施
　　イ．避難計画の実施
　　ロ．水対策等
　　　　①　水の使用制限、飲用水の確保
　　　　②　トイレ問題への対応
　　　　③　各部門責任者への人的・物的資源の配分
　　　　④　患者・職員のニーズの査定
　　　　⑤　通勤できない職員の居場所の確保等
（3）対外的対応
　　イ．院長、事務管理部長がマスコミ対策に当たる。
　　ロ．他機関（兵庫県または神戸市の災害対策本部、消防局、地元医師会、ボランティア団

体等）との連絡・調整を行う。
(4) 記録・情報
　　イ．意思決定のために必要な情報を獲得することに努力する。
　　ロ．復旧のための資料作成（破損個所の写真撮影等）を行う。
(5) 医療サービスの決定と公示
　　通常の医療サービスは不可能であるので、病院に現在ある機能と提供できるサービスレベルを広報する。

2．トリアージシステムの確立　→［担当部署：診療部・看護部］
　院長がトリアージ責任者となり（または院長がトリアージ責任者を指名し）、対応する。
　外傷・疾病の優先度に応じて患者を重症度別、治療別に選別し、各診察場所に誘導する。
　転送が可能な患者に対しては、転送を決定する。
(1) 救急発着場所、トリアージ場所、各診察・処置の場所の設営と責任者の割り当てを行う
(2) 救急医療に必要な物品、人材の要請を行う
(3) 受け入れベッドの確保
(4) 支援協力病院の確保
(5) 搬送依頼先・搬送手段の確保
　　　各症状に合った患者の移送手段の確保
(6) 状況報告を受けて態勢の変更を考える
　　　疾患の種類、患者数などの状況の変化を診療・看護部門の責任者から報告を受け、適確な設営を行う（外科系から内科系への変化、再来患者の増加など）
　　　また、通常診療に戻すタイミングを見て、できるところから通常診療を再開する
(7) 治療不要な避難者への対応

3．水・食料の確保および物資の調達　→［担当部署：事務管理部・栄養課］
　飲料水・食料の確保（通常時3日分）→　※当院は栄養課に入院患者用として飲料水（ペットボトル）および食料（非常食）の備蓄がある。
　① 給水タンクが破損していなければ飲料水を第一優先とし、トイレ等使用禁止にする。
　② 災害発生直後で断水していなければ、水道の水を蓄えることも考える。
　③ 神戸市水道局に給水車を依頼する。
　④ 飲料水（ペットボトル）、食料の確保として栄養課にある備蓄量および院内売店にある数量等を確認する。
　⑤ 患者数・職員数の把握と必要量を検討する。
　⑥ 病院職員や応援者にも食事を出さなければならない。

⑦ 入院患者だけでなく、付き添って来た家族にも食事を出すことを検討する。

⑧ できればパンと牛乳を確保する。
カロリーメイトのような保存食もあればよい。

⑨ 災害医療活動に必要な、あるいは不足している医療機器、医療資材の調達を行う。

4．情報・外部連携　→［担当部署：事務管理部］

（1）通信・情報収集手段の確保

① テレビ、ラジオ、電話・携帯電話、ファクシミリ、パソコン通信等、外部との通信手段および外部の情報収集手段で何が使用可能か、何台使用可能か、確認する。

② 広域災害・救急医療情報システム端末機の使用可否を確認する。

③ 自転車、バイク等、使用可能台数を確認する。

（2）情報収集・外部連携

① マスコミ対応は院長、事務管理部長で一元化する。

② 院内広報として各部署に定時に情報を伝達する。

③ 連絡網の確保に努める。

④ 各機関・団体との情報交換や支援要請を行う。

⑤ 市内・近隣の病院や診療所の状況について調査する。

⑥ 県、市の保健担当課より、受け入れ可能な医療機関と受け入れ可能患者数の情報を得る。

⑦ 近隣の避難所の状況を把握し、診療終了後の患者の受け入れの可否を調べる。

5．人材管理　→［担当部署：事務管理部］

（1）職員対応

① 各部署より、職員の安否情報を集める。

② 通勤困難な職員の仮眠場所の確保をする。

③ ボランティアなど応援者へのオリエンテーションの担当を決める。

④ 人や物の受け入れのリスト作成と運搬、保管の担当を決める。

（2）応援者への対応

① 各部門の必要人数から不足数を算出し、必要な応援の職種、人数、期間を要請する。

② 応援者の宿泊、休憩場所を確保する。

6．建物・設備管理　→［担当部署：庶務課（施設管理）］

（1）建物・設備の被害調査とその被害に対する対処

① 建物被害・設備の点検と応急修理をするための人数の割り当てを行う。

② 病室、エキスパンション部分、地下ボイラー室等、点検する。

③　エレベーター、エスカレーターは保守委託業者の点検終了まで使用禁止とする。
（2）二次災害への対処

7．その他　→［担当部署：事務管理部］
　　①　保有救急車の使用可否確認
　　②　緊急ヘリポートの確保（必要時）
　　　　　日頃から、どこが使用可能か、どこに連絡するのか等、確認しておくことが必要
　　③　危険物質（ガンマナイフの線源等）の確認・点検の依頼

Ⅳ　防災マニュアル

【災害対策本部　組織図】

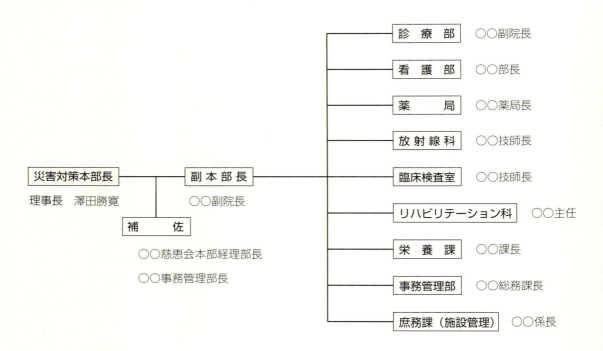

【構成員の選出条件】
- 災害があった時にいち早く病院に駆け付けられる人
- 病院全体または部署内のことを把握しており、的確な判断が下せる人
- 職員から信頼されている人

1．災害対策本部の構成員は、災害時には責任を持って病院に駆け付ける。

もし出勤できない場合は、出勤している職員に連絡を取り、代理を依頼する。
　　連絡がなく出勤していない場合は、出勤している職員が代行する。
2．本部長（または副本部長、補佐、早く病院に駆け付けた人）は担当責任者（出勤していない場合は代理が担当し、出勤した時点で引き継ぐ）を集合させ、災害対策本部を発足させる。
3．各部署の責任者は、部署の職員に災害対策本部からすべての指示が出されることを伝え、部署内の状況を把握する。［各部署責任者の行動指針参照］
4．各部署の責任者に部署がその日にやるべき仕事、現時点での問題点を報告させる。
　　その仕事をするのに部署員は十分かを確認し、不足していて専門でなくてもできる仕事であれば、仕事のない部署の職員を配置する。
5．仕事のない職員に指示を与える。
6．出勤した職員は災害対策本部に来るようにさせ、病院の状況の説明をしてから勤務に就かせる（病院の入り口にその説明内容の張り紙をする）。
7．各部署の責任者の状況報告票（各部署責任者の行動指針）に基づき、災害対策本部は対応するべきことをリストアップし、重要な順に番号を記入していく。

順位番号	対応するべきこと

【判断の基準】
　①　病院全体の安全にかかわること
　②　人命にかかわること（救急患者の診療など）
　③　今やらなければ手遅れになること（重症患者の搬送の手配など）
　④　病院の機能を悪化させる可能性があることを防ぐこと（配管の破損の修理など）
8．リストアップしたもののうち、その日のうちに対応するものを決め、番号順に記入し、担当者を決め、指示を出して結果を報告させ、確認して記入する。

順位番号	対応するべきこと	担当者	結　果

9．指示した仕事は終わったあと報告させ、次の指示を出す。

10. 問題が生じたらそのつど報告させ、方針を決める。

    「本日中に対処すること」のリストに加える。
11. 職員全員に正確な情報を提供するとともに、病院の方針を知らせる。

    （確実に全員に伝わるように。…つど、災害対策ニュース発行）
12. 病院内の情報を収集する。

    ① 職員の被害状況（表１．P296）

    ② 部署内における修理が必要な場所・機器（表２．P297）

    ③ 職員の勤務状況（表３．P298）

    ④ 通勤可能な職員とその交通機関・通勤時間
13. 病院全体の職員の出勤状況を見て、特に看護師は勤務体制を整える。
14. 機器、設備、建物など、緊急を要するものから修理の手配をする。
15. 被害にあった職員への援助体制をつくる（表４・表５・表６・表７．P299〜302）。

災害が起きた時の行動指針

◆◆　各部署責任者の行動指針　◆◆◆◆◆◆

1．自分の補佐に１人または２人を指名する。
2．責任者は部署内の職員を集合させ、次のことを伝える。

    ① すべての指示は災害対策本部から出されること

    ② 部署の責任者は自分であること

    ③ 問題が発生したら必ず自分に報告すること
3．部署の職員に今何をしているかを報告させ、問題点、判断に困っていることを報告させる。

    機械、建物の被害状況は担当ごとに記入して提出させる。
4．報告された中で重要な順にやるべきことを決める。
5．緊急を要する仕事をしている人にはそれを続行させ、後回しでもよいことをしている人には必要であれば指示を与える。
6．担当ごとに責任者を決め、終わったら報告させ、次の指示を出す。
7．全員のやることを明確にする。
8．責任者は状況報告票を記入し、災害対策本部長へ提出する。

状 況 報 告 票	
●部署名	
●責任者名	
●出勤職員数	
●本日やるべき仕事	
●部署内の状況・問題点	
●災害対策本部へ対処を依頼すること	

9. 部署内で問題が生じたら必ず責任者に報告させ、病院全体にかかわる問題の場合は災害対策本部に報告し、指示を受ける。
10. 責任者は常に部署内の状況を把握しておく。
　　いなくなる時は誰かに引き継いでおく。
11. 看護部の責任者は、看護師が不足している場合は看護師でなくてもできる仕事は災害対策本部をとおして他の職員にやってもらう。

◆◆　当直者の行動指針　◆◆◆◆◆◆◆

1．ガスの元栓を止める（ガスの元栓の場所を示す）。
2．停電になった時にすることを決めておく。
　　…　自家発電の場所、操作の仕方など
3．水道管が破裂して水漏れが起こっていた時の対応を決めておく。
　　…　水道の元栓の場所と止め方を示す
4．緊急連絡網により、病院の責任者へ連絡する。
5．大勢の救急患者が来院した時に取るべき行動を指示しておく。
　　…　救急患者の診療を行う場所への誘導など
6．建物の被害状況、入院患者の状況確認を行う。

☆☆　火災の場合

Ⅰ　火災予防

　病院では、必要があって薬品その他多くの危険物・可燃物を保有している。
　火災予防の一般的注意事項はもちろんのこと、われわれは病院がこのような特殊な施設であることを考え、職員の一人ひとりが火災予防に関する病院の指示に従い、かつ、これに協力して最も恐るべき火災による災害を未然に防止しなくてはならない。

1．火気の使用について
　　①　火気使用設備のない場所で火気を使用してはならない。
　　②　火気厳禁の場所での火気使用は絶対にしてはならない。
　　③　火気を使用する時は、可燃物から１ｍ以上離すこと。
　　　　特に揺れるカーテンなどには注意する。
　　④　火気使用中、やむを得ずその場を離れる時は必ず他の人に監視を依頼する。
　　　　依頼された者は責任を持って監視すること。
　　⑤　エーテル、アルコール、ガソリン、灯油など、引火性の強い危険物・可燃物がある場所での火気使用は、使用基準に従って十分注意して行う。

2．熱器具・照明用具の使用について
　　①　電熱器、ポット、電気コタツ、電気ストーブ、アイロン、カセットコンロなどの熱器具は、指定場所以外での使用を禁止する。
　　②　電灯を直接、新聞紙や風呂敷などで覆ってはならない。
　　③　電気のヒューズ代わりに針金などの使用を絶対にしてはならない。
　　　　取り替えは必ず庶務課施設管理係に（内線：721・209）に連絡すること。
　　④　電灯のつけっぱなしを見つけた場合は、すぐに消灯すること。

3．喫煙について
　　当院は敷地内禁煙です。

4．退出時の各室管理
　　①　ガスの元栓は必ず閉めること
　　②　電灯およびエアコンは必ず切る（OFFにする）こと

5．その他の注意事項
① 電気設備、機械設備などに危険な個所を発見した時は、だれでもすぐ庶務課施設管理係に（内線：721・209）に連絡すること
② 院内で会合した後は、十分火元を点検して退出すること

Ⅱ　出火時に取るべき行動

1．早期発見
変わった音、におい、煙などを感じた時は、すぐに連絡する。

2．火災を発見したら次の処置をとる
① 大声で「○○○○が火事です！」と何回も繰り返し、できるだけ大勢の人に知らせる。
② 近くの火災報知機のボタンを押す。
③ 電話で「内線：240」（休日夜間救急受付）に知らせる。
　　昼間不在時は「内線：702・273～275」（総務課）に知らせる。

3．消防署へ連絡する
知らせを受けた者は直接消防署を呼び出し、火災を知らせる。
… 1号館1階の休日夜間救急受付、2号館1階の医療サービス課外来事務所、3号館3階の経理課に、それぞれ消防署への非常通報装置（ワンタッチ通報の赤い電話機）があります。

4．院内放送をする
院内放送によって、院内全体に「○○○○から火災が発生致しました。職員はあわてずに各自配置についてください」と繰り返し放送する。

5．当院には全館にスプリンクラー設備があります
スプリンクラー設備により自動消火した場合、消火を確認した後、速やかに警戒区域のスプリンクラー制御弁を閉鎖し水損防止をすること。

Ⅲ　初期消火

① 出火場所の近くにいた者は消防隊が到着するまで、最寄りの消火器、屋内消火栓（消防署用のマークのついていないもの）、水ばけつ等を使用し、危険でない限り近距離か

ら消火すること。
② 消火器の使用限度は、火が天井に着火するまでとし、いつまでも消火器に執着しないこと。
③ 屋内消火栓は原則として、出火階の直上階のもの2本を使用すること（水圧の降下を防ぐため）。
④ 屋内消火栓による消火にも限度があるので、効果がないと判断したら、ただちに避難すること。

Ⅳ 避難誘導

① 看護職員は、全員救護班長の指揮で患者の避難誘導に当たる。
② その他の職員は消火警戒に当たる。
③ 初期消火不能の時は、ただちに全患者を廊下に出す。
④ 避難先は出火階より上にいる者は屋上に、出火階より下にいる者は地上に、それぞれ火元に遠い階段を利用して避難誘導する。
⑤ 屋上へ避難したら、消防署のはしご車などで地上に降りる。
　状況により屋外避難階段で地上へ避難する。

Ⅴ 避難時の諸注意

① 火災そのものは小さくとも多量の煙が室内に充満し、煙のため一寸先も見えない状態が普通であると考えること。
② 燃える物によっては極めて多量の煙が出る。
　だから、煙が立ち込めても驚かずに敏速に活動すること。
③ 煙を避けるためにはなるべく低い姿勢で歩き、特に多量に充満したときは床を這って外に出ること。
④ 煙のため周囲が見えない時は、壁際を手探りで歩けば出口は必ず見つかる。
⑤ 避難する時は決してエレベーターを使用しないこと。煙のため窒息することがある。
⑥ 避難に当たっては、階段の扉はそのつど必ず閉めること。
⑦ 病院の階段は、各階の扉を全部閉鎖してあれば避難階段としてすべて安全に使用できる。
⑧ 非常の場合、私物の持ち出しは最小限にとどめ、両手が自由に使えるようにしておかなければ消火活動や患者の避難誘導に差し支える。
　物に対する執着はこの際、思い切って捨てること。

Ⅵ　マニュアル

火災の場合は、別添「消防計画」に基づき行動・対応する。

☆☆☆　消防訓練・防災訓練

防災マニュアルは全職員が内容を理解し、初期対応の重要性を認識してこそ役に立つものです。いざという時のために、常日頃からの防災教育および消防訓練・防災訓練が必要となります。

１．消防訓練
　①　消防訓練は避難・通報・消火の総合訓練を年２回以上実施し、そのうち検証訓練を年１回以上実施します。
　②　消防訓練実施予定月
　　　３月（検証訓練）と11月　…　避難・通報・消火の総合訓練

２．防災訓練
　防災訓練は一部の職員だけでなく、全職員が参加して行うべきものです。
　なお、消防機関や県・市が行う防災訓練等にも進んで参加する等、各自がいざという時に役立つ知識と技術を持っておくことも重要です。

以　上

新須磨病院　防災マニュアル（書式集）

表1　職員の被災状況調査表

各所属長　殿

　　　　　　　　　　　　震災による職員の被災状況を調べています。
下記の事項に記載し、災害対策本部へ提出して下さい。
分からなければ「不明」と記載して下さい。

【　所属長氏名　】　_____

【　所　　　属　】　_____

氏　　名	本人の負傷状況	家族の負傷状況	家屋の破損状況

表2　建物・医療機器の被害状況調査表

平成　　年　　月　　日

各所属長　殿

新須磨病院　災害対策本部

　病院建物の破損状況および医療機器の被害状況を調べています。
　各部署で分かる範囲で結構ですから被害状況を記載し、災害対策本部へ本日中に報告してください。

1．　建物

2．　医療機器（分かれば機器の概算値段）

表3 職員の勤務状況調査表

各所属長 殿

　　　　　震災時の職員の勤務状況を調べています。
下記事項に記載し、災害対策本部へ提出して下さい。（　時～　時と記載して下さい）

【 所属長氏名　　　　　　 】

【 所　　属　　　　　　 】

氏名	日（ ）	日（ ）	日（ ）	日（ ）	日（ ）	日（ ）	日（ ）	日（ ）	日（ ）	日（ ）	備考
	～	～	～	～	～	～	～	～	～	～	
	～	～	～	～	～	～	～	～	～	～	
	～	～	～	～	～	～	～	～	～	～	
	～	～	～	～	～	～	～	～	～	～	
	～	～	～	～	～	～	～	～	～	～	
	～	～	～	～	～	～	～	～	～	～	
	～	～	～	～	～	～	～	～	～	～	
	～	～	～	～	～	～	～	～	～	～	
	～	～	～	～	～	～	～	～	～	～	
	～	～	～	～	～	～	～	～	～	～	
	～	～	～	～	～	～	～	～	～	～	
	～	～	～	～	～	～	～	～	～	～	

表4　見舞金支給について

平成　　年　　月　　日

職員各位　殿

医療法人　社団　慈恵会
理事長　澤田　勝寛

_____　震災に伴うお見舞金の支給について

　去る____月____日に発生しました_____による被害は、私たち個人はもちろんのこと、当法人においても相当大きなものでありましたが、職員の一人ひとりが懸命に努力していただいた結果約____日を経過した今日現在、ようやく復旧したものと思われます。
　ありがとうございました。
　しかしながら、職員の中には家が倒壊した方、大きな被害を受け危険な状態で住めないという状況の方、またご家族が不慮の死をとげられた方々もおられます。
　心よりお見舞い申し上げます。
　つきましては、このような職員の方々に対し、心ばかりではありますが下記の要領にて、お見舞い金を支給致したく通知致します。
　該当される方は、別添申請書に記載のうえ提出して下さい。

記

1. 支給対象者および金額
　（1）ご家族の死亡に対し
　　　イ．1親等　　　_____万円
　　　ロ．2親等　　　_____万円
　　　　ただし、同居に限る。
　（2）家屋の被害に対し
　　　イ．全　壊　　　_____万円
　　　ロ．半　壊　　　_____万円
　　　　ただし、罹災証明書（写）を添付して下さい。
2. 申請書提出期限
　　　　年　　月　　日（　）迄 … （ 提出先：事務管理部長 ）
3. 支給日
　　　　年　　月　　日（　）… （ 給与支給と同時 ）
4. 上記（1）・（2）項該当のパート職員は半額とする。

以　上

表5　見舞金支給申請書

平成　年　月　日

見舞金支給申請書

氏　名	
所　属	
申請事由	（1）　家族の死亡 　　イ．　1親等 　　　（氏名）　　　　　　　　　　（続柄） 　　ロ．　2親等 　　　（氏名）　　　　　　　　　　（続柄） （2）　家屋の被害 　　イ．　全　壊 　　ロ．　半　壊

理事長	事務管理部長	所属長	本人

表6　職員震災緊急融資制度について

平成　　年　　月　　日

職員各位　殿

新須磨病院　災害対策本部

医療法人社団　慈恵会　職員震災緊急融資制度

1. 目的
　　　この融資制度は、今般の＿＿＿＿＿＿＿地震により被害を受けた慈恵会の職員で＿＿＿＿月＿＿＿＿日現在勤務の者に、復旧資金および生計を立て直す資金を、医療法人社団　慈恵会と＿＿＿＿＿＿＿＿＿＿＿＿との契約に基づき、当法人の斡旋にて、同＿＿＿＿＿＿＿＿＿＿＿＿より融資を受けることを目的とする。

2. 融資取扱金融機関

3. 融資資格者
　　　＿＿＿＿＿＿＿＿＿＿＿＿の合意を受けられる者

4. 融資限度額
　　　一人＿＿＿＿＿＿万円以内

5. 貸付利率
　　　年＿＿＿＿＿％

6. 融資期間
　　　＿＿＿＿＿年以内

7. 資金使途
　　　地震災害による復旧資金または生計を立て直す資金（慈恵会職員に限る）

8. 担保
　　　原則として不要

9. 保証人
　　　原則として1名

10. 償還方法
　　　原則として元利均等月賦償還

11. 取扱期間
　　　　年　　月　　日～　年　　月　　日

12. 取扱店舗

13. その他
　(1)　返済は給与天引きとする。
　(2)　医療法人腎友会　腎友会クリニック、株式会社　神戸健康管理センター、財団法人日本二分脊椎・水頭症研究振興財団の職員もこれに準ずる。

以　上

表7　職員震災緊急融資申込書

平成　年　月　日

慈恵会職員　震災緊急融資申込書

申込者氏名	
住　所	
所　属	
申込金額	万円
借入期間	年
金　利	％
資金使途 （簡単に記載）	
その他	
経理課記載事項	

理事長	院　長	経理部長	事務管理部長	総務課	所属長	本人

新須磨病院　災害対策本部

第3章

500床規模病院
防災マニュアル（一部抜粋）

ルール編

1. 基本方針

1）当院の防災基本方針

「当院は自分たちで守る」という理念のもと、地震や大規模災害を危機管理の視点でとらえ、地域と連携して防災訓練を重ね、自主防災を確立する。

当院の防災基本方針

> 私たちは、医療機関としての社会的、公益的な使命を果たすために、地震や火災その他あらゆる災害から患者、地域住民、職員およびその家族の健康と生命を守ります。

2）危機管理の対象と対応体制

（1）基本方針の明確化……上記

（2）危機管理の主な対象（災害の種類）

災害の種類	区分	災害の種類	区分	災害の種類	区分
地　震	○	火　災	○	大規模停電	○
洪水、浸水等	□	津波、高潮等	□	ガス漏れ、ガス爆発等	□
大規模テロ等	□	コードブルー（緊急患者発生）	○	同　左（院内暴力）	○

[区分]
○：てびきに掲載
□：消防計画書に掲載

（3）組織、対応体制

① 危機管理システムの構築を目的とした専任組織……防災・防犯対策委員会

② 危機管理運用のための組織・体制……管理一課、委託業者

③ 役割分担と責任の明確化……本てびきと消防計画書に規定

（４）教育、訓練

　新人オリエンテーション、病棟防火・消火・避難誘導訓練、総合防災訓練、トリアージ訓練等の計画的、継続的な実施

３）当院の防災体制

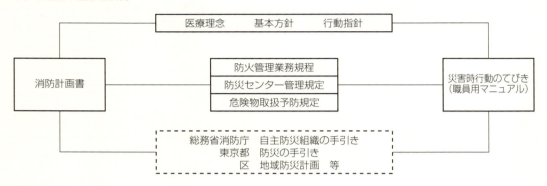

2. 災害発生時の緊急体制

1）災害発生時の活動手順

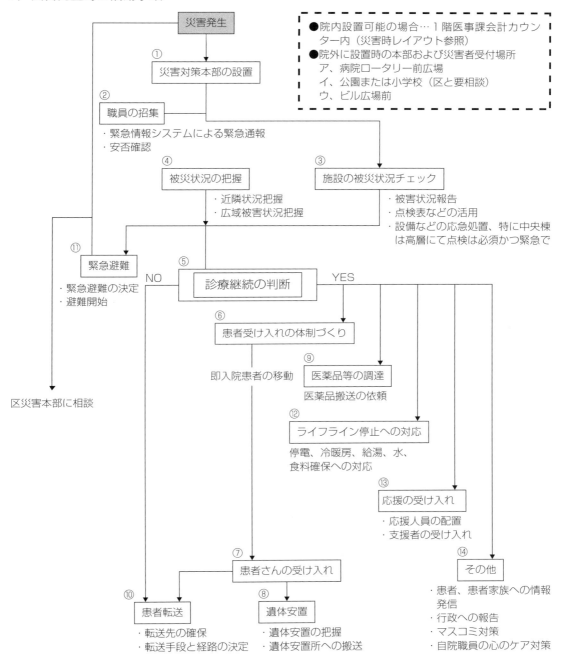

2）就業時間外（夜間・休日）における職員への伝達体制

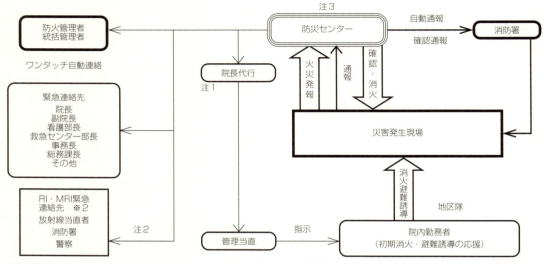

注1　院長代行
　　　奇数月：内科当直医　偶数月：外科当直医
注2　RI・MRI付近で火災が発生した場合のみ連絡
注3　防災センター要員は防火管理者代行として任務にあたる

3）就業時間外における災害時の出動ルール

項目ランク	行動開始基準	出動ルール	緊急情報システムまたは部署ごとの緊急連絡網	留意事項
1	○京浜地区地震に係る判定会招集連絡報を受理したとき ○東海・京浜地震に係る警戒宣言が発令されたとき ○区内に震度6弱以上の地震が発生したとき	◎全職員は病院から連絡がなくても出動し、救急診療体制をとる（自主登院） ◎可能な限りの通信手段をもって安否、出動時刻を返信する	◇受信時は決められた取り扱い方法で返信する ◇病院の被災状況では災害システム作動困難通知不能なことも十分ありうる	＊携帯着信音を緊急出動専用に別設定しておくと分りやすい ＊病院からの発信電話番号（携帯電話・固定電話宛て）上記の番号から発信されます ★固定番号登録者が留守等で掛け直す場合、12回線にかけるとシステム対応します ＊病院からの発信メールアドレス（携帯・パソコン宛て） ＊家族の安否確認（緊急時連絡先、集合場所、避難場所等）を防災カード等で日頃から準備し、家族内で取り決めておくことも重要です ＊出動時は3日間程度の食料を持参してください
2	○震度5強以下の地震発生等により、近隣全域にわたり大規模な災害が発生した場合で、被災者が多数来院することが予想されること等から、院長または管理当直医師が職員の招集が必要と認めたとき	◎職員は病院から連絡があり次第出動し、救急診療体制をとる ◎徒歩30分以内登院可能職員は、連絡なくても出動し、救急診療体制をとる		
3	○激甚な災害が発生する恐れがあるときで、院長または管理当直が必要と認めたとき ○その他の災害が発生する恐れがあるときで、院長または管理当直医師が必要と認めたとき	◎職員は病院から連絡があり次第出動し、救急診療体制をとる	◇受信時は決められた取り扱い方法で返信する	

4）緊急情報システムの概要

グルーピング内容

グループ数　　　　　　　　32件（登録件数MAX1,000件）

ワンタッチ番号数　　　　　55件（登録件数MAX　60件）

登録職員数（含む、業者）　445人→2件（メールアドレス＋電話番号）/人＝890（登録件数MAX1万件）

登録内容（1職員に対し）

| インターネット網（文字情報） |…①携帯メールまたは　②パソコンメール[※1]　┐
| 電話回線網（音声情報） |…①携帯電話または　②一般電話[※2]　　　　┘ ダブル登録する

【注】　※1 自宅内パソコンメールアドレスを登録
　　　　※2 自宅内固定電話（プッシュホン式）

処理スピード

メールによる通知は、1秒間に4アドレス　──┐
　→445アドレス÷4秒＝約112秒で全アドレスに発信　　　│　同時発信する
電話による通知は、1件あたりの平均通話時間90秒（12回線使用にて90秒で12件）──┘
　→445件÷12件×90秒＝約3,338秒＝約56分で全電話登録先に発信*

【注】　*通話中または留守の場合は、全登録先通知後当該番号に自動通知を繰り返す

使用方法

a．通知するメッセージ…事前に登録（メールの場合）または録音（音声の場合）しておく

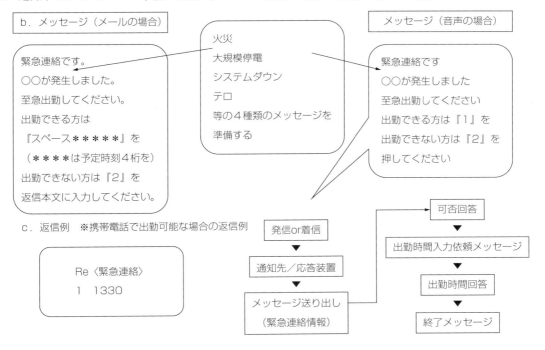

b．メッセージ（メールの場合）

緊急連絡です。
○○が発生しました。
至急出勤してください。
出勤できる方は
『スペース＊＊＊＊』を
（＊＊＊＊は予定時刻4桁を）
出勤できない方は『2』を
返信本文に入力してください。

火災
大規模停電
システムダウン
テロ
等の4種類のメッセージを
準備する

メッセージ（音声の場合）

緊急連絡です
○○が発生しました
至急出勤してください
出勤できる方は『1』を
出勤できない方は『2』を
押してください

c．返信例　※携帯電話で出勤可能な場合の返信例

Re〈緊急連絡〉
1　1330

発信or着信
↓
通知先／応答装置
↓
メッセージ送り出し
（緊急連絡情報）
↓
可否回答
↓
出勤時間入力依頼メッセージ
↓
出勤時間回答
↓
終了メッセージ

3. 災害対策本部の設置

1) 対策本部の構成（就業時間内）

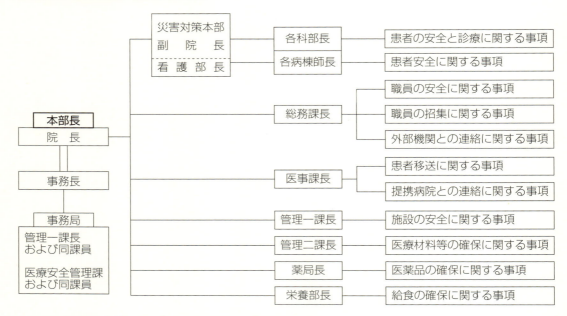

2) 災害対策本部構成メンバーと役割（就業時間内）

職種	構成メンバー	災害時の役割
医師職	副院長 各科部長	(1) 以下を総合して診療体制の案を取りまとめる。 　①院内および地域の被災状況把握 　②職員の勤務状況把握 　③医薬品、診療材料の在庫状況把握 　④検査、レントゲン、手術室等の使用状況把握
看護職	看護部長 各病棟師長	(2) 患者の安全確保（各部長および各看護師長に指示し確認する） 　①患者の部屋のドア開放 　②歩行中の患者を安全と判断の場所に誘導 　③ベッドに寝ている患者には枕で頭を保護するように指導 　④患者を落ち着かせる 　⑤患者の点滴ボトルが落ちないように固定する 　⑥ストッパーの付いている器具はストッパーを掛ける 　⑦揺れが収まったら、患者の安全を確認する 　⑧病棟の異常がないかを確認する 　⑨病棟の避難が必要と判断の場合は、避難誘導する 　⑩レスピレーター、IABP、シリンジポンプ等の作動確認 　⑪緊急検査の可否を確認 　⑫災害患者救急医療チーム編成と診療の指示 　⑬レスピレーター使用者の状況確認
事務職	総務課長	(1) 職員の安全確保（各部の責任者に指示し確認する） 　①火災予防のため、ガス器具の使用中止、ガス元栓を閉める 　②部屋のドア開放 　③職員の安全確保 　④各部署に異常がないか確認 　⑤職員の避難が必要と判断の場合、避難誘導する (2) 職員の招集 　①病院の寮に在住する職員への伝令、電話などによる招集 　②徒歩、自転車、バイク 　③独自の交通手段で登院可能な職員の招集 　④交通途絶、自宅損壊等の理由で登院できない職員の確認および職員の安否確認 (3) 外部機関との連絡 　病院の被害状況の把握のうえ、緊急時関係機関連絡先により必要機関との連絡を取り、情報の交換ならびに支援の要請を行う（含、マスコミ対応）

職種	構成メンバー	災害時の役割
事務職	医事課長 医療相談室長 管理一課長	患者の移送に関する事項 ①医師の指示により、転院が必要な患者の移送に関して、患者の受け入れ先確保および転送の手段確保を行う ②患者移送手段の確保
	医事課長	提携病院との連絡 病院の災害状況を把握のうえ、提携病院と連絡をとり、食料、水、医薬品、医療材料、ボランティア等必要な救護を申し入れる。
	栄養部長	給食の確保 ①給食可能な食料の在庫状況確認 ②給食のための食材の入手可能状況確認 ③断水の場合、給食用食器およびポリタンク等を確保する ④必要に応じ、患者用給食材料の調達について、職員の協力を要請する
	管理二課長	医薬品および医療材料等の確保 ①医薬品および医療材料の在庫状況を確認する ②必要に応じ、職員の協力を要請する
	管理一課長	(1) 施設等の安全 ①施設全体の把握状況 ②石油、ガス等の危険物に関して、火災等の危険がないか確認する ③EV、立体駐車場等外部機関の安全確認が必要な施設については、外部機関と連絡を取り、安全確認を行う(特に、中央棟は高層建築物にてEVについて緊急・優先対応する) ④必要に応じて修繕、修理をする ⑤施設内患者の移送手段を確保する (2) 水光熱源等の確保 ①受水槽による給水が可能かどうか、給水可能な場合には水量の確認を行う ②自家発電装置の作動状況の確認を行う ③ガスの供給状況を確認する ④医療用酸素タンクおよび配管の状況を確認し、供給できない場所には代替ボンベにより供給する ⑤水道が停止した場合、貯水量の有効活用のための節水を行う(空調冷却水、トイレ、風呂、洗面、給水等) ⑥必要に応じて、患者の保温対策および水の節水ならびに確保について、職員の協力を要請する ⑦レスピレーター用の酸素、圧縮空気、電気を確保する

3) 災害対策本部構成メンバーと役割（就業時間外）

職種	構成メンバー	災害時の役割
医師職	管理当直医	院内外の連絡に関する事項 ①病院の災害状況を把握のうえ、緊急時関係機関連絡先により必要機関と連絡をとり、情報交換ならびに支援の要請を行う ②病院の災害状況を把握のうえ、提携病院と連絡をとり、食料、水、医薬品、医療材料、ボランティア等必要な救援を申し入れる
看護職 薬剤師職 技師職 専門職	当直医師（主） 夜間当直師長 当直看護師（副） 当直薬剤師 当直放射線技師 当直検査技師(補)	患者の安全に関する事項 ①患者の部屋のドア開放 ②歩行中の患者を安全と判断の場所に誘導 ③ベッドに寝ている患者には枕で頭を保護するように指導 ④患者を落ち着かせる ⑤患者の点滴ボトルが落ちないように固定する ⑥ストッパーの付いている器具はストッパーを掛ける ⑦揺れが収まったら、患者の安全を確認する ⑧病棟の異常がないかを確認する ⑨患者の避難が必要と判断の場合は、避難誘導する ⑩レスピレーター、IABP、シリンジポンプ等の作動確認 ⑪緊急検査の可否を確認 ⑫災害患者救急医療チーム編成と診療の指示 ⑬レスピレーター使用者の状況確認
外部会社 （業務委託） 警備職	防災センター （中央監視）（主） 警備室（副）	(1) 施設等の安全 ①施設全体の把握状況 ②石油、ガス等の危険物に関して、火災等の危険がないか確認する ③EV、立体駐車場等外部機関の安全確認が必要な施設については、外部機関と連絡を取り、安全確認を行う(特に、中央棟は高層建築物にてEVについて緊急・優先対応する) ④必要に応じて修繕、修理をする ⑤施設内患者の移送手段を確保する

4）対策本部の構成（就業時間外）

> **災害対策本部長（院長）代行ルール**
> ⑴ 院長が病院に到着し災害対策本部長職務を執行するまで、管理当直が院長代行する＝災害対策本部長代行となる
> ⑵ 災害発生時に管理当直が、患者対応などの事情で院長代行困難な事態にあるときは「管理当直医代行者」が院長代行する
> ⑶ 管理当直医および管理当直医代行は、奇数月は内科当直医（病棟および外来）、偶数月は外科当直医（外来および呼吸器外科）が就任する
> ⑷ 管理当直医は最年長者が、管理当直医代行は次年長者が就くこととし、各月総務課で作成する「平成　年　月　各科医師当直表」に、管理当直医には◎を、管理当直医代行者には○印を付して表記し配布する
> ⑸ また、当日当番の医師は「本日の管理当直」、「本日の管理当直者代行」の札を持ち、当直業務終了時に次の当番医師に札を渡すこととする
> （注）災害時には他科当直医師も、患者の安全に関する事項トリアージの実施において、役割分担する。トリアージについては、「トリアージの実施・指揮命令と配置・役割分担」をご参照ください

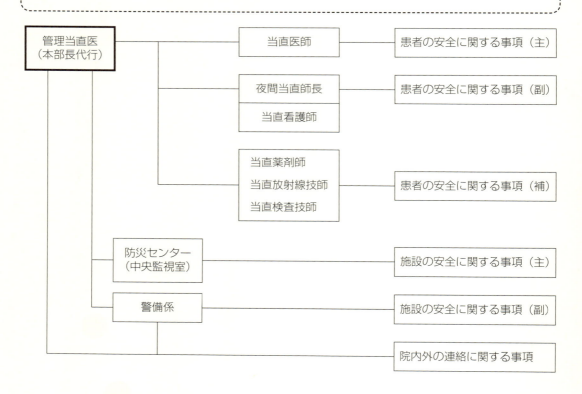

各種災害への対応に係る解説編

1) 地震時初期判断フロー

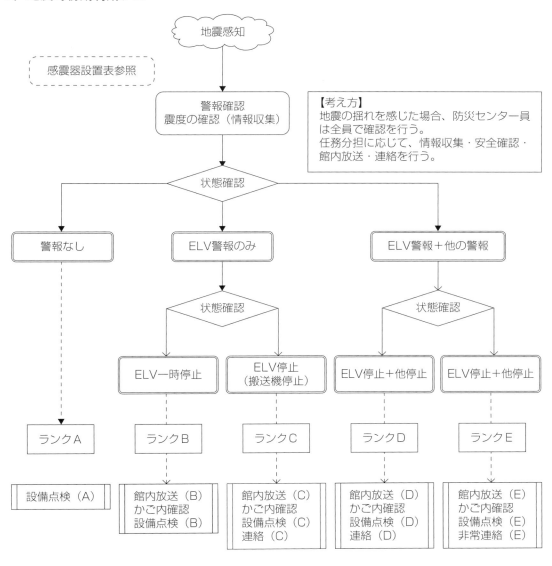

２）地震時対応関係概要図

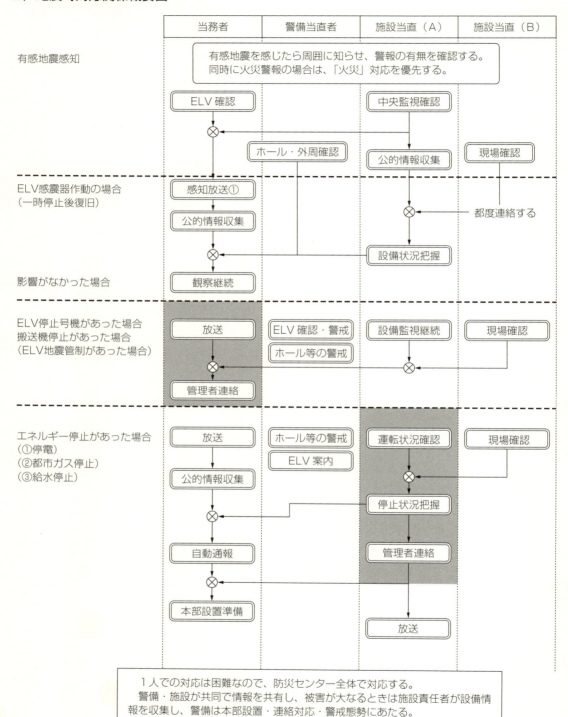

1. 地震について知っておきたいこと

1）もし地震が発生したら

火の始末とパニック防止

　職場でいちばん恐ろしいのは、自分の持ち場を離れ、勝手な行動をとることです。そのため、他者の動揺を誘いパニックを起こす恐れがあります。普段からそれぞれの職場の実情に応じて話し合い、研究し、「もし地震が発生したら」みんなで協力して行動をとってください。

①地震発生とともにまず、患者さんなどの動揺をおさえ、状況により動ける者はベッドの下に身を隠すように指示してください。落下ならびに転倒する物体に身を寄せることは、避けましょう。

②ガスコンロ、煮沸機など火気使用設備ならびに薬品は、ただちに分担し消火および転倒破損などの防止に努めてください。また、日常ガスの元栓等の火気使用設備の場所を覚えておいてください。

③外来の場合は、ただちに待合などに集め姿勢を低くさせ、待機してください。

④患者さんの中には、不安のあまり不必要に騒ぐことも考えられますので、必要な指示をしてください。

⑤地震が収まり、建物に大きな被害がない場合は、原則として屋外への避難は行わず、火の元を再確認してください。

⑥建物に大きな被害（一般に木造でも耐火でも1階が最も大きな被害を受けることが多いといわれています）を受け、さらに被害が大きくなると判断された場合は、歩行可能者から緊急避難場所および集合場所にいったん、避難誘導してください。

　危険物が漏れたときや流出した場合、防災センターへ連絡し、応援を求め協力して流出防止にあたり、火災にならない措置をとってください。

⑦もし大地震が発生したら、当院災害対策本部から緊急時関係連絡先等へ救助応援を要請します。

⑧災害時の電話は、不通になることも念頭におく必要があります。

⑨なお、当院の建物は、関東大震災クラスの地震には十分耐えられる設計で建てられていますので、むやみに外部に飛び出さないように配慮してください。

2）地震の心得

　地震が発生したときどのような行動をしたらよいか、ということについては、過去の経験やデータをもとにいろいろなことが考えられていますが、その主なものは、下記のとおりです。

　　ア．すばやく火の始末
　　イ．あわてて戸外に飛び出さず、まず、丈夫な家具に身を寄せる
　　ウ．1分過ぎたらまず安心

エ．火が出たら、まず消火
オ．避難は、徒歩で、持ち物は最小限に
カ．狭い路地、堀ぎわ、川べりには近寄らない
キ．余震を恐れずに、デマに迷わされない
ク．秩序を守り、衛生に注意

2. 初動体制の確立

● 災害対策本部の設置

（1）組　織

・本部長＝院長
　夜間休日代行＝管理当直医
・防災対策委員長は、本部長に助言・提言を行う。

（2）役割分担（災害対策本部構成メンバーと役割）

● 初動対応（震災当日に実行するアクションリスト）

「初動時職員行動リスト」を活用し、優先順位の高いものから実行する。

（1）連　絡

①地震発生時の連絡先と連絡ルート ── 警備室、防災センター等から関係機関へ
②病院から職員への連絡方法 ── 緊急情報伝達システム（職員、業者へ自動連絡）
③病院と取引先業者との連絡網 ── 職員出勤ルール
④通信途絶時の対応策
　　携帯電話、PHS、アマチュア無線、専用回線、トランシーバー、パソコン通信等の利用
　　携帯電話使用不可→人手による情報伝達 ── 自転車、バイク等の利用
　　　　　　　　　　　　　　　　　　　　　　近隣の高い建物から付近の状況確認
　　　　　　　　　　　　　　　　　　　　　　消防署、区役所への職員駆けつけ、等

（2）初動対応

①院内被災者の救援救護
　ア　人的被害状況の把握（安否の確認）── 「被害状況」の報告書、「負傷者確認リスト」
　イ　人命救助
　ウ　避難誘導
　エ　応急養護所の設営・運営
　オ　応急手当　── 死亡者および重傷者の扱い、「災害時院内レイアウト図」

カ　負傷者の搬送　────　搬送手段確保確認リスト
　　キ　遺体の処置（死者の仮安置室）
　　ク　捜索隊の編成および捜索
　　ケ　衛生管理

②職員等への対応
　　ア　人的被害状況（含、家族）の把握（安否の確認）┬ 緊急情報伝達システム
　　　　　　　　　　　　　　　　　　　　　　　　　　└ NTT災害用伝言ダイヤル

> 災害時非常優先　電話03-××××-××××
> 　　　　　　　　　　03-○○○○-○○○○

　　イ　地震情報（交通、災害情報を含む）の把握
　　ウ　職員、来院客等への広報（ライフライン、交通網等地域への情報提供も含む）
　　エ　入院患者他の家族からの照会対応
　　オ　職員およびその家族からの照会対応

> 情報の混乱防止のため入手情報を取りまとめる部署、責任者を定め情報の管理・確認を行う（総務課長および総務課職員担当）

③施設の安全・復旧へ向けての活動
　　ア　建物および構築物等の被害状況確認
　　イ　近隣の被害状況の確認
　　ウ　緊急通信手段の確保
　　エ　対策本部への報告
　　オ　緊急点検、応急処理
　　カ　重要記録類の保全
　　キ　危険物・有害物の処理
　　ク　警備、防犯活動…危険な施設等の安全確認、避難後の施設立ち入り制限、施設警備対策等
　　ケ　要員の確保

資料編

ライフライン状況確認表

＊非常用発電機（DG-1）		容量	1000KVA		供給範囲	地下2階～1階	
＊非常用発電機（DG-2）		容量	1250KVA		供給範囲	2階～RF階	
重油タンク	（15000L×2）						
＊常用発電機	350KVA×2台		燃料（都市ガス）		供給範囲	保安系電源	
＊都水	受水槽	入院棟	79㎥	72㎥	1日使用量	＿＿＿＿＿	㎥
	雑用水	入院棟	148㎥（二槽式）		1日使用量	＿＿＿＿＿	㎥

ライフライン供給状況
- 東京電力　　　　　　　　　本線受電　　　　　予備線受電　　　　両線停電
  - 発電機運転状況　　DG-1　　　　　　　　　　運転中　　　　　　停止
  - 　　　　　　　　　DG-2　　　　　　　　　　運転中　　　　　　停止
  - 重油の残量　　14,000×2リットル　　運転可能時間
- 都市ガス供給　　　　　　　正常供給　　　　　停止
  - 発電機運転状況　　CGS-1　　　　　　　　　　運転中　　　　　　停止
  - 　　　　　　　　　CGS-2　　　　　　　　　　運転中　　　　　　停止

  停止の場合の影響　　　①上層階給水停止　　②給湯停止　　③空調熱源停止

- 都水受入状況　　　　　　　正常受入　　　　　受入停止

  受入停止・損傷の場合　　　供給制限の実施

- 医療ガス供給状況
  - CEタンク　　　　　　　　　　　　　　　　　正常供給　　　　供給停止
  - 吸引ポンプ（地下2階）　　　　　　　　　　　正常供給　　　　供給停止
  - コンプレッサー（地下2階）　　　　　　　　　正常供給　　　　供給停止

建物・設備損傷の状況
- 水槽の損傷の有無
  - 受水槽（地下2階）　　　　　　　　　　　　　無し　　　　　　有り
  - 雑用水槽（地下2階）　　　　　　　　　　　　無し　　　　　　有り
  - PH上水高置水槽　　　10㎥×2　　　　　　　　無し　　　　　　有り
  - PH雑用水高置水槽　　40㎥（二槽式）　　　　 無し　　　　　　有り
  - 8階上水高置水槽　　　13㎥×2　　　　　　　　無し　　　　　　有り
  - 8階雑用水高置水槽　　6.8㎥（二槽式）　　　　無し　　　　　　有り
- 電気室　　　　（損傷等の有無）
  - B1階変電室　　　　　　　　　　　　　　　　　無し　　　　　　有り
  - 6階変電室　　　　　　　　　　　　　　　　　　無し　　　　　　有り
- 熱源機器　　　（損傷等の有無）
  - ボイラー　　　　　　（都市ガス）　　　　　　無し　　　　　　有り
  - 冷温水発生器　　　　（都市ガス）　　　　　　無し　　　　　　有り
  - スクリュウ冷凍機　　（電気）　　　　　　　　無し　　　　　　有り

停電時の対応方針

> 防災基本方針に則り、停電も災害の1つとして危機管理の視点でとらえ、日頃から対策と準備および点検に努め、発生時には万全の体制をとる。

1. 停電の要因

1）電力会社の発電所トラブル
　①地震や火災、風水害等による被害発生
　②テロや武力攻撃等による被害発生
　③操作や作業ミス等、人為的ミスによる被害発生
　④その他

2）発電所からの送電設備トラブル（劣化・落雷・事故）
3）気候変動等による供給電力の大幅な電力不足（猛暑、渇水、落雷等）
4）院内電気設備のトラブル
　①地震や火災、風水害による被害発生
　②テロや武力攻撃等による被害発生
　③操作や作業ミス等、人為的ミスによる被害発生
　④自家発電機の負荷容量オーバー
　⑤その他

2. 停電による影響（略）

3. 停電に関するQ＆A

Q	A
1．非常用コンセントは何色ですか	・緑コンセントは無瞬断電源です。 ・赤コンセントは非常系です。 ・黒コンセントは非常系ですが、停電中に火災となった場合には、停電となります。
2．非常電源へ切り替えに要する時間は	約40秒程度です。
3．非常電源は何時間くらい電気供給可能ですか	約50時間超です。（2日半）
4．エレベーター内に人がいた場合どうなりますか？	停電管制となり、1階に強制着床して扉が開きます。
6．搬送機・気送管は使用できますか？	停止します。
5．ナースコールは使えますか？	使用可能です。ただし、電カルとの連携はとれません。
6．医療機器は何色のコンセントで使用しますか？	医療機器は必ず、常時「緑コンセント」か「赤コンセント」を使用してください。
7．無影灯は使用できますか？	使用できます。
8．ステーションの心電図監視モニターは使えますか？	使用できます。（緑コンセント）
9．内線電話・PHSは使用できますか？	使用可能です。 FAX・ワイヤレス電話は使用しているコンセントの種別によります。
10．中央配管は使用できますか？	使用できます。
11．空調はどうなりますか？	手術室・ICU・CCU・HCU・分娩室・救急センター・〇階病棟・検査室等は運転可能です。 その他の一般エリアは運転できません。
12．水は出ますか？	出ます。
13．温水はでますか	栄養部厨房のみ供給できます。 病棟では温水（浴室）は使用できません。
14．手洗いは使用できますか？	使用できます。
15．トイレの洗浄水は流れますか？	流れます。ウォシュレットは使用できません。
16．製氷機は使えますか？	黒コンセントであれば使用できます。
17．停電に関する情報はどのように知らされますか？	・防災センターから非常放送で知らせます。 ・職員への非常招集は、緊急時情報伝達システムで行われます。 ・非常電源への切り替えは、すべて自動で切り替わります。 ・非常用発電機運転中は「非常灯」が点灯します。

【停電切り替えの留意点】
　東京電力側が停電となると
　　①本線・予備線切替
　　②非常用発電機起動
　の2段階があります。
　切り替えはすべて自動にて切り替わります。
　復電も同様に自動にて切り替わります。
　これは何の前触れもなく切り替えが始まりますので、医療上の安全を確保するためには平時から機器の使用電源（コンセント）を正しく理解して、かつ種別に応じた使用にしておく必要があります。正しく使用してこそ安全が確保されます。
　※コンセント種別を正しく理解しておきましょう。

4. 停電時対応の流れ

1）（本線・予備線切替の場合）

時間	中央監視・電気室	対応	備考
0秒	不足電圧警報	中央監視警報停止	・停電となる ・非常灯点灯
2秒	電圧確認時間スタート	予備線電圧あり	・予備線へ自動切り替え
	予備線受電		・正常に復旧 ・非常灯消灯

2）（本線・予備線とも停電で非常用発電機からの供給の場合）

時間	中央監視・電気室	対応	備考
0秒	不足電圧警報	中央監視警報停止	・停電となる ・非常灯点灯
2秒	電圧確認時間スタート	・本線・予備線とも停電	・自動で切り替え
	非常用発電機起動		
	CGS発電機起動		
40秒	発電機電圧確立	非常系・保安系へ順次供給開始	・順次復旧 ・自動で切り替え
	館内放送(1)		放送内容は別紙
	供給状況確認	警報停止 供給状況確認	
	館内放送(2)		放送内容は別紙
	主任技術者・幹部への連絡	緊急情報伝達システム	電話・自動通報を活用
	電力会社に状況確認		・原因と復旧状態

5. 復旧対応の流れ

（非常用発電機から商用電源へ切り替え）

時間	中央監視・電気室	対応	備考
0秒	東京電力復電警報	自動切り替えスタート	①停電となる ②受電回線の確認
	館内放送(1)		放送
	順次切替		
60秒	切り替え確認	切り替え状態の確認	
	館内放送(2)		切り替え完了放送
	発電機停止		切り替え後、自動停止
	負荷運転状況確認	定常運転の確認	

6. 停電発生時の館内放送文例

1） 瞬間停電・本線予備線切り替わり停電放送
（1） 瞬時停電・切り替えを感知し、警報復旧確認後

『防災センターよりお知らせいたします。ただいま瞬間停電がありましたが、すべての電気は正常に供給されています。医療関係者は安全確認を行ってください』

（2） 搬送機・エレベーターが停止した場合

『防災センターよりお知らせいたします。先ほどの瞬間停電により搬送機が停止しております。ただいま復旧作業中です。復旧まで、しばらくお待ちください』

2） 非常用発電機供給時の放送
（1） 商用停電を感知し、非常用発電機運転を確認後、速やかに放送を行う。

『防災センターよりお知らせいたします。東京電力停電のため、非常用発電機からの供給となっております。使用可能なコンセントは緑コンセント・赤コンセント・黒コンセントのみとなっております。医療関係者は安全確認を行ってください』

（2） 状況放送

『防災センターより東京電力の状況についてお知らせいたします。停電の原因は調査中です。安定供給が可能となるまで、発電機による供給を継続いたします。なお、発電機の供給は十分にありますので、ご安心ください。エレベーター運転は1・2号機および5号機・6号機のみとなっております。搬送機は停止しております』

3） 復電放送

『館内の皆さまにお知らせいたします。現在、発電機により供給しておりますが、停電が復旧いたしました。復旧に伴い、正常運転に切り替えを○○時○○分に実施いたします。切り替えに伴い、緑コンセントを除く電気が一時的に停電となります。エレベーターも一時的に停止となります。切り替え時間は○○時○○分となっております。ご了承ください』

第3章

JA愛知厚生連　安城更生病院
大震災に備え携帯する初動アクションカード
～「より災害に強い病院」を目指す～

　当院がある愛知県は、東海地震をはじめとする南海トラフ大地震が近い将来起こると予想されています。南海トラフ大地震は約100年ごとに起こっています。東南海地震からは70年、東海地震に至っては発生から約160年が経過しており、今日大震災が起こっても不思議ではありません。また、熊本地震のような活断層地震も当地域では1945年に三河地震が起こっており、安城市でも多数の方が亡くなりました。

　当院では以前より「災害に強い病院」であると自負してきましたが、東日本大震災の経験から力不足を痛感し、近隣各機関とともにさまざまな取り組みをしてきました。この一連の取り組みは「安城モデル」と言われています。

　当院の災害への準備として、「初動アクションカード」について紹介します（**写真1**）。

　初動アクションカードは「院内編」と「院外編」があり、院内にいても院外にいても、大震災が起こった際に、まず何をするかがひと目で分かるようになっています。

　この初動アクションカードは当院の「navi book」の中に掲載されています。navi bookとは、当院の理念、施設情報、運用等が記載された約80ページのポケットマニュアルです。勤務中は携帯し（**写真2**）、患者からの問い合わせ等に使用します。2003年に病院機能評価を初めて受審した際に作成し、毎年更新しています。

　このnavi bookは電子媒体でも配布されおり、スマートフォンから参照できます（**写真3**）。院外にいるときでも、自分がまず何をすればよいかが分かります。

　大規模災害時はどうしても初動で混乱します。アクションカードがあることにより、やるべきことが明確に分かり、初動の混乱を抑えることができます。

　当院では初動だけでなく「実働アクションカード」も作成しています。BCPや防災マニュアルも作成していますが、より実践的に動けるのはアクションカードです。

　熊本地震を経験し、災害時における医療機関の役割の重要性を再認識することになりました。医療機関の責任の大きさを認識し、さらなる災害に強い病院・職員を目指していきましょう。

（医事課長　秀野功典）

写真1　初動アクションカード

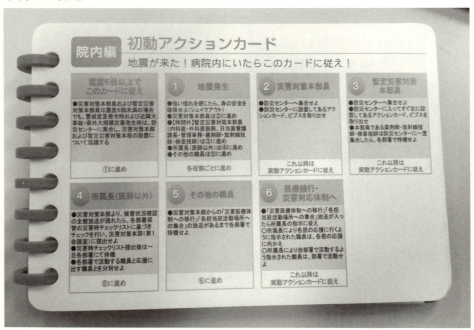

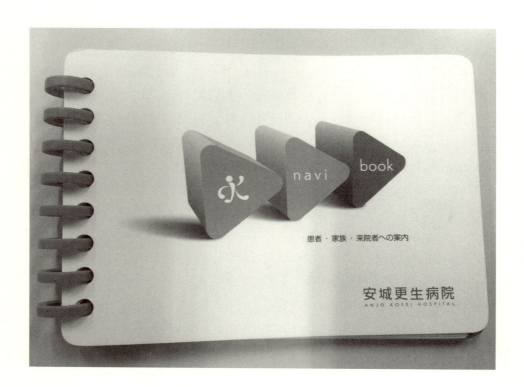

写真2　携帯するnavi book

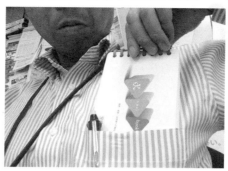

写真3　スマートフォンで参照する初動アクションカード

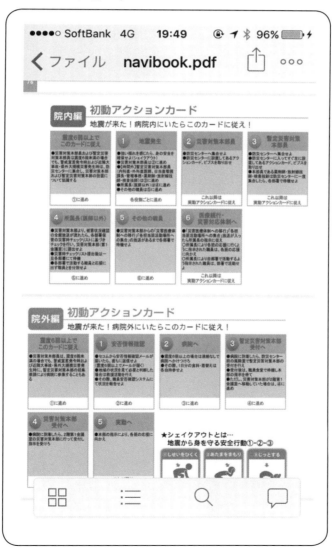

実働アクションカード（受入統括のみ抜粋）

受入統括

あなたは災害対策本部設立により新設された受入統括のメンバー

GM兼
　安城市統括災害医療コーディネーター
　　　：○○ ○○（救急科代表部長）
　安城市南部災害医療コーディネーター
　　　：○○ ○○（救急科）
リ ー ダ ー：○○ ○○（施設課長）
サブリーダー：○○ ○○（医事課長）
メ ン バ ー：事務（施設課）

このアクションカードに記載していないことはリーダーの命令以外絶対にしない

→すぐに開け

受入統括

☐ 災害対策本部（第1会議室）に集合せよ
☐ 受付班よりビブスを受け取り、着用せよ
☐ 受付班より準備BOXの受入統括班分を受け取れ
　【準備BOXの中身】
　・USB
　・災害活動記録表
　・応援者リスト　医師・看護師・その他
　・災害時PHS・電話番号表
　・ボランティア申込書
　・愛知県厚生連　統一様式1～7
　・安城市　統一様式1～9
☐ ノートパソコンを防災センターへ取りに行け
☐ ホワイトボード2台を講堂へ取りに行け
☐ 第1会議室の準備・担当→No.2へ進め
☐ 講堂の準備・担当→No.3へ進め

No.1

受入統括

☐ 災害対策本部内に受付を下図（○で囲んだ部分）のように設置せよ

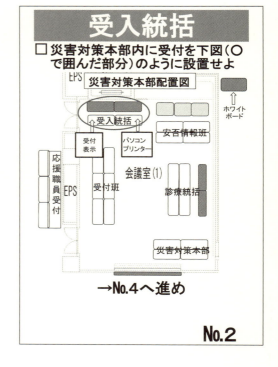

→No.4へ進め

No.2

受入統括

□ 講堂受付を下図（〇で囲んだ部分）のように設置せよ

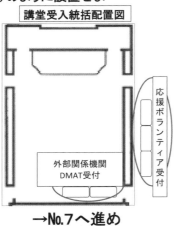

講堂受入統括配置図

→No.7へ進め

No.3

受入統括

□ 災害対策本部で院内被災状況を確認し、広域災害救急医療情報システム（EMIS）を立ち上げ入力せよ

機関コード：**********
パスワード：********

〇〇統括コード：***********
統括パスワード：********
所属：広域（代行入力時のみ必要）

□ 西三河南部西医療圏内の2次・3次医療機関の状況を確認せよ（EMIS→災害時優先→防災無線→衛星電話）

□ ホワイトボードに受入統括用クロノロを記載し、受入統括班USBにある「災害活動記録表」に入力せよ

→No.5（次ページ）へ進め

No.4

受入統括

【外部との連絡窓口】
□ 衛星携帯電話・災害時優先電話・安城市防災無線（MCA無線）・県医師会防災無線の通信が確保されているか確認せよ

□ 県DMAT調整本部・安城市災害対策本部・衣浦東部保健所・県医師会・厚生連災害対策本部等との連絡窓口として通信を行え

□ 厚生連災害対策本部等関係機関へ、被災状況報告書等（愛知県厚生連　統一様式1～7）必要書類をFAXせよ

→No.6（次ページ）へ進め

No.5

受入統括

【広域医療搬送窓口】
□ 広域医療搬送（域内・域外搬送）に備え、EMIS等から受入先病院・防災ヘリ等の情報を収集せよ

□ 診療統括の指示により、愛知県DMAT調整本部or安城消防署に広域医療搬送を依頼し、情報をEMIS入力せよ

□ 愛知県DMAT調整本部or安城消防署より搬送準備完了の報告を受けたら、診療統括へ報告せよ

→継続せよ

No.6

受入統括
【受入窓口】
- ☐ 安城市医師会・歯科医師会・薬剤師会の医療従事者の受け入れ
  →No.8（次ページ）へ進め

- ☐ 日本DMATチームの受け入れ
  →No.9へ進め

- ☐ ボランティア応援者の受け入れ
  →No.10へ進め

No.7

受入統括
【安城市医師会・歯科医師会・薬剤師会 医療従事者の受入】
- ☐ 応援者リストに氏名記載後、講堂内後方で待機してもらえ（前方は予備病床班が使用）
- ☐ 約20名になったら安城市南部災害医療コーディネーターGM○○ ○○医師に報告し、チーム編成の指示を仰げ
  （編成内容）
  安城市医療救護班は、南部災害医療コーディネーターの指示のもと、医師5名・歯科医師3名・薬剤師2名・看護師4名・事務職員4名を原則とし、うち医師1名を班長とする。概ね20人でチーム編成する。
- ☐ 医療救護班派遣報告書を作成し、安城市災害対策本部へFAXせよ
  （報告書内容）
  医療救護班一覧表（安城市 統一様式2－1）班名・氏名・職種・生年月日・住所を編成班ごとに作成
- ☐ 安城市医療救護班を、救護所（丈山小・桜井中・安城南中）へ派遣しGMに報告せよ

→継続せよ　No.8

受入統括
【DMATチームの受入】
- ☐ 参集DMATの出動チーム情報書を受け取り、第3会議室で待機してもらえ
- ☐ 統括災害医療コーディネーターGM○○ ○○医師に報告し、活動（院内支援・院外派遣等）の指示を仰げ
- ☐ DMATチームが活動しやすいように情報を提供せよ
  （院内支援の場合は、PHSを貸与し災害時PHS・電話番号表へ記載せよ）
- ☐ 指示に従い派遣し、GMに報告せよ

→継続せよ

No.9

受入統括
【ボランティア応援者の受入】
- ☐ 応援者リストに氏名記載後、健診センター前で待機してもらえ
- ☐ 人数がまとまったら診療統括に報告し、院内応援場所と役割の指示を仰げ
- ☐ 役割が決まったらボランティア申込書に必要事項を記載せよ
- ☐ ボランティア活動しやすいように情報を提供せよ
  （必要に応じ、PHSを貸与し災害時PHS・電話番号表へ記載せよ）
- ☐ 指示に従い案内せよ

→継続せよ

No.10

第3章

特別養護老人ホーム　やもと赤井の里
地震・津波対応マニュアル

1. はじめに

当マニュアルは、入居利用者、通所利用者、職員業務に大きな被害をもたらすおそれのある災害（地震、火災、その他）に備えるために作成する

1. 人命の保護を最優先に考え行動する
2. 施設が受けた被害、業務の早期復旧を図る
3. 地域近隣住民の災害復旧についても最大限協力に当たる

以上を基本方針とする

当マニュアルによって迅速、的確な対応をすることが災害による被害を軽減することになるので、全職員はあらかじめこの内容をよく理解しておかねばならない

大地震発生直後から施設、職員がとるべき対応（行動）のフローチャート

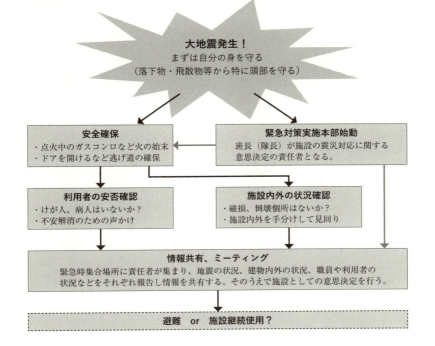

大地震発生直後から施設、職員がとるべき対応（行動）のフローチャート

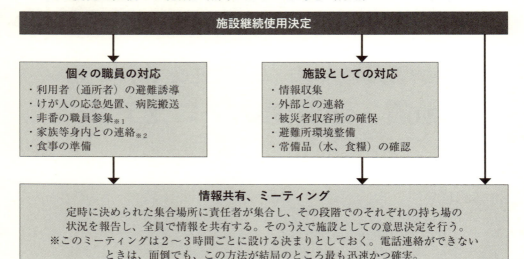

※１：職場への行程において二次災害に巻き込まれないよう、十分に注意すること
※２：家族等が被災した職員の勤務体制等については配慮する

2. 震災に対する赤井の里職員心得6カ条

1）日頃の備えは常に万全を期すべし
　★施設内外の危険個所を点検し、必要に応じて補強などの対策を行う。
　★常備品は常に点検し、施設ごとに十分な量を蓄えておく（個人で多数使用することになるマスクは、なるべく各自で用意する）。
　★施設車両は、燃料が4分の3になった時点で満タン補充を習慣にする（その他、備蓄できる予備燃料は、取り扱いに注意し備蓄、保管しておく）。
　★停電の可能性に備え、自家発電装置の設置。燃料確認、点検も定期的に。
　★非常時持ち出し袋は複数用意し、分かりやすい場所に置いておく。
　★重要書類は2階の書庫へ保管。貴重品などは金庫へ保管。

2）役割分担、事前の取り決めの周知徹底！
　★緊急時対策実施組織の構築（各自の役割分担を明確に）。
　★大地震発生後、電話はまず使えない。事前に参集する場所を決めておく（判断に迷わぬよ

う「震度5以上なら、集合」と決めておく)。
- ★定期的な避難訓練の実施を徹底する。
- ★地域、行政と日頃から顔の見えるコミュニケーションをとっておく。

3）グラッときたら、まずは人命最優先！
- ★揺れているときは何もできない。自分と周囲の人の身の安全を最優先に。
- ★建物が歪み、ドアが開かなくなると閉じ込められる。唯一すべきことは、ドアを開け、出口の確保をすること。

4）緊急時は、人間の能力のみが頼り
- ★大地震後、電話はつながらない。よって、直接声の届く範囲のコミュニケーションのみとなる。施設内の情報伝達も、2〜3時間おきに一定の場所に集まり、直接顔を合わせて行う。
- ★停電になれば、エレベーターは動かない。よって、持てるだけの荷物等の運搬のみとなる。また、当然、パソコンも起動しないため、自分の頭で覚えている（覚えられる）だけの記憶のみとなる。
- ★ガソリンがなくなれば、車はただの鉄の塊でしかない。よって、歩ける範囲の移動に限られる。
- ★緊急対策実施組織のトップは、己の直感を信じ、五感を最大限にフル稼働させ、柔軟かつ臨機応変な対応を。

5）情報収集・発信は、あらゆる手段を駆使すべし
- ★電話が通じず、停電が発生、施設が孤立状態に陥ったら……。重要なことはその状態を何とか外部へ連絡し、支援要請の情報を発信すること。屋上に「SOS」と文字を書き、上空から認識してもらうのも一案。
- ★電話回線はつながらなくとも、スマートフォンなどによりインターネット、無線LANを使って、twitter、facebookなどのSNSサービスを通じて情報収集・発信するのも有効（乾電池式の充電器は常に携帯）。
- ★インターネット回線での通話のほうがつながる確率が高い（Skype、Viberなどのアカウントを取得しておくと便利）。

6）地域の支援拠点となるべし
- ★地域の"ケア"の中核施設という特別養護施設本来の機能を発揮する。

マニュアル

3. 震災に備える事前対策

1）立地環境、震災知識の確認
　　・赤井の里（周辺地域）で予測される災害
　　　大雨や洪水などによる定川の氾濫
　　　海や河川からの津波被害

2）施設・設備の点検
　　・施設建物の建築年
　　　平成18年7月14日
　　・施設内の家具等の転倒、落下防止策
　　　チェック項目

食器棚	家具転倒防止安定板にて固定
冷蔵庫	冷蔵庫下部をネジにより床面と固定
本　棚	家具転倒防止安定板にて固定
材料棚	

　　・ガラス等の飛散防止対策
　　　飛散防止ガラスを導入済み
　　　各窓にカーテンを設置
　　・点検
　　　月1回の防災委員会開催時に消火設備点検と同時に各ユニット、フロアの確認を行う。
　　　生活の中で危険個所等があれば、ただちに防災委員への報告、確認。

3）施設内の避難場所
〇避難場所
　　地震が発生し、1階から2階への避難が必要となった場合
　　1階のユニット利用者と職員はまず2階デイサービスへ避難
　　2階のユニット利用者と職員はそれぞれのユニットリビングへ避難、待機

4. 利用者・職員の安否確認方法

1）利用者の安否確認、担当者
　　確認方法：避難誘導完了後、各ユニットのチェックシートを参考に安否の確認を行う。
　　担当者：当日、出勤しているユニット職員が確認を行い、本部に連絡を入れる。

2）職員の安否確認

確認方法：当日の出勤者に関しては、避難完了後ユニットごとに職員の状況を本部に報告。
　　　　：当日出勤していない者に関しては事態の状況を見て緊急連絡網での確認を行う。

3）通信が途絶えた場合

確認方法：事態の状況を見て自分自身と家族の安全を確保、職場までの安全なルートが確保
　　　　　できbr次第、施設へ状況を報告しに来る。
　　　　：事態の状況を見て施設にいる職員が安否の確認ができない職員の自宅を訪問する
　　　　　（事態の発生から3日を目安として）。

5. 職員の参集

・参集基準

種別	災害関連情報	対象職員
地震	震度5強以上が発表されたとき　※1、2	全職員
津波	大津波警報が発令されたとき　※3	全職員

※1　ただし、自身や家族の安全が確保できるまで、また施設までの道のりに危険がある場合には参集しなくてもよい。
※2　震度5強以下の場合に関しては施設内の状況を見て、施設側から必要時に緊急連絡網を使用し、招集をかける。
※3　津波注意報50cm、津波警報1m、2m、大津波警報3m、4m、6m、8m、10m以上警報発令時、自分のいる場所から施設を見て津波から逃げられる位置にいるか、津波に向かう位置にいるかによって各自判断。

6. 避難誘導

避難方法・1階の利用者は各ユニット職員とその他の部署の職員と協力して2階へ誘導。基本的に、歩ける利用者は外階段を使用し、車イスや寝たきりの利用者は中央階段を使用し2階へ避難する。
　　　　・利用者の安全を最優先に避難させる。
　　　　・2階の利用者は各ユニット職員がユニット内を回りユニットリビングへ避難誘導する。
　　　　・また1階から2階へ移動してきた利用者や一般の避難者が来ることを想定し、2階ユニットでも安全な場所を確保していく。
　　　　・2階の利用者の安全が確認でき次第、職員同士声を掛け合い、1階の利用者、一般避難者の受け入れに回る。

避難ルート・各ユニットから中央階段、外階段を使用し避難場所へ誘導、移送する。

マニュアル

7. 被災後の復旧活動

1）被災後の安全確認
　①速やかに障害物の除去等被災後の片づけを行い、必要に応じ応急処理や危険個所への立ち入り禁止措置などを講じる。
　②施設に異常が認められる場合は、専門家による応急危険度調査等を実施、安全性の確認を行う（建物の傾斜など）。
　③浸水等により施設内が汚染された場合には、清掃に加え防疫薬剤の散布など衛生管理上必要な措置を講じる。
　④電気、ガス、水道等のインフラ設備の機能、安全性を確認する。特に電気系統の設備に浸水被害があった場合には、専門業者による点検で安全が確認されるまでは、通電作業を行わない。

2）施設が使用不可の場合
　・入所者の家族等で被災を免れた者がいる場合、状況を説明して、家族等へ引き継ぐ。
　・入所者の家族等も被災している場合、他の社会福祉施設等で受け入れてもらえるよう依頼する。
　※受け入れ先となる福祉施設や医療施設等とは、スムーズに受け入れが済むよう、平常時から協力関係を構築しておきましょう。

3）その他
　大きな災害後、2～3日間は外部からの援助がほとんど期待できない場合も考えられます。そのような場合には、地域ぐるみで、人的・物的資源を総動員してしのがなければなりません。施設内にあっても、大災害発生という非常時を乗り切るためには、入所者の理解と協力を求める必要があります。ライフラインの停止や被害の状況など、状況を正確にかつ丁寧に説明し、情報を共有することで、はじめて職員同士や入所者とが一丸となって、大災害に立ち向かっていけるのです。

役割分担表

担当	業務内容	担当者
総括責任者	・総括責任（避難の判断など防災対策についての指揮ほか全般）	担当 代行者1 代行者2
情報収集・連絡担当	・気象、災害の情報収集 ・職員への連絡、職員・職員家族の安否確認 ・関係機関との連絡、調整 ・利用者家族への連絡 ・地域住民やボランティア団体、近隣社会福祉施設への救援要請と活動内容の調整 ・避難状況の取りまとめ	担当 代理1 代理2
救護班	・負傷者の救出 ・負傷者への応急処置 ・負傷者の病院移送 ・救急用具、医療品の確保 ・避難場所の設営と確保（負傷者等受け入れ準備を含む） ・その他救急体制に必要な事項	リーダー 代理1
安全対策班	・利用者の安全確認 ・施設、設備の被害状況確認 ・利用者への状況説明 ・利用者の避難誘導 ・利用者の家族への引き渡し ・火の元の確認、初期消火 ・消化器、消防ポンプ、消火栓、消化ホース等の点検整備	リーダー 代理1 協力
物資班	・食料、飲料水ほか備蓄品の管理、払い出し ・備蓄品の補給（販売店への発注）	リーダー 代理1 代理2
ケア班	・緊急時の利用者の配置、ケア方法の相談、決定 ・緊急時の職員のシフト作成、決定 ・通常時から入居者のケアの統一共通ツールの作成と活用	リーダー 代理1

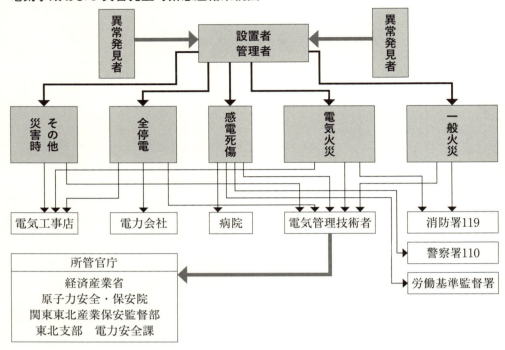

|第一報| 電気事故の発生を知ったときから48時間以内にファクシミリまたは電話等によって知り得た範囲の状況報告を上記所管官庁あてに行う。

|詳　細| 事故の発生を知った日から起算して30日以内に定められた様式に従い文章によって、事故の状況および事故原因の分析や再発防止対策の検討等を含めた詳細な報告を上記所管官庁あてに行う。

非常時持ち出し袋リスト

- ☐ 懐中電灯（頭に付けるタイプだと、両手が使えて便利）
- ☐ 携帯ラジオ（手巻き式、ソーラー発電等が便利）
- ☐ 携帯電話用のバッテリー（電池タイプのもの）
- ☐ 予備用乾電池（懐中電灯、携帯ラジオ、携帯電話のバッテリー用）
- ☐ 非常用の笛（救助を呼ぶ際などに、遠くまで聞こえて便利）
- ☐ 職員、利用者の緊急連絡先一覧（紙にプリントアウトしたもの）
- ☐ 現金（公衆電話が使えるよう10円玉も多めに用意）
- ☐ 車のキー（スペアキーをつくっておく）
- ☐ 救急医療品セット（けがなどの簡単な応急処置ができるように）
- ☐ タオル数枚／レジャーシート
- ☐ トイレットペーパー／ティッシュペーパー／ウェットティッシュ
- ☐ 使い捨てカイロ（寒冷地は特に多めに用意）
- ☐ 筆記用具（ペンとメモ用紙）
- ☐ 非常食（飴、チョコレートなど）／飲料水（重いので最小限の量）
- ☐ 防災ずきん、ヘルメット（各人が個別で用意することが好ましい）
- ☐ アーミーナイフセット

常備品リスト（施設全体）

- □消火器
- □懐中電灯
- □乾電池（単1、単2、単3、単4）
- □携帯ラジオ（手巻き式、ソーラー発電等が便利）
- □非常用ランタン（ソーラー発電のものがあると便利）
- □非常用ろうそく／マッチ／ライター
- □カセットコンロ
- □予備燃料（コンロ用カセットガス、自家発電装置用燃料、ガソリン※）
- □救急箱／医薬品
- □消毒用アルコール（手指用のもの）
- □マスク（1人複数枚必要となる。なるべく各人で多めに用意）
- □ゴム手袋／軍手
- □タオル（清拭用、雑巾用）／毛布
- □ビニールシート／古新聞
- □トイレットペーパー／ティッシュペーパー／ウェットティッシュ
- □おむつ／男女下着
- □ドライシャンプー／洗面具（口腔ケアセット）
- □食品用ラップ／使い捨て食器
- □使い捨てカイロ／冷却シート
- □縄／ロープ（20〜30mの長めのもの）／粘着テープ
- □油性マジック（記名やメモ、伝言を残すときに便利）
- □ビニール製ゴミ袋／スーパーのレジ袋
- □拡声器
- □救出救助用用具（バール、ハンマー、ジャッキ、のこぎり、ナイフなど）
- □担架／ストレッチャー／車いす
- □台車／リアカー
- □ポリタンク（水運搬用）／汲み置きの水
- □飲料水／非常食（流動食の用意を忘れずに）

※自家発電装置用の軽油等燃料油やガソリンの保管は、関係法規に従い、資格等が必要となります

備蓄・非常食リスト

レトルト食品	数量
□カレー	80食
□シチュー	80食
□親子丼	80食

アルファ米	数量
□炊き込みご飯	50食
□わかめご飯	50食

※2泊3日程度の必要非常食

乾麺	数量
□そうめん	
□そば	
□ラーメン	

缶詰	数量
□パン	
□サバ缶	20缶

飲料	数量
□水	

マニュアル

病院・介護施設のBCP・災害対応事例集

2016年12月17日　第1版第1刷発行
2019年 2月15日　第1版第2刷発行

　　　　　　　　　　　　　　　　　　編　者　医療経営情報研究所
　　　　　　　　　　　　　　　　　　発行者　平　　盛之

　　　　　　　　　㈱産労総合研究所
発　行　所　　　出版部 経営書院

　　　　　　〒112-0011　東京都文京区千石4-17-10　産労文京ビル
　　　　　　　　　　　　　　　　　電話　03（5319）3620

落丁・乱丁本はお取り替えいたします。　　印刷・製本　勝美印刷株式会社
ISBN978-4-86326-227-0